H. Leischner

BASICS Onkologie

Hannes Leischner

BASICS

Onkologie

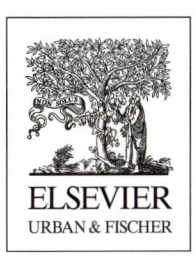

URBAN & FISCHER

München · Jena

Zuschriften und Kritik bitte an:
Elsevier GmbH, Urban & Fischer Verlag, Lektorat Medizinstudium, Karlstraße 45, 80333 München
medizinstudium@elsevier.de

Wichtiger Hinweis für den Benutzer
Die Erkenntnisse in der Medizin unterliegen laufendem Wandel durch Forschung und klinische Erfahrungen. Herausgeber und Autoren dieses Werkes haben große Sorgfalt darauf verwendet, dass die in diesem Werk gemachten therapeutischen Angaben (insbesondere hinsichtlich Indikation, Dosierung und unerwünschter Wirkungen) dem derzeitigen Wissensstand entsprechen. Das entbindet den Nutzer dieses Werkes aber nicht von der Verpflichtung, anhand der Beipackzettel zu verschreibender Präparate zu überprüfen, ob die dort gemachten Angaben von denen in diesem Buch abweichen, und seine Verordnung in eigener Verantwortung zu treffen.

Bibliografische Information der Deutschen Nationalbibliothek
Die Deutsche Nationalbibliothek verzeichnet diese Publikation in der Deutschen Nationalbibliografie; detaillierte bibliografische Daten sind im Internet unter http://dnb.ddb.de abrufbar.

Programmleitung: Dr. Dorothea Hennessen
Lektorat: Inga Dopatka
Redaktion: Willi Haas
Herstellung: Christine Jehl, Rainald Schwarz
Satz: Kösel, Krugzell
Druck und Bindung: MKT-Print
Umschlaggestaltung: SpieszDesign, Neu-Ulm
Titelfotografie: © DigitalVision/GettyImages, München
Gedruckt auf 100 g Eurobulk 1,1 Volumen

Printed in Slovenija
ISBN 978-3-437-42326-0

Aktuelle Informationen finden Sie im Internet unter **www.elsevier.de** und **www.elsevier.com**

Liebe Leserin, lieber Leser,

das vorliegende Buch soll einen Überblick über die häufigsten klinischen Krankheitsbilder bzw. die im klinischen Ausbildungsabschnitt wichtigen grundlegenden Themen der aktuellen Onkologie geben. Dabei war es mir besonders wichtig, die Grenzen der einzelnen Fächer zu überschreiten, um Gemeinsamkeiten und Grundprinzipien aufzeigen zu können.

Ob Sie dieses Buch aus reinem Interesse lesen oder weil Sie im Rahmen Ihrer Ausbildung damit rechnen müssen, mit der Onkologie „konfrontiert" zu werden: Ich wünsche Ihnen auf jeden Fall viel Vergnügen.

In keinem Fall kann oder soll dieses Buch die Beschäftigung mit ausführlicheren, fachbezogenen Lehrbüchern ersetzen. Über Anmerkungen, Kritik und Verbesserungsvorschläge würde ich mich sehr freuen.

Besonderer Dank gebührt an dieser Stelle einer Vielzahl an Menschen, ohne deren Unterstützung dieses Projekt undenkbar gewesen wäre: Inga Dopatka und Willi Haas von Elsevier Urban & Fischer, die mir das Projekt schmackhaft gemacht und Geduld bewiesen haben. Meiner Familie und meinen Freunden für die Unterstützung die ich von euch erfahren habe.

Für ihre fachliche Unterstützung danke ich:
Dr. N. Bubnoff
Dr. C. Miething
Dr. T. Dechow
Dr. H. Krönig
Dr. F. Lordick
Dr. M. Kremer
Dr. R. Langer
Dr. P. Becker
Dr. C. H. von Weyhern
Dr. B. Luber
Dr. G. Keller
Dr. J. Dorn
Dr. N. Gottschalk
Prof. Dr. G. Rauthe
Dr. F. Pfab
Prof. Dr. M. Ollert
Dr. B. Belloni
Dr. B. Brücher
Dr. G. F. Weber
Dr. B. Retz
Dr. B. Hofmann
Dr. G. Meisetschläger
Dr. A. Wawer
H. Ziegler
T. Schuster
Dr. D. Pouget-Schors
Dr. B. Pickard
K. Müller-Lieb

München, im Sommer 2007
Hannes Leischner

5-JÜR	5-Jahres-Überlebensrate
®	Handelsname (bei Arznei- und Pflegemitteln)
A	Ampere
A.	Arteria
Abb.	Abbildung
AAH	atypische adenomatöse Hyperplasie
Abk.	Abkürzung
ACTH	adrenokortikotropes Hormon
ADH	antidiuretisches Hormon
AEG	Adenokarzinom des gastroösophagealen Übergangs
AFP	α-Fetoprotein
ALL	akute lymphatische Leukämie
AML	akute myeloische Leukämie
anat.	anatomisch
Anw.	Anwendung
a.-p.	anterior-posterior
Art.	Articulatio
ASD	Vorhofseptumdefekt
Ätiol.	Ätiologie
BET	Blutkörperchensenkungsgeschwindigkeit
Bez.	Bezeichnung
biogr.	Biografie, biografisch
Bq	Becquerel
Bsp.	Beispiel
BTM	Betäubungsmittel
BWS	Brustwirbelsäule
bzw.	beziehungsweise
C	Coulomb
Ca	Karzinom
ca.	circa (ungefähr)
Ca^{2+}	Kalzium
CDK	Cyclin-dependent kinase
CEA	karzinoembryonales Antigen
CIN	zervikale intraepitheliale Neoplasie
CIS	Carcinoma in situ (D = duktales, L = lobuläres)
Cl^-	Chlorid
CLL	chronische lymphatische Leukämie
cm	Zentimeter
CML	chronische myeloische Leukämie
CT	Computertomographie
CT-Quotient	Herz-Thorax-Quotient
D.	Ductus
d.h.	das heißt
DD	Differentialdiagnose
desc.	descendens
Diagn.	Diagnostik, Diagnose
DIC	disseminierte intravasale Koagulopathie
d.-p.	dorsal-palmar
Durchf.	Durchführung
EDV	elektronische Datenverarbeitung
EEG	Elektroenzephalogramm
EGFR	epidermaler Wachstumsfaktorrezeptor
EKG	Elektrokardiogramm
EMG	Elektromyogramm
engl.	englisch
ER	Östrogenrezeptor
ERCP	endoskopische retrograde Cholangio-pankreatikographie
Erkr.	Erkrankung
etc.	et cetera
eV	Elektronenvolt
evtl.	eventuell
FAP	familiäre adenomatöse Polyposis coli
FKDS	farbkodierte Doppler-Sonographie
FNH	fokal noduläre Hyperplasie
FNP	Feinnadelpunktion
franz.	französisch
fT_3	freies Triiodthyronin
fT_4	freies Tetraiodthyronin (Thyroxin)
GRH	Gonadotropin-releasing-Hormon
Ggs.	Gegensatz
griech.	griechisch
GTP	Guanosintriphosphat
Gy	Gray
h	Stunde
HCG	humanes Choriongonadotropin
HDT	Hochdosis-Chemotherapie
HE	Hounsfield-Einheiten
HL	Hodgkin-Lymphom
HNPCC	hereditäres Non-Polyposis-Kolonkarzinom
H.p.	*Helicobacter pylori*
HPV	humane Papillomaviren
HWS	Halswirbelsäule
HWZ	Halbwertszeit
Hz	Hertz
i.d.R.	in der Regel
i.e.S.	im engeren Sinn
i.m.	intramuskulär
Ind.	Indikation
inf.	inferior
Innerv.	Innervation (bei anat. Begriffen)
i.v.	intravenös
i.w.S.	im weiteren Sinn
J	Joule
KG	Körpergewicht
KHK	koronare Herzkrankheit
Klassifik.	Klassifikation
KM	Kontrastmittel
KMT	Knochenmarktransplantation
Kompl.	Komplikationen
Kontraind.	Kontraindikation(en)
Krea	Kreatinin
l	Liter
LA	linker Vorhof
LDH	Laktatdehydrogenase
LHRH	luteinisierendes Hormon Releasing Hormon
Lig.	Ligamentum
Lj.	Lebensjahr
LK	Lymphknoten
LV	linker Ventrikel
LWS	Lendenwirbelsäule
M.	Morbus, Musculus
MALT	mukosa-associated lymphatic tissue
MDP	Magen-Darm-Passage
mind.	mindestens
MRCP	Magnetresonanz-Cholangiopankreatikographie
Min./min	Minuten
Mio.	Millionen
mögl.	möglich
MRT	Magnetresonanztomogramm, Magnetresonanztomographie
ms	Millisekunde
mV	Millivolt
N.	Nervus
Na^+	Natrium
neg.	negativ
NHL	Non-Hodgkin-Lymphom
NK-Zelle	natürliche Killerzelle
NSCLC	nichtkleinzelliges Bronchialkarzinom
NSGOT	nichtseminomatöser Hodentumor
NW	Nebenwirkung(en)
PA	Pulmonalarterie
p.-a.	posterior-anterior
p.i.	post injectionem
Pat.	Patient
Pathol.	Pathologie

Abkürzungsverzeichnis

Pathogen.	Pathogenese	s. u.	siehe unten
PCR	Polymerase-Kettenreaktion	Sv	Sievert
PET	Positronenemissionstomographie	SZT	Stammzellentransplantation
p. o.	per os	Tab.	Tabelle
pos.	positiv	Tbc	Tuberkulose
PR	Progesteronrezeptor	Ther.	Therapie
Progn.	Prognose	TSH	thyreoideastimulierendes Hormon
Prophyl.	Prophylaxe	u. a.	unter anderem
PSA	prostataspezifisches Antigen	usw.	und so weiter
PV	Pulmonalvene	u. U.	unter Umständen
PW	prostatische intraepitheliale Neoplasie	V	Volt
RA	rechter Vorhof	V.	Vena
RLA	retroperitoneale Lymphadenektomie	V. a.	Verdacht auf
RV	rechter Ventrikel	v. a.	vor allem
s	Sekunden	VEGF	vaskulärer endothelialer Wachstumsfaktor
s. a.	siehe auch	VSD	Ventrikelseptumdefekt
s. c.	subkutan	WS	Wirbelsäule
SCLC	kleinzelliges Bronchialkarzinom	z. B.	zum Beispiel
Sek.	Sekunde(n)	ZNS	Zentralnervensystem
SERM	selektiver Östrogenrezeptormodulator	Z. n.	Zustand nach
SLN(B)	Sentinel-Lymphknoten(-Biopsie)	z. T.	zum Teil
s. o.	siehe oben	zzt.	zurzeit
Std.	Stunde(n)		

Inhalt

A Allgemeiner Teil

Einleitung und Definition I

Statistisch sind Tumoren nach den Erkrankungen des Herz-Kreislauf-Systems die zweithäufigste Todesursache in Deutschland. Allen gemeinsam ist ein zugrunde liegendes Überschusswachstum, in der klinischen Symptomatik können sie sich jedoch sehr stark unterscheiden. So führen manche Tumoren trotz Therapie in kürzester Zeit zum Tode, wohingegen andere bei entsprechender Behandlung die Lebenserwartung des Patienten kaum beeinflussen. Auf den folgenden Seiten werden im allgemeinen Teil unter anderem die **Grundlagen** der **Entstehung,** die biologischen **Eigenschaften** und neben der **Therapie** die **Auswirkungen** eines Tumors auf den Körper des Patienten erläutert. Dies schafft eine Basis zum besseren Verständnis des speziellen Teils, der sich mit den beim Menschen relativ am häufigsten vorkommenden Tumoren beschäftigt.

Definition des Tumorbegriffs

Unter **Tumor** (auch: Geschwulst, Neoplasma = Neubildung, Neoplasie) versteht man im eigentlichen Sinne eine abnorme Gewebeneubildung, die unter anderem auch dann anhält, wenn kein wachstumauslösender Faktor mehr vorhanden ist. Verantwortlich dafür sind Defekte der zellulären Wachstumskontrolle, der Ausdifferenzierung sowie des programmierten Zelltodes (= Apoptose), die auf unterschiedlichste Weise entstehen können.
Typische Charakteristika von Tumoren sind:

▶ Autonomes Wachstum
▶ Bildung von Tumorparenchym und Tumorstroma
▶ Fähigkeit zur Invasion und Metastasierung (Streuung von Tumorzellen im Körper)
▶ Fähigkeit zur Induktion von Gefäßneubildungen (Tumorangiogenese)

Die **klinische Symptomatik** befasst sich mit den lokalen und systemischen Auswirkungen des Tumors, z. B. dem lokalen, womöglich invasiv-destruierenden Wachstum, den Folgen der Metastasierung oder möglicher systemischer Auswirkungen von Stoffwechselprodukten. Näheres zu den Auswirkungen eines Tumors auf den Organismus ist auf Seite 96 f. bzw. in den jeweiligen Kapiteln zu den Tumoren zu finden.

> Der Begriff Tumor im allgemeinen Sinn, z. B. als Kardinalsymptom der Entzündung, bezeichnet eigentlich eine Gewebsschwellung, die nicht neoplastischen Ursprungs ist.

Dignitätsbeurteilung von Tumoren

In der klinischen Praxis unterteilt man Tumorerkrankungen in gutartige (benigne), bösartige (maligne) und semimaligne Formen. Diese Unterteilung basiert primär auf den Wachstumseigenschaften des Tumors und steht u. a. in unmittelbarem Zusammenhang mit der Therapiestrategie sowie der Prognose des Patienten. Die wichtigsten Kriterien zur Unterscheidung zwischen gutartigen und bösartigen Tumoren sind in ▮ Tabelle 1 aufgeführt.

Merkmal	Gutartig	Bösartig
Klinische Charakterisierung		
▶ Wachstum	▶ Langsam	▶ Rasch
▶ Allgemeinstörung	▶ Meist leicht	▶ Verschlechternd
▶ Verlaufsdauer	▶ Meist lang	▶ Unterschiedlich
▶ Metastasen	▶ Keine	▶ Häufig
▶ Verhalten nach Rezidiven	▶ Geheilt	▶ Oft Rezidive
Zytologische Charakterisierung		
▶ Zellgröße	▶ Gleich	▶ Verschieden
▶ Zytoplasma	▶ Wie Ursprungszelle	▶ Meist basophil
▶ Kern-Plasma-Relation	▶ Normal	▶ Verschoben
▶ Kernform	▶ Typisch	▶ Atypisch
Histologische Charakterisierung		
▶ Begrenzung	▶ Scharf	▶ Unscharf
▶ Wachstumsart	▶ Verdrängend	▶ Invasiv-destruierend
▶ Differenzierung	▶ Hoch	▶ Sehr verschieden
▶ Zellanordnung	▶ Meist organoid	▶ Meist ungeordnet

▮ Tab. 1: Unterscheidungsmerkmale von Tumoren. [2]

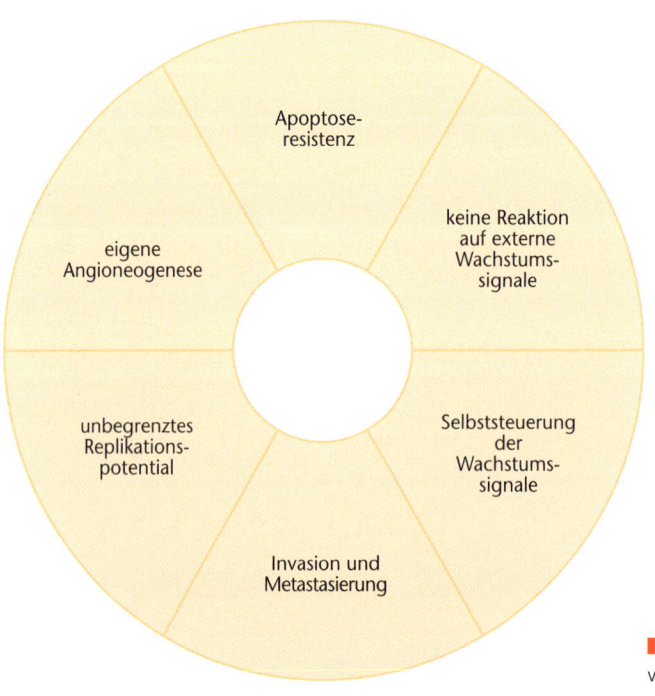

▮ Abb. 1: Eigenschaften von Tumorzellen. [16]

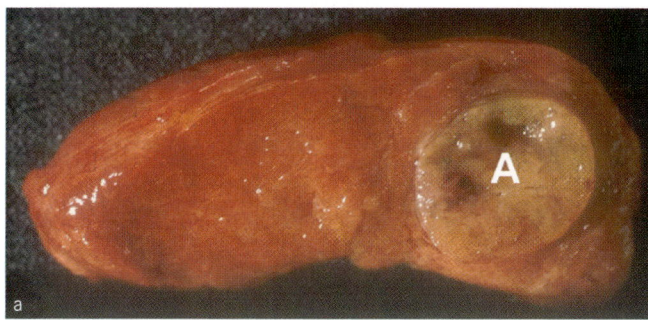

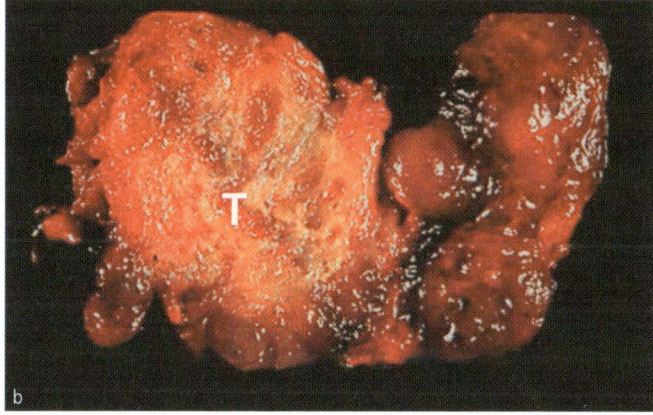

Abb. 2: Ein unscharf begrenztes malignes Schilddrüsenkarzinom (b) im Vergleich zu einem gekapselten benignen Schilddrüsenadenom (a). [16]

▶ **Kernhyperchromasie:** Dies bezeichnet einen im Vergleich zu normalen Zellen erhöhten DNA-Gehalt.

▶ **Verschobene Kern-Plasma-Relation:** Hierbei ist die Zellkerngröße im Verhältnis zur Zellgröße stark erhöht, was häufig auf einen polyploiden Zellkern zurückzuführen ist.

▶ **Mitosefiguren:** Im Gewebe findet sich ein erhöhtes Vorkommen von atypischen Kernteilungsfiguren der Zellen.

▶ **Kernpolymorphien:** atypische Unterschiede in der Zellkernform

▶ **Erhöhte Basophilie** der Tumorzellen: Bedingt wird dies durch einen erhöhten RNA-Gehalt der Zellen, welche aufgrund ihrer Entartung einen erhöhten Proliferationsstoffwechsel besitzen.

▶ **Polymorphie:** In einem ursprünglich homogenen Gewebe existieren viele Zellen unterschiedlichster Form nebeneinander.

Die **klinische Symptomatik** maligner Tumorerkrankungen zeigt häufig eine sehr **schnelle Symptomentwicklung,** in der Regel begleitet von den Auswirkungen der Invasion und Destruktion der umgebenden Organe durch den Tumor.

Rechtzeitige **Früherkennung** (z. B. Mammographie beim Mammakarzinom der Frau) erhöht die im Vergleich zu benignen Tumoren niedrigeren Heilungschancen. Durch Invasion und Metastasierung ist die Möglichkeit eines Wiederauftretens des Tumors (Rezidiv) wahrscheinlicher und erschwert dessen erfolgreiche Therapie.

Benigne Tumoren

Benigne Tumoren weisen ein langsames, verdrängendes Wachstum ohne Invasion des umliegenden Gewebes auf und sind deshalb makroskopisch und mikroskopisch gut von diesem abgrenzbar (▌ Abb. 2a). Histologisch zeigen sie einen hohen Differenzierungsgrad, d. h., sie ähneln stark dem nicht entarteten Normalgewebe. Die Symptome entwickeln sich aufgrund der langsamen Wachstumsrate über Monate und Jahre. Im Vergleich zu malignen lassen sich benigne Tumoren mittels therapeutischer Maßnahmen häufig vollkommen heilen, z. B. durch chirurgische Exzision. Neben der Heilung gibt es jedoch auch die Möglichkeit schwerwiegender Komplikationen, z. B. falls ein benigner Tumor der Hirnhäute zu einer Kompression lebenswichtiger Hirnareale führt.

Maligne Tumoren

Maligne Neoplasien zeigen im Gegensatz dazu ein schnelles, häufig invasiv-destruierendes Wachstum (▌ Abb. 2b). Zusätzlich zur Invasion besitzen sie die Fähigkeit der Metastasierung (s. S. 10). Aufgrund dieses Wachstumsverhaltens fällt es häufig schwer, den Tumor eindeutig vom gesunden Gewebe abzugrenzen.

Histologisch besitzen maligne Tumoren im Vergleich zum Normalgewebe unter anderem einen geringen Differenzierungsgrad, daneben treten zusätzlich viele der folgenden Merkmale für Tumorzellen (Zellatypien) auf:

Zusammenfassung

✖ Charakteristika von Tumoren sind

– Fähigkeit zur Tumorangiogenese,

– Fähigkeit zur Invasion und Metastasierung,

– Bildung von Tumorparenchym und Tumorstroma sowie

– autonomes Wachstum.

✖ Benigne Tumoren

– wachsen langsam und verdrängend,

– besitzen einen hohen Differenzierungsgrad und

– zeigen eine langsame klinische Symptomatik.

✖ Maligne Tumoren

– wachsen schnell und verdrängend,

– besitzen einen geringen Differenzierungsgrad, und

– können Metastasen bilden und

– zeigen eine schnelle klinische Symptomatik.

Einleitung und Definition II

Sonderformen

Es gibt es einige Gewebsveränderungen, die nicht eindeutig in das beschriebene Klassifizierungsmuster passen:

▶ Den semimalignen Tumor
▶ Das präinvasive Karzinom
▶ Das mikroinvasive Karzinom

Semimaligner Tumor

Dieser Begriff beschreibt maligne Neoplasien, die invasiv und destruktiv wachsen, jedoch ohne die Fähigkeit zur Metastasierung. Als Beispiel sei das Basaliom der Haut genannt, welches die Dermis und das subkutane Fettgewebe infiltriert, ohne dabei zu metastasieren.

Präinvasives Karzinom

Hierbei handelt es sich um epitheliale Tumoren, die alle Merkmale von malignen Gewebeneubildungen besitzen, ohne jedoch initial invasiv zu wachsen oder zu metastasieren. Wichtig ist die hohe Wahrscheinlichkeit, mit der sie sich später zu einem invasiv wachsenden, metastasierenden Tumor weiterentwickeln (▌Abb. 3) Man spricht in diesem Zusammenhang auch von einer obligaten Präkanzerose.

Mikroinvasives Karzinom

Diese Tumoren weisen eine nur histologisch nachweisbare Infiltration auf, sie entstehen aus einem präinvasiven Karzinom (s. o.).

Frühkarzinom

Frühkarzinome, z. B. des Magens, zeigen eine geringe Invasion des Gewebes und besitzen im Gegensatz zu fortgeschrittenen Magenkarzinomen eine wesentlich bessere Heilungschance.

Präkanzerosen

Präkanzerosen sind genetische und morphologische Gewebsveränderungen, die mit einer erhöhten Inzidenz von malignen Tumoren einhergehen.

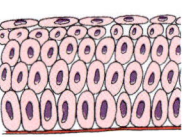
Schichtung des **Plattenepithels,** basal kubische Zellen, oberflächlich flache Zellen

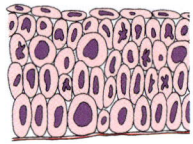
Dysplasie, Zellschichtung noch erhalten, Zell- und Kernatypien

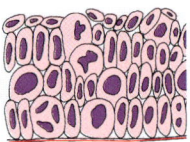
Carcinoma in situ, Zellschichtung aufgehoben, Basalmembran intakt

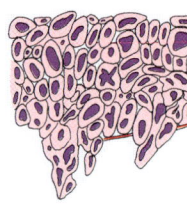
Invasives Karzinom, Basalmembran zerstört, Tumorzellinvasion in das Stroma

▌ Abb. 3: Dysplasie-Karzinom-Sequenz. [16]

Unterschieden werden hierbei:

▶ **Präkanzeröse Konditionen** wie genetische Disposition oder erworbene chronische Infektionen (s. S. 6 ff.)
▶ **Präkanzeröse Läsionen** sind histologische Schädigungen, die in obligate sowie fakultative Präkanzerosen unterteilt werden. Sie gehen mit einem sehr hohen bzw. eher niedrigen Entartungsrisiko einher. Beispiele solcher Läsionen sind in ▌ Tabelle 2 aufgeführt.

Differenzierung und Histogenese

Tumoren weisen gewebsspezifische funktionelle und zelluläre Charakteristika auf. Abhängig vom Differenzierungsgrad des Tumors kann dieser eine starke (hoch differenziert) bzw. schwache (gering differenziert) Ähnlichkeit mit dem Normalgewebe zeigen. Diese Differenzierung kann im Rahmen der Anaplasie (Entdifferenzierung, d. h. dem Verlust der spezifischen Charakteristika) jedoch auch verloren gehen. Dieser Prozess kann unter anderem dazu führen, dass anaplastische Tumoren unterschiedlichster Gewebe nur noch geringe morphologische Unterschiede erkennen lassen und somit schwierig voneinander zu differenzieren sind. Man macht sich dies bei der Diagnostik sowie in der Therapieabstimmung zunutze, indem

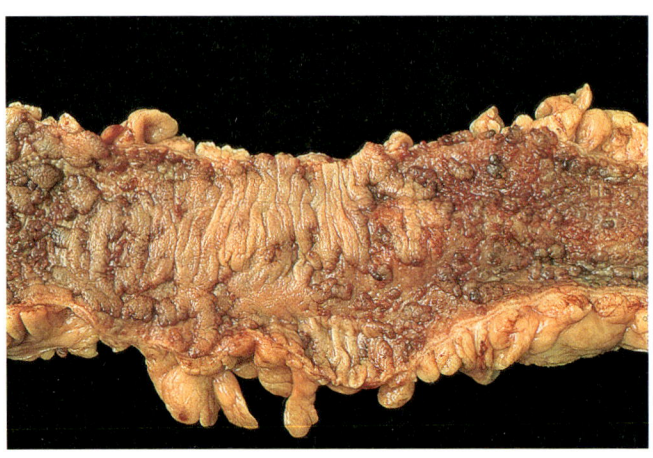
▌ Abb. 4: Colitis ulcerosa. [2]

Obligat	Fakultativ
▶ Fortgeschrittene Dysplasien (Mund und Schleimhäute)	▶ Chronische atrophische Gastritis
▶ Carcinoma in situ (Mamma und Zervix)	▶ Colitis ulcerosa (▌ Abb. 4)
▶ Leukoplakie	▶ Leberzirrhose
▶ Polyposis coli	▶ Solitäre Adenome des Kolons

▌ Tab. 2: Beispiele obligater und fakultativer Präkanzerosen.

Tumormarker	Vorkommen
Onkofetale Antigene (z. B. AFP)	Leberzellkarzinom
Hormone (z. B. Kalzitonin)	Medulläres Schilddrüsenkarzinom
Isoenzyme (z. B. saure Prostataphosphatase)	Prostatakarzinom
Spezifische Glykoproteine (z. B. Thyreoglobulin)	Schilddrüsenkarzinom
Intermediärfilamente (z. B. Keratine)	Karzinome
Sonstige Glykoproteine (z. B. CA 19-9)	Kolon und Pankreaskarzinome

▌ Tab. 3: Tumormarker.

man mittels der Charakteristika (Struktur und Form des Tumors) auf das Ursprungsgewebe bzw. auf den Primärtumor im Fall einer Metastasierung schließen kann.

Tumormarker

Tumormarker sind von Tumorzellen synthetisierte Substanzen, die im Rahmen der Diagnostik oder der Verlaufkontrolle bestimmt werden können (▌ Tab. 3).

Onkofetale Antigene

Onkofetale Antigene (z. B. karzinoembryonales Antigen oder Alpha-Fetoprotein) sind Proteine, die in gesundem Gewebe nur im Rahmen der embryonalen Entwicklung synthetisiert werden. Manche Tumoren weisen diese Proteine im Laufe ihres Wachstums er-

neut auf. Aufgrund der Tatsache, dass im Verlauf anderer Erkrankungen wie der Leberzirrhose oder der Hepatitis diese Proteine ebenfalls in Gewebe nachgewiesen werden können, eignen sie sich nur zur Verlaufskontrolle bereits diagnostizierter Tumoren.

Hormone

Hormone (z. B. Insulin oder Parathormon) finden ebenfalls in der Diagnostik und Verlaufskontrolle Verwendung.

Isoenzyme

Proteine, die aus unterschiedlichen Aminosäuren aufgebaut sind, jedoch dieselben Reaktionen katalysieren (z. B. saure Prostataphosphatase beim Prostatakarzinom), werden primär zur Verlaufskontrolle bei bereits diagnostizierter Tumorerkrankung verwendet.

Spezifische Proteine

Organspezifische Proteine (z. B. das prostataspezifische Antigen oder Thyreoglobulin) lassen sich in Tumorgewebe und Serum nachweisen.

Intermediärfilamente

Intermediärfilamente bilden mit den Mikrotubuli und den Aktinfilamenten das Zytoskelett der Zellen (z. B. Keratine). Sie werden bestimmt, um zwischen epitheloiden und mesenchymalen Tumoren zu differenzieren.

Tumormarker werden durch Störfaktoren beeinflusst. So besitzen Raucher ohne einen malignen Tumor durchschnittlich einen viermal höheren CEA-Wert (Serumkonzentration des karzinoembryonalen Antigens) als Nichtraucher.

Zusammenfassung

✖ Sonderformen von Tumoren sind
- – semimaligne Tumoren,
- – das präinvasive Karzinom sowie
- – das mikroinvasive Karzinom.

✖ Tumormarker sind Substanzen, die im Rahmen der Diagnostik und Therapiekontrolle Verwendung finden, da sie i. d. R. von Tumorzellen gebildet werden.

Epidemiologie I

Die Epidemiologie befasst sich mit der Verbreitung und dem Verlauf von Krankheiten in der Bevölkerung. Neben der Erforschung von Krankheitsursachen untersucht sie auch Möglichkeiten der Prävention. In der Krebsepidemiologie werden regionale und internationale Daten zu Vorkommen und Verlauf von Tumorerkrankungen erfasst und analysiert. Mittels dieser Angaben ist man u. a. in der Lage, Risikofaktoren, die zur Entstehung von Krebs führen, zu identifizieren bzw. Präventionsprogramme und Therapiemodelle auszuwerten und zu verbessern.

Inzidenz und Mortalität

Als **Tumorinzidenz** bezeichnet man die Häufigkeit des Auftretens bestimmter Tumoren bzw. Tumorgruppen innerhalb eines bestimmten Zeitraums. Sie ist definiert als die Zahl der Neuerkrankungen pro 100 000 Personen im Jahr und wird daher oft auch als (Tumor-) Neuerkrankungsrate bezeichnet. Um die ermittelten Inzidenzen von Regionen und Ländern mit unterschiedlichen Bevölkerungsstrukturen vergleichen zu können, werden die erhobenen Daten auf eine Standardaltersverteilung umgerechnet (▮ Abb. 1).
Die **Tumormortalität** bezeichnet die Anzahl an Menschen pro 100 000 im Jahr, deren Tod auf eine Tumorerkrankung zurückzuführen ist. Die derzeitige altersstandardisierte Tumormortalität ergibt, dass 25% aller Menschen in Westeuropa an einer malignen Tumorerkrankung sterben.

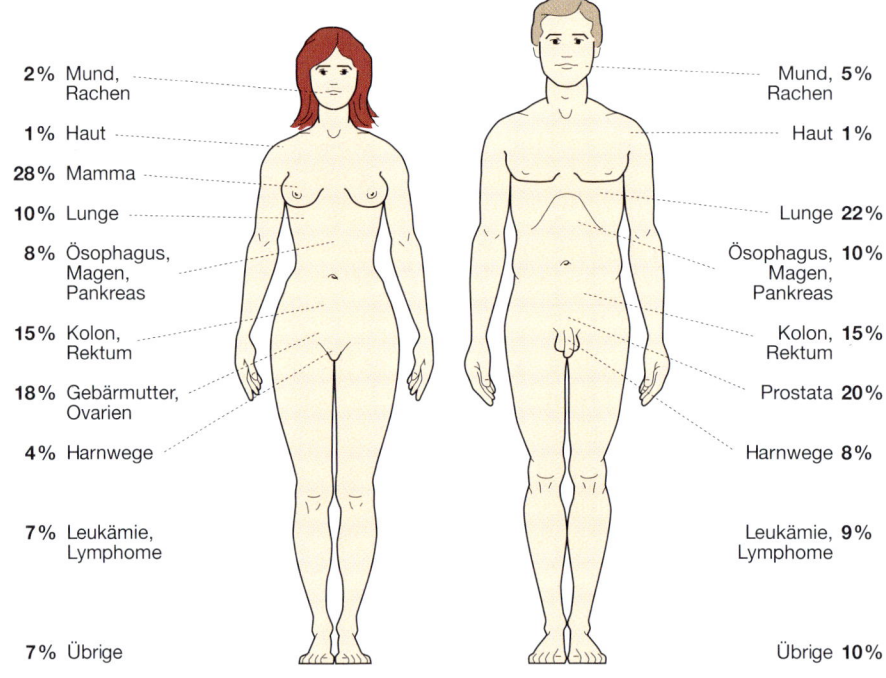

2% Mund, Rachen	Mund, 5% Rachen
1% Haut	Haut 1%
28% Mamma	
10% Lunge	Lunge 22%
8% Ösophagus, Magen, Pankreas	Ösophagus, 10% Magen, Pankreas
15% Kolon, Rektum	Kolon, 15% Rektum
18% Gebärmutter, Ovarien	Prostata 20%
4% Harnwege	Harnwege 8%
7% Leukämie, Lymphome	Leukämie, 9% Lymphome
7% Übrige	Übrige 10%

▮ Abb. 2: Relative Häufigkeit maligner Tumoren bei Mann und Frau. [2]

Altersverteilung

Statistisch betrachtet treten maligne Tumoren im höheren Alter häufiger auf, jedoch gibt es organspezifische Unterschiede. Maligne Neoplasien der Keimzellen, maligne embryonale Tumoren und einige hämatopoetische Neoplasien kommen bevorzugt im Kindes- bis frühen Erwachsenenalter vor. Karzinome und Lymphome hingegen zeigen eine deutlich erhöhte Inzidenz im fortgeschrittenen Lebensalter.

Geschlechtsverteilung

Die geschlechtsspezifischen Unterschiede in der Tumorinzidenz (▮ Abb. 2) beschränken sich nicht nur auf maligne Neoplasien des Genitaltrakts.
Bei Frauen zeigt sich eine bis heute noch nicht erklärbare Neigung zu Meningeomen, malignen Melanomen und Schilddrüsenkarzinomen. Männer zeigen hingegen eine erhöhte Inzidenz an malignen Tumoren des Respirations- und Verdauungstrakts sowie der Harnwege (▮ Abb. 2). Diese Unterschiede werden u. a. auf eine ungleiche Exposition gegenüber den Risikofaktoren zurückgeführt.

Regionale Unterschiede

Inzidenz und Mortalität maligner Tumoren zeigen eine ausgeprägte geographische Variabilität, die stark von Risikofaktoren, Früherkennungsmethoden und Therapiemöglichkeiten abhängig ist:

▸ Prostata-, Kolon-, Mamma- und Lungenkarzinome kommen besonders häufig in Westeuropa und Nordamerika vor.
▸ Leber- und Zervixkarzinome hingegen zeigen eine deutliche Häufung in Asien und Afrika.

Krebsrisikofaktoren

Chemische Verbindungen als Krebsrisikofaktoren

Die chemischen Bestandteile des Tabakrauches wie 3,4-Benzpyren sind prozentual betrachtet die am häufigsten Krebs verursachenden Substanzen (= Kanzerogene ▮ Tab. 1). Sie sind in Westeuropa für 30–50% aller Tumoren verantwortlich, allein deutschlandweit sterben jährlich etwa 50 000 Menschen an den gesundheitlichen Folgen des Tabakkonsums.

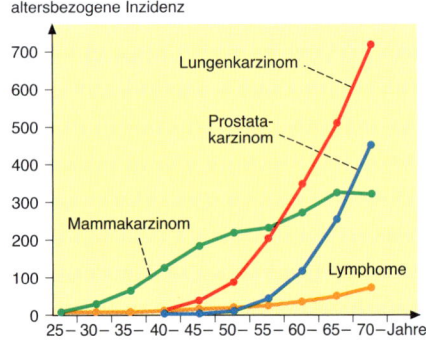

altersbezogene Inzidenz

▮ Abb. 1: Altersbezogene Inzidenz maligner Tumoren. [2]

Karzinogene Verbindungen	Tumor	Quelle
Aromatische Kohlenwasserstoffe		
Ruß, Teer, Mineralöle 3,4-Benzpyren	Hautkarzinom Bronchialkarzinom	Berufsbedingte Exposition Zigarettenrauch
Nitrosamine		
Dimethylnitrosamin	Magen-, Kolon-, Leberkarzinom	Nitrate und Nitrite in Nahrung, Kunstdünger, Tabakrauch
Alkylierende Substanzen		
Cyclophosphamid, N-Lost	Leukämie, Lymphom	Zytostatika, Kampfgifte
Organische Substanzen/Lösungsmittel		
Vinylchlorid Benzol	Glioblastom Leukämie	PVC-Herstellung Chemische Industrie
Biologische Substanzen		
Aflatoxin	Leberkarzinom	*Aspergillus flavus*

Tab. 1: Für Menschen bedeutsame karzinogene chemische Substanzen.

Eine weiteres Kanzerogen ist Asbest, ein Stoff, der bis Ende der 70er Jahre als Bausubstanz verwendet wurde. Unter anderem können Pleuramesotheliome und Bronchialkarzinome auf den Kontakt mit Asbest zurückgeführt werden.
In vielen Ländern Asiens werden biologische Substanzen wie z. B. die Aflatoxine von Schimmelpilzen neben Hepatitis-B-Infektionen für die hohe Inzidenz an Leberkrebs verantwortlich gemacht.

Pathogenese: Wie wirken chemische Verbindungen kanzerogen?

Die Kanzerogene bzw. ihre Spaltprodukte reagieren mit der DNA und RNA. Hierdurch kommt es im Verlauf der Replikation und Reparatur im Genom zu Fehlern, die je nach Lokalisation zu einer neoplastischen Entartung der Zellen führen können.
Man spricht in diesem Zusammenhang auch von **Prokanzerogenen**. Dabei handelt es sich um chemische Substanzen, die erst nach ihrer Metabolisierung im Organismus ihre kanzerogene Wirksamkeit entfalten. Ein Beispiel hierfür sind aromatische Amine, die in der Farbstoff- und Gummiherstellung verwendet werden. Sie verursachen nicht unmittelbar nach ihrer Aufnahme in den Körper, sondern erst in den ableitenden Harnwegen neoplastische Gewebsveränderungen: Die zur metabolischen Transformation notwendigen Enzyme kommen nur in Leber und Niere vor und nicht, wie bei den aromatischen Kohlenwasserstoffen, ubiquitär im ganzen Körper (Abb. 3).
Die in Teer und Tabakrauch enthaltenen polyzyklischen aromatischen Kohlenwasserstoffe werden durch ubiquitär vorkommende Enzyme metabolisiert und entfalten deshalb bereits an ihrer Eintrittspforte in den Körper ihre kanzerogene Wirkung (Abb. 3).
Großer Aufmerksamkeit bedarf die Konversion von über die Nahrung aufgenommenen chemischen Verbindungen durch im Magen-Darm-Trakt vorhandene Bakterien. So entstehen z. B. in Anwesenheit von Proteinen und dem Bakterium

Helicobacter aus Nitraten und Nitriten kanzerogene Nitrosamine, die zur Entstehung von Tumoren im Magen-Darm-Trakt führen können (Abb. 3).

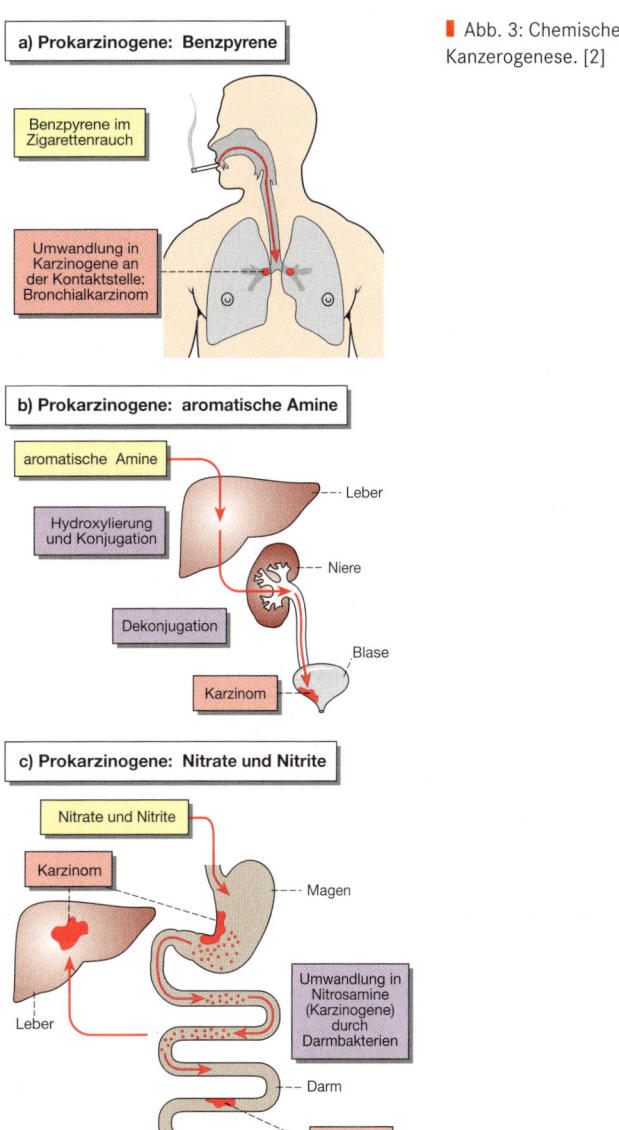

Abb. 3: Chemische Kanzerogenese. [2]

a) Prokarzinogene: Benzpyrene
Benzpyrene im Zigarettenrauch
Umwandlung in Karzinogene an der Kontaktstelle: Bronchialkarzinom

b) Prokarzinogene: aromatische Amine
aromatische Amine
Hydroxylierung und Konjugation
Dekonjugation
Karzinom
Leber
Niere
Blase

c) Prokarzinogene: Nitrate und Nitrite
Nitrate und Nitrite
Karzinom
Leber
Magen
Umwandlung in Nitrosamine (Karzinogene) durch Darmbakterien
Darm
Karzinom

Zusammenfassung

✖ Die Epidemiologie befasst sich mit der Verbreitung und dem Verlauf von Krankheiten in der Bevölkerung.

✖ Sie hilft, Risikofaktoren, die zur Entstehung von Krebs führen, zu identifizieren bzw. Präventionsprogramme und Therapiemodelle auszuwerten und zu verbessern.

✖ Tumorinzidenz bezeichnet die Häufigkeit des Auftretens bestimmter Tumoren bzw. Tumorgruppen innerhalb eines bestimmten Zeitraums.

✖ Die Tumormortalität bezeichnet die Anzahl an Menschen pro 100 000 im Jahr, deren Tod auf eine Tumorerkrankung zurückzuführen ist.

Epidemiologie II

Krebsrisikofaktoren (Fortsetzung)

Ernährung

Die hohe Inzidenz von Karzinomen des Kolons, Rektums, der weiblichen Brust sowie den Ovarien und der Prostata steht in einem engen Zusammenhang mit ungesunder Ernährung. Eine kalorienärmere, ballaststoffreichere Diät mit einem höheren Anteil an Obst/Gemüse und ungesättigten Fettsäuren in Verbindung mit mehr körperlicher Aktivität würde die hohe Zahl von auf Ernährungsgewohnheiten zurückzuführenden Tumoren bedeutsam reduzieren.

Chronische Infektionen

Der Anteil an Tumoren, deren Entstehung durch chronische Infektionen begünstigt wird, wird auf 15–20% beziffert. Die in ▌Tabelle 2 aufgeführten Erreger sind hier von besonderer Bedeutung.

Erreger	Malignom
Helicobacter pylori	MALT-Lymphome
Hepatitis-B und -C-Viren	Leberzellkarzinome
Papillomaviren	Zervixkarzinome
Epstein-Barr-Virus	Hodgkin-Lymphome

▌ Tab. 2: Durch chronische Infektionen verursachte maligne neoplastische Erkrankungen.

Auch chronische Entzündungen mit undefinierten Erregern werden in Zusammenhang mit Tumoren gebracht:

▶ Colitis ulcerosa → Kolonkarzinom

Pathogenese viraler Infektionen

Man unterscheidet zwei Gruppen von Viren, die eine Rolle in der Kanzerogenese spielen: DNA- und RNA-Tumorviren. Die durch **DNA-Tumorviren** verursachte Transformation (Veränderung von normalen zu Krebszellen) verläuft über Jahre und wird mit den folgenden Theorien erklärt:

▶ Ein Weg ist die Integration der Virus-DNA in das Genom der Wirtszelle. Die integrierte DNA interferiert, je nach Lokalisation, mit der Expression zellulärer Gene (▌Abb. 4).
▶ Zusätzlich kann es zur Komplexbildung zwischen viralen und zellulären tumorsupprimierenden Proteinen kommen. So binden die Proteine E6 und E7 der Papillomaviren die Genprodukte der Tumorsuppressorgene Rb und p53.

Im Gegensatz zu den DNA-Viren besitzen einige **RNA-Viren** (= Retroviren) eine virale reverse Transkriptase und verursachen eine wesentlich schnellere Transformation infizierter Zellen (innerhalb von Wochen). Beispiele für derartige Viren sind das T-Zell-Leukämievirus (T-Zell-Leukämie) sowie das HI-Virus (Kaposi-Sarkom).
Man differenziert **akute** von **latenten Retroviren**. Sie unterscheiden sich in ihrer Transformationsgeschwindigkeit, außerdem sind akute RNA-Viren Träger von viralen Onkogenen (v-onc), welche über die Integration in das Wirtsgenom aktiv onkogen wirken (▌Abb. 5). Latente RNA-Viren besitzen hingegen keine v-onc. Sie können transformierend wirken, indem sie ihre als Promotor funktionierende DNA in die Nähe von Protoonkogenen des Wirtsgenoms einbauen und es hierdurch zu einer verstärkten Transkription z. B. von Wachstumsfaktoren kommt.

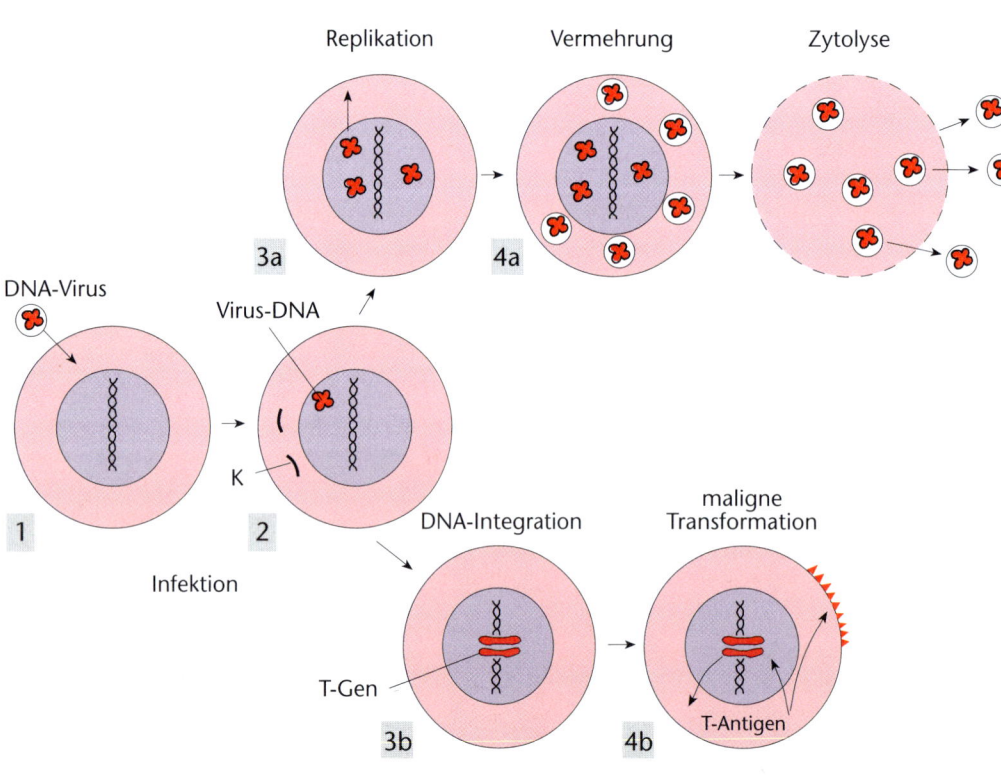

Replikation — **Vermehrung** — **Zytolyse**

3a — 4a

DNA-Virus — Virus-DNA

K

1 — 2

Infektion

DNA-Integration — maligne Transformation

T-Gen — T-Antigen

3b — 4b

▌ Abb. 4: Vereinfachte Darstellung der onkogenen Wirkung von Viren. [16]
1 = DNA-Virus dringt in eine Zelle ein.
2 = Das Viruskapsid (K) wird aufgebrochen und verbleibt im Zytoplasma, die DNA verlagert sich in den Kern.
3a = Die Virus-DNA wird intranukleär repliziert, ohne in das Wirtsgenom eingebaut zu sein.
4a = Komplettierung der Virusbildung im Zytoplasma mit Neubildung von Kapsiden und anschließender Zytolyse.
3b = Einbau der Virus-DNA in das Wirtszellengenom.
4b = Das T-Gen wird mit dem Wirtsgenom repliziert und im Zytoplasma-T-Antigen kodiert, womit die maligne Transformation abgeschlossen ist und entsprechende Oberflächenantigenexprimate erscheinen.

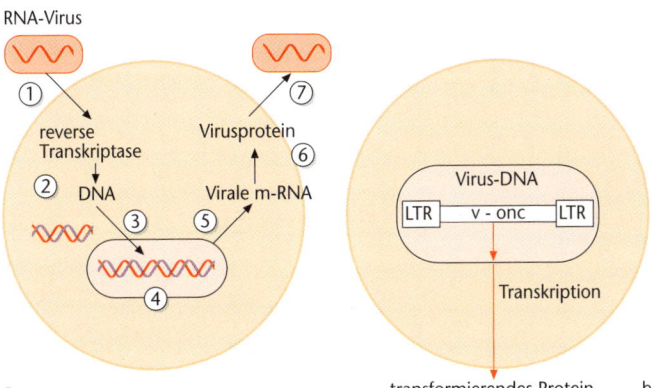

a

b

■ Abb. 5: Onkogene Wirkung von RNA-Viren. [16]
a 1 = Retroviren gelangen rezeptorgesteuert in das Zytoplasma. **2** = Die virale RNA wird durch die reverse Transkriptase in virale DNA transkribiert. **3** = Aufnahme der viralen DNA im Zellkern. **4** = Integration der viralen DNA in das zelluläre Genom. **5** = Transkription in virale m-RNA. **6** = Synthese von viralem Protein. **7** = Ausschleusen replizierter Viren.
b Virus-DNA im zellulären Genom. Die Enden werden von speziellen Sequenzen markiert (LTRs; Long Terminal Repeats). Mit dem Virusgenom ist ein Onkogen in die zelluläre DNA eingebaut worden (v-onc). Dieses kann ein transformierendes Protein kodieren.

Strahlung

Man unterscheidet zwischen ultravioletter und ionisierender Strahlung. Unter den tumorverursachenden Strahlen ist die **UV-Strahlung** von größter medizinischer Bedeutung. Chronische Exposition gegenüber diesem Kanzerogen, z.B. starke Sonnenexposition, verursacht epitheliale Tumoren der Haut. Selbst unregelmäßige, jedoch intensive Strahlungsbelastung, z.B. im Urlaub, kann maligne Melanome verursachen. So konnte in den nordischen Ländern unter der hellhäutigen Bevölkerung, unter anderem aufgrund sich verändernder Freizeitgewohnheiten, über die letzten zehn Jahre eine Verdopplung der sonnenbestrahlungsassoziierten Tumoren beobachtet werden.

α-, β- und γ-**Strahlen** unter Einschluss der Röntgenstrahlen wirken ebenfalls kanzerogen. Jedoch ist das relative Risiko nach Strahlenexposition wesentlich geringer als bei UV-Strahlen.

Elektromagnetischer Strahlung, wie sie von Mobiltelefonen emittiert wird, konnte bis heute keine kanzerogene Wirkung nachgewiesen werden.

Die onkogene Wirksamkeit von ionisierenden und ultravioletten Strahlen besteht hauptsächlich in der **direkten Schädigung der DNA**.

Strahlenenergie

▶ verursacht Chromosomenbrüche, Translokationen und Punktmutationen,
▶ verändert Proteine,
▶ inaktiviert Enzyme und
▶ schädigt Zellmembranen.

Genetische Faktoren

5% aller menschlichen Tumoren sind nach dem heutigen Kenntnisstand auf genetische Prädisposition (genetisch bedingte Anlage oder Empfänglichkeit für bestimmte Krankheiten) zurückzuführen.

So ist die familiäre Adenomatosis coli eine autosomal-dominant vererbte Krankheit, die durch Mutationen des APC-Gens verursacht wird. Bei den betroffenen Patienten entstehen im 2. bis 3. Lebensjahrzehnt Hunderte von Adenomen (primär gutartige Geschwulst aus Schleimhaut oder Drüsengewebe) im gesamten Kolon. Aus diesen Adenomen entwickeln sich mit 99,9%iger Wahrscheinlichkeit maligne Tumoren. Auch Töchter von Trägerinnen der Brustkrebsgene BRCA1 und BRCA2 besitzen, wenn sie selbst Trägerinnen des Gens sind, eine erhöhte Wahrscheinlichkeit, an Brustkrebs zu erkranken.

Zusammenfassung

✖ Risikofaktoren, die eine Tumorentstehung begünstigen, sind:

– Chemische Substanzen, z.B. Benzpyrene (Bestandteile des Tabakrauchs)

– UV-Strahlen

– Genetische Disposition

– Chronische Infektionen

– Ungesunde Ernährung: 30% aller Tumoren stehen im Zusammenhang mit ungesunden Ernährungsgewohnheiten.

Invasion und Metastasierung

Die Fähigkeit zu Invasion und Metastasierung (▌Abb. 1) ist ein charakteristisches Merkmal maligner Tumoren. Beide sind von großer klinischer Bedeutung, denn im Fall einer Metastasierung ist die Wahrscheinlichkeit eines Spätrezidivs des Tumors wesentlich erhöht. Zusätzlich können Organe durch die Entstehung von Metastasen in ihrer Funktion gestört bzw. vom Tumor geschädigt werden.

Invasion

Das invasive Wachstum eines Tumors wird in drei Schritte unterteilt:

▶ Auflösung von Zell-Zell-Kontakten
▶ Umbau der extrazellulären Matrix
▶ Bewegung der Tumorzellen

Auflösung der Zell-Zell-Kontakte

Der erste Schritt der Invasion wird durch den Verlust bzw. die Veränderung zellulärer Haftstrukturen bedingt. Beispielhaft sollen hier die Cadherine erwähnt werden. Dabei handelt es sich um eine Gruppe zellulärer Haftproteine auf Epithelzellen, die aus einer intrazellulären und einer extrazellulären Domäne bestehen. Letztere bindet an Cadherine anderer Epithelzellen, wohingegen die Domäne innerhalb der Zelle mit dem zelleigenen Aktinskelett oder mit Signaltransduktionsmolekülen interagiert. Kommt es durch die Mutation von Cadherin-Genen oder durch Allelverlust zur fehlerhaften Expression dieser Proteine, wird das invasive Wachstum der Tumorzellen (z. B. Karzinomzellen) begünstigt.

Umbau/Degradation der extrazellulären Matrix

Bei diesem Teilschritt der Invasion kommt es zu einer reversiblen Degradation der extrazellulären Matrix. Diese erfolgt durch die Sekretion von Enzymen der Tumorzellen, z. B. Metalloproteasen, Hyaluronidasen, Proteoglykanasen oder Serinproteasen. Diese Proteasen werden durch zelluläre Inhibitoren in aktiver und inaktiver Form gehemmt. Verläuft diese Inhibition auf-

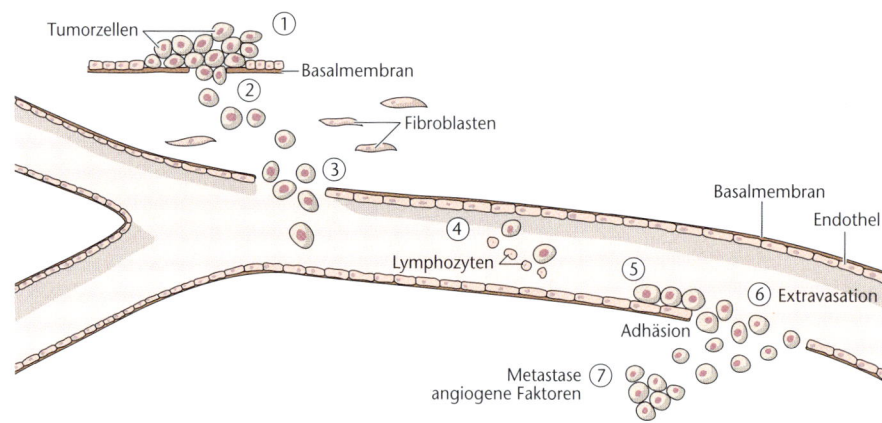

▌Abb. 1: Metastasierungskasakade. 1: Tumorzellen erlangen invasive Potenz. 2: Tumorzellen infiltrieren die Basalmembran und das angrenzende Bindegewebe. 3: Invasion der Wand eines Blutgefäßes. 4: Immunologische Überwachung durch unterschiedliche Immunzellen. 5: Adhäsion an den Endothelzellen des Realisationsortes. 6: Extravasation mit Infiltration durch die Gefäßwand. 7: Metastasenbildung mit Angioneogenese. [16]

grund fehlender bzw. mangelhafter Synthese falsch, kann es zu einer Degradation der extrazellulären Matrix kommen. Von großer Bedeutung sind hierbei die Metalloproteasen, die wie folgt unterteilt werden:

▶ Kollagenasen-Zersetzung von Kollagen I–III
▶ Gelatinasen-Zersetzung von Kollagen IV und denaturiertem Kollagen (Gelatin)
▶ Stromelysine-Zersetzung von Kollagen IV

Aktive Bewegung von Tumorzellen

Nach der enzymatischen Eröffnung von Geweberäumen kann es durch aktive, amöboide Fortbewegung der Zellen zu einer Migration von Tumorzellen in das umliegende Gewebe kommen. Für diesen Vorgang sind Matrixrezeptoren der Zellen verantwortlich. Ihre extrazelluläre Domäne haftet sich an die Bestandteile des Extrazellulärraums, z. B. die Basalmembran oder das Stroma. Ihr intrazellulärer Teil stellt den für die Bewegung notwendigen Fixpunkt am zellulären Aktinskelett dar.

Metastasierung

Metastasierung wird definiert als die Verschleppung von Tumorzellen in entfernte Körperregionen mit Ausbildung einer Tochtergeschwulst (= Metastase) ohne Kontinuität mit dem Primärtumor. Sie lässt sich in folgende Schritte unterteilen (▌Abb. 2):

▶ **Eindringen in die Metastasierungswege (= Intravasation):** Hierbei gelangen Tumorzellen in die Lymphe, das Blut oder Flüssigkeiten von Körperhöhlen.
▶ **Verschleppung der Tumorzellen**
▶ **Austritt aus den Metastasierungswegen (Extravasation)**

Viele Tumoren besitzen bestimmte Zielorgane im Rahmen ihrer Metastasierung. Als Ursache hierfür wird vermutet, dass die Tumorzellen aufgrund ihrer Oberflächenproteine nur mit bestimmten Organen mit ebenfalls spezifischen Oberflächenproteinen interagieren und nur in diese metastasieren können.

> Das Schicksal eines Tumorpatienten ist in den häufigsten Fällen nicht vom Wachstum des Primärtumors, sondern vom Ausmaß der Metastasierung abhängig.

Metastasierungswege

Lymphogene Metastasierung

Im Verlauf der lymphogenen Metastasierung kommt es zur Tumorausbreitung über die Lymphe mit Tumorwachstum in den Lymphknoten (Lymphknoten-

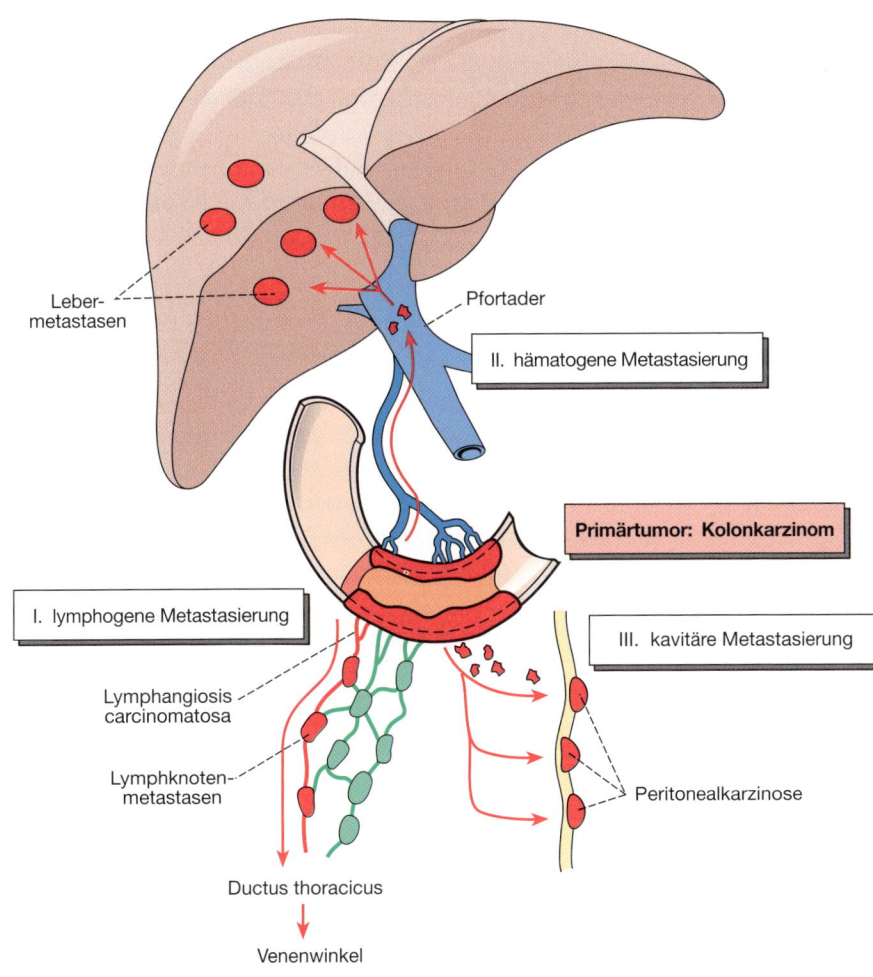

Leber-
metastasen

Pfortader

II. hämatogene Metastasierung

Primärtumor: Kolonkarzinom

I. lymphogene Metastasierung

III. kavitäre Metastasierung

Lymphangiosis
carcinomatosa

Lymphknoten-
metastasen

Peritonealkarzinose

Ductus thoracicus

Venenwinkel

Abb. 2: Prinzipien der Metastasierung am Beispiel eines Kolontumors. [2]

Arretierung (Stopp) in den tumorspezifischen Zielorganen kommt. Die anschließende Extravasation bezeichnet den Übertritt der Tumorzellen aus dem Gefäßsystem. Man unterscheidet in der hämatogenen Metastasierung anhand der weiterleitenden venösen Gefäße sowie der Zielorgane (■ Tab. 1) folgende Metastasierungstypen:

▶ **Kava-Typ:** Hier metastasieren Tumoren der Organe aus dem Einflussbereich der V. cava inferior oder superior in die Lunge, z. B. Tumoren der Schilddrüse, Niere, Leber und des distalen Rektums.
▶ **Lungen-Typ:** Zellen von Primärtumoren der Lunge gelangen über den linken Ventrikel in das Blutsystem und metastasieren in Organe des großen Kreislaufs.
▶ **Pfortader-Typ:** In die Leber metastasieren primär Tumoren aus dem Pfortadereinzugsbereich wie z. B. Magen-Darm, Pankreas und Milz.

Natürlich ist auch diese Einteilung nicht immer zutreffend. So kommt es durchaus vor, dass Organe übersprungen werden oder ein Tumor zuerst in die Lunge und dann in die Leber metastasiert.

Kavitäre Metastasierung

Sie bezeichnet das Wachstum eines Tumors in einem Hohlraum des Körpers (■ Abb. 1), nachdem der Tumor in diesen eingewachsen ist. Häufig findet sich dies in serösen Höhlen (Pleura, Perikard und Peritoneum) oder auch in den Liquorräumen des Gehirns.

metastasen) und in den Lymphgefäßen (Lymphangiosis carcinomatosa). Der in diesem Zusammenhang als Sentinel- oder Wächterknoten bezeichnete Lymphknoten ist jener Knoten, in dem die Lymphe eines umschriebenen Gewebeteils abfließt. Im Fall eines metastasierenden Tumors würde man in

diesem Knoten als Erstes Metastasen erwarten.

Hämatogene Metastasierung

Die hämatogene Metastasierung beginnt mit dem Eintritt der Tumorzellen in die Gefäße (Intravasation), bis es zu deren

Primärtumor	Metastasen
Magen-Darm-Tumoren Bronchialkarzinom Mammakarzinom Malignes Melanom	Leber
Sarkome	Lunge
Mammakarzinom Prostatakarzinom Nierenkarzinom Bronchialkarzinom	Knochen
Mammakarzinom Malignes Melanom Bronchialkarzinom	ZNS

Tab. 1: Zielorgane von Metastasen.

Zusammenfassung

✖ Die Invasion wird unterteilt in drei Phasen: Zellkontaktverlust, Auflösung der extrazellulären Matrix und Bewegung der Tumorzellen.

✖ Die drei Phasen der Metastasierung sind Intravasation, Verschleppung und Extravasation.

✖ Ein wichtiger Faktor des Metastasenwachstums ist die von den Tumorzellen induzierte Angiogenese.

✖ Die zwei am häufigsten in den Knochen metastasierenden Tumoren sind Mamma- und Prostatakarzinom.

Molekulare Mechanismen I

Kanzerogenese

Der Prozess, in dem Zellen aufgrund genetischer Defekte transformieren, umfasst mehrere Schritte (▮ Abb. 1). In dem Modell der Kanzerogenese unterscheidet man deshalb zwischen:

▶ Initiierung
▶ Latenzphase
▶ Progression/Realisation

Der Ausgangspunkt der Tumorentwicklung ist eine Veränderung der chromosomalen DNA **(Initiierung).** In den meisten Fällen werden diese Mutationen durch zelleigene Reparaturmechanismen beseitigt, es sei denn, diese sind ihrerseits in ihrer Funktion beeinträchtigt oder die Veränderungen übertreffen die Möglichkeiten der zellulären Kompensationsfähigkeit. Zu diesem Zeitpunkt sind die Tumorzellen nur mit molekulargenetischen Analyseverfahren nachweisbar.

In der darauf folgenden **Latenzphase** kommt es zur Proliferation der initial geschädigten Zellen, der durch weitere Veränderungen der DNA die eigentliche Tumorerkrankung folgt.

Diese letzte Phase der Tumorgenese wird deshalb auch **Progression** oder **Realisation** genannt.

Durch die Schädigung der DNA kommt es zur pathologischen Transformation der ursprünglich gesunden Zelle. Die bedeutsamsten molekularen Elemente in diesem Prozess sind die antagonistisch funktionierenden **Onkogene** und **Tumorsuppressorgene** sowie ihre Genprodukte, die **Onkoproteine** und die **Tumorsuppressorproteine**.

Onkogene

Die Onko- bzw. Protoonkogene umfassen eine Gruppe von ca. 200 Genen, die mittels ihrer Expressionsprodukte (Onkoproteine) die Proliferation, Mobilität und Differenzierung von Zellen steuern. Die durch Mutationen von Protoonkogenen zu Onkogenen entstehenden Onkoproteine verlieren häufig ihre spezifischen Eigenschaften. Beispielsweise kann es dazu kommen, dass ein Protein konstitutiv aktiviert bleibt, d. h. keine Ligandenbindung zur Aktivierung benötigt. Die Onkogenprodukte müssen jedoch nicht zwangsläufig in ihrer Funktion gestört sein, damit es zur Transformation der Zelle kommt. Häufig erfolgt diese ebenfalls durch die Aktivierung eines Onkogens und eine anormale Synthese des intakten Genprodukts. Das Ergebnis beider Mechanismen ist immer eine **gesteigerte Funktion des Gens oder des Genprodukts** („gain of function", ▮ Tab. 1).

Zykline und zyklinabhängige Kinasen

Zykline sind zellzyklusregulierende Proteine, die abhängig von den Zellzyklusphasen hoch- bzw. herunterreguliert werden. Sie vermitteln ihre mitogene (= zellteilungsfördernde) Wirkung u. a. durch die Aktivierung sog. CDK (cyclin-dependent kinases).

Transkriptionsfaktoren

Transkriptionsfaktoren sind intrazelluläre Proteine, die nach ihrer Aktivierung durch die Bindung an bestimmte DNA-Sequenzen deren Transkription steuern. Prominentes Beispiel dieser Gruppe von Genen ist das MYC-Gen. Sein Genprodukt

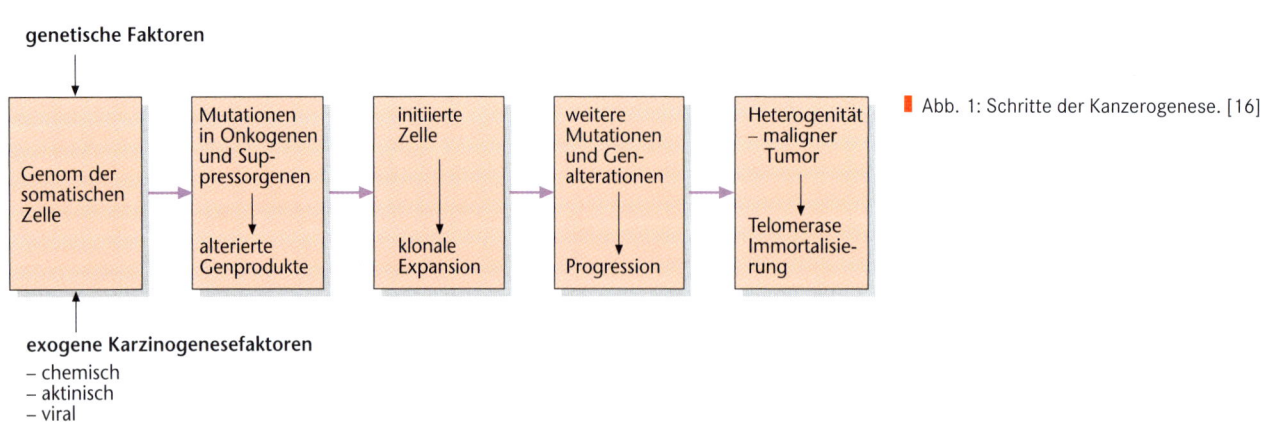

▮ Abb. 1: Schritte der Kanzerogenese. [16]

Funktion	Onkogen	Protein
Wachstumsfaktor	SIS	β-Kette des Thrombozytenwachstumsfaktors
Wachstumsfaktorrezeptoren	ERB-B1	Epidermaler Wachstumsfaktor (auch EGFR)
Intrazelluläre Wachstumsvermittlung	SRC	SRC-Proteinkinase
Transkriptionsfaktoren	MYC-Gene	MYC-Proteine

▮ Tab. 1: Häufigste Onkogene und Proteine.

myc induziert die Proliferation und hemmt die terminale Differenzierung von Zellen. Überexpression des myc-Proteins aufgrund einer Amplifikation des Myc-Gens kann in vielen Tumoren wie z. B. dem Neuroblastom, Astrozytom oder auch dem kleinzelligen Bronchialkarzinom nachgewiesen werden.

Wachstumsfaktorrezeptoren

Wachstumsfaktoren sind Proteine, die durch Ligandenbindung aktiviert werden und ihrerseits intrazelluläre Signalwege aktivieren. Meistens kommt es entweder zu einer Überexpression oder einer Expression fehlerhaft funktionierender Proteine. Ein Beispiel hierfür ist FLT3 (FMS-like tyrosine kinase). Diese Rezeptortyrosinkinase wird von hämatopoetischen Vorläuferzellen exprimiert. Bei 30% aller AML kommt es zur Expression funktionell veränderter, konstitutiv aktivierter FLT3-Proteine.

Elemente der intrazellulären Signaltransduktion

Die Signaltransduktion innerhalb von Zellen, d. h. zwischen dem aktivierten Rezeptor und der zellulären Reaktion, ist aus mehreren Elementen bzw. Proteinen aufgebaut, die agonistisch und antagonistisch interagieren. Jedes Protein agiert mit anderen Proteinen und beeinflusst somit auf unterschiedlichste Weise z. B. die Zellteilung. Damit besitzt jedes dieser Signalkettenglieder ein onkogenes Potential.
Von zentraler Bedeutung in der Entstehung vieler Tumoren ist die **RAS-Gen-Familie**. Sie kodiert für membranständige, GTP-bindende Proteine, deren Aktivierung durch Stimulation u. a. zur Proliferation der Zelle führt. Mutationen dieser Gene führen häufig zu einer konstitutiven Aktivierung der Proteine und verursachen damit eine unkontrollierte Zellteilung.

Wachstumsfaktoren

In vielen Magenkarzinomen hat sich eine autokrine Stimulation durch tumoreigene Wachstumsfaktoren als Bestandteil der Tumorgenese herausgestellt. Hierbei geht man davon aus, dass ein aktiviertes Onkogen für die Expression eines veränderten, aber dennoch wirksamen Wachstumsfaktors verantwortlich ist.

Wachstum von Tumoren

Die Entstehung eines Tumors hat ihren Ursprung in der Transformation einer gesunden Zelle. Durch deren Proliferation entsteht eine zunächst homogene Zellformation aus Subklonen, deren genetische Instabilität, u. a. verursacht durch Defekte der DNA-Reparaturmechanismen, eine zunehmende Tumorzellheterogenität bewirkt.
Ab einer Größe von 1 – 2 mm hängt das weitere Wachstum des Tumors primär von der Bildung neuer Gefäße ab. Kann sich ein Tumor bis zu dieser Größe noch durch Diffusion mit Hilfe des umliegenden Gewebes ernähren, ist er nun gezwungen, Substanzen wie Angiogenin oder den vaskulären endothelialen Wachstumsfaktor (VEGF) zu synthetisieren. Damit wird die Bildung neuer Gefäße induziert. Rein hypothetisch kann ein Tumor so lange weiter wachsen, so lange er genug Raum und Nährstoffe zur Verfügung hat. Der größte limitierende Faktor ist immer der Organismus, in dem er entsteht.

Zusammenfassung

✖ Das aktuelle Modell der Kanzerogenese unterscheidet drei Schritte: Initiation, Latenzphase und Realisation.

✖ Onkogene sind eine Gruppe von ca. 200 Genen, die durch ihre gesteigerte unregulierbare Funktion von großer Bedeutung in der Kanzerogenese sind.

✖ Wichtige Onkogengruppen sind jene Gene, die für Wachstumsfaktoren, Proteine der intrazellulären Signaltransduktion, Wachstumsfaktorrezeptoren, Zytokine und Transkriptionsfaktoren kodieren.

✖ Veränderte RAS-Gene, wie sie bei Karzinomen des Kolons und Pankreas bei vielen Patienten nachgewiesen werden können, sind ein Beispiel für eine Untergruppe von Onkogenen.

✖ Eine Überexpression von Zyklinen, z. B. durch die Amplifikation eines Genlokus, kann molekularbiologische Ursache einer neoplastischen Erkrankung sein.

Molekulare Mechanismen II

Aktivierungsmechanismen

Es gibt eine Reihe an Mechanismen, die zur Aktivierung von Onkogenen führen. Am häufigsten treten die folgenden auf:

▶ Amplifikation
▶ Chromosomale Translokation
▶ Punktmutation

Amplifikation

Amplifikation bezeichnet die Vervielfachung von DNA z.B. im Rahmen einer zellulären Reaktion auf einen erhöhten Bedarf des Genproduktes oder durch fehlerhafte Replikation. Es handelt sich um die Vermehrung eines Genlocus im Vergleich mit dem Ploidisierungsgrad (= Anzahl der Chromosomensätze) der Zelle, wodurch die Zahl der Genkopien im Genom erhöht wird. Manche Tumorzellen amplifizieren auch als Reaktion auf eine Chemotherapie die durch die Medikamente beeinflussten Gene.

Ein Beispiel für die therapeutische Bedeutung von Amplifikationen in der Diagnostik und Therapie liefert Erb-B2 (auch HER2/neu) in Mammakarzinomen. In einem Teil der Patientinnen mit Mammakarzinomen kann eine Target-Therapie mit einem Antikörper gegen diesen Rezeptor erfolgen. Im Verlauf von Studien hat sich gezeigt, dass nur Patientinnen mit einer Amplifikation des HER2/neu-Locus von einer Therapie mit dem Antikörper profitieren (▮ Tab. 2).

Chromosomale Translokationen

Unter einer Translokation versteht man die Neuordnung von Chromosomen oder Teilen derselben innerhalb eines Chromosomenbestands. Produkt eines solchen Vorganges kann ein überexprimiertes Onkogen oder auch ein Fusionsgen sein. Eines der bekanntesten Beispiele ist Bcr-Abl. Es entsteht im Rahmen einer Translokation zwischen den Chromosomen 9 und 22. Durch diesen Austausch entsteht das sog. Philadelphia-Chromosom, das als Tyrosinkinase wirkt. Es kann bei einem hohen Prozentsatz von chronisch-myeloischen Leukämien mittels PCR nachgewiesen werden

Punktmutationen

Bei dieser Art von Mutationen kommt es zu Veränderungen von einem einzelnen oder wenigen Basenpaaren. Sie können bei 90% aller Patienten mit Adenokarzinomen (innerhalb der

Gen	Tumor
N-Myc	Neuroblastom
ERB-B2	Mammakarzinom
ERB-B2	Ovarialkarzinom

▮ Tab. 2: Onkogene, die durch ihre Amplifikation eine Rolle in der Tumorgenese spielen.

Gen	Locus	Tumor
Rb	13q14	Retinoblastom, Osteosarkom u. a.
DCC	18q21	Kolonkarzinom
BRCA1	17q21	Mamma- und Ovarialkarzinom
E-Cadherin	16q21-22	Diffuses Magenkarzinom

▮ Tab. 3: Wichtige Tumorsuppressorgene und Loci.

RAS-Gen-Familie) des Pankreas nachgewiesen werden. Als Ursache werden vor allem Fehler im Verlauf der DNA-Reparatur diskutiert.

Tumorsuppressorgene

Tumorsuppressorgene regulieren durch ihre Expressionsprodukte das Wachstum von Zellen. Im Gegensatz zu Onkogenen kommt es bei ihnen im Verlauf der Kanzerogenese nicht zu einem „gain of function", sie verlieren vielmehr ihre zellzyklusregulierende Funktion („loss of function"). Von den vielen bekannten Genen (▮ Tab. 3) werden in diesem Buch exemplarisch das Retinoblastom- und das P53-Gen behandelt.

Rb-Gen

Mittels seines Produkts fungiert dieses Gen als Regulator des Zellzyklus in der G1-S-Phase der Zellteilung (▮ Abb. 2). Seinen Namen erhielt es nach der Erforschung seiner wichtigen Rolle im Rahmen der Genese des Retinoblastoms (es wird jedoch auch bei vielen anderen Tumoren in defektem Zustand vorgefunden). Durch molekulare Techniken konnte nach-

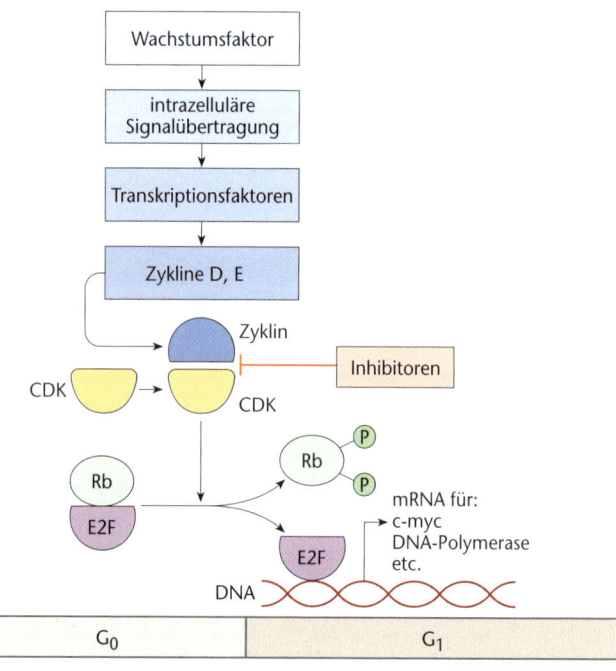

▮ Abb. 2: Zellzyklusregulierende Funktion des Rb-Proteins. [16]

■ Abb. 3: Tumorsuppressorgen P53 und seine Funktion. [2]

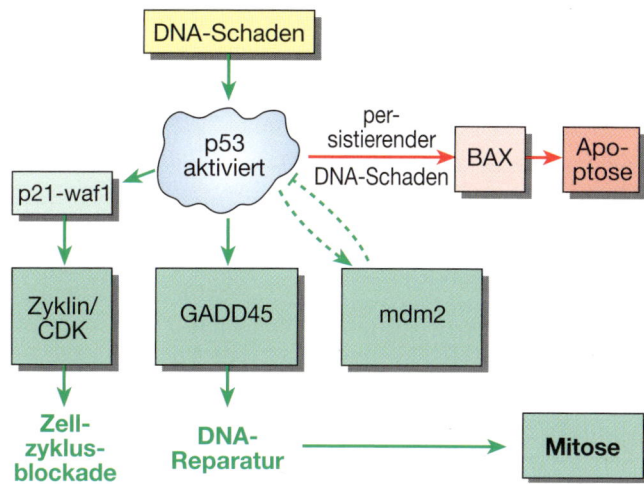

gewiesen werden, dass der Defekt immer in einem in der Region 13q14 liegenden Gen auftritt.

p53

Der „Hüter des Genoms" besitzt wie das Rb-Gen eine tumor-suppressive Funktion. Im Fall eines Schadens der DNA ent-scheidet p53 darüber, ob dieser reparabel ist oder nicht. Im letzteren Fall stoppt es die Teilung der Zelle und initialisiert deren Apoptose (■ Abb. 3).
In der Regel verlieren mutierte p53-Proteine ihre Funktion im Zellzyklus, was zu unreguliertem Wachstum sowie chromoso-maler Instabilität der transformierten Zellen führt. Besonders Letzteres hat eine Akkumulation von genetischen Verände-rungen zur Folge, wie sie häufig bei Tumorzellen vorgefun-den wird.
Darüber hinaus besitzt der Funktionszustand von p53 auch eine therapeutische Bedeutung: Tumorzellen mit fehlerhafter Funktion sind häufiger resistent gegenüber Chemo- und Strahlentherapie als Zellen mit normal funktionierendem p53.

DNA-Reparaturgene in Tumorzellen

Fehlerhafte Basenpaarungen, die im Verlauf der Replikation oder durch kanzerogene Einflüsse entstehen, werden durch bestimmte Reparaturmechanismen behoben. Mittlerweile sind mehrere Krankheiten bekannt, die auf Defekte von Genen zurückzuführen sind, welche für DNA-Reparatur-proteine kodieren.
Die ersten wissenschaftlich untersuchten Gene dieser Gruppe waren die des Mut-HLS-Systems von E. coli, das in der Lage ist, Basenfehlpaarungen von bis zu vier Basenpaaren zu repa-rieren. Äquivalente humane Gene wurden mittlerweile bei Patienten im Zusammenhang mit dem HNPCC (hereditäres Non-Polyposis-Kolonkarzinom) gefunden. Hierbei wurden Mutationen in vier Reparaturgenen festgestellt (hMSH2, hMLH1, hPMS1 und hPMS2), die zusammen mit weiteren Mutationen einen Teilschritt in der Entwicklung des Kolon-karzinoms darstellen.

Ein zweites Krankheitsbild, das auf den Defekt von DNA-Reparaturmechanismen zurückzuführen ist, stellt das Xero-derma pigmentosum dar. Die mit diesem Defekt vergesell-schaftete erhöhte Wahrscheinlichkeit von Hautkrebs ist Folge einer Ansammlung von UV-Licht-induzierten Pyrimidin-Dimeren, die eine fehlerfreie DNA-Replikation verhindern.

Zusammenfassung

✖ Drei wichtige Aktivierungsmechanismen von Onko-genen sind Amplifikation, chromosomale Transloka-tion und Punktmutationen.

✖ Eine Amplifikation von DNA-Bestandteilen erfolgt im Rahmen einer physiologischen, zellulären Reaktion oder pathologisch durch Fehler in der DNA-Reparatur.

✖ Durch chromosomale Translokationen kann es zur Entstehung von Fusionsgenen wie BCR-Abl kommen.

✖ Punktmutationen der RAS-Gene können bei 90% aller Pankreaskarzinome nachgewiesen werden.

✖ Bei Tumorsuppressorgenen kommt es im Verlauf der Kanzerogenese zu einem Funktionsverlust, dem „loss of function". Produkte bekannter Tumorsuppressor-gene sind das Rb-Protein sowie p53.

✖ Veränderte DNA-Reparaturgene spielen besonders in der Genese des HNPCC und des Xeroderma pigmen-tosum ein bedeutende Rolle.

Systematik I

Die Einteilung von Tumoren stützt sich neben ihrem biologischen Verhalten (Dignität) und der Ausbreitung (Staging) auch auf das Ursprungsgewebe des Tumors. Folgende Tumoren können unterschieden werden:

▶ Tumoren des inneren und äußeren Keimblatts (epitheliale Tumoren)
▶ Tumoren des mittleren Keimblatts (mesodermale Tumoren)

Zusätzlich werden in diesem Kapitel die dysontogenetischen Tumoren behandelt. Dies ist eine Gruppe von Tumoren, die aufgrund embryonaler Fehlentwicklung entsteht.

Epitheliale Tumoren

Das Ursprungsgewebe epithelialer Tumoren ist Platten- oder Drüsenepithel bzw. Urothel. Benigne epitheliale Tumoren enden auf -om, wohingegen maligne Tumoren mit der Endung -karzinom gekennzeichnet sind.

Benennung epithelialer Tumoren

▶ Benigne:
 – Papillom
 – Adenom
▶ Maligne:
 – Karzinom (Adeno-)

Benigne epitheliale Tumoren

Zu den benignen epithelialen Tumoren gehören die Adenome (▮ Abb.1) und Papillome. **Papillome** sind Tumoren des oberflächlichen Plattenepithels der Haut und von Plattenepithel bedeckter Schleimhaut und Urothel. Ihr fingerförmiges (papillär) Wachstum ist hierbei namengebend (▮ Abb. 2). **Adenome** bestehen aus Drüsenepithel und Parenchym und sind makroskopisch als knotige, abgekapselte Strukturen erkennbar. Nach ihrem Wachstum werden sie in tubuläre, trabekuläre, follikuläre und zystische Adenome unterteilt.

Maligne epitheliale Tumoren

Karzinome sind die häufigsten Malignome. Sie machen 90% aller Malignome aus und werden anhand ihrer Ursprungsepithelien in drei Gruppen unterteilt:

▶ Das Plattenepithelkarzinom wächst endophytisch („nach innen wachsend"), knotig und häufig ulzerierend (▮ Abb. 3). Es entsteht aus organständigem Plattenepithel bzw. Plattenepithelmetaplasien, z. B. in der Bronchialschleimhaut.

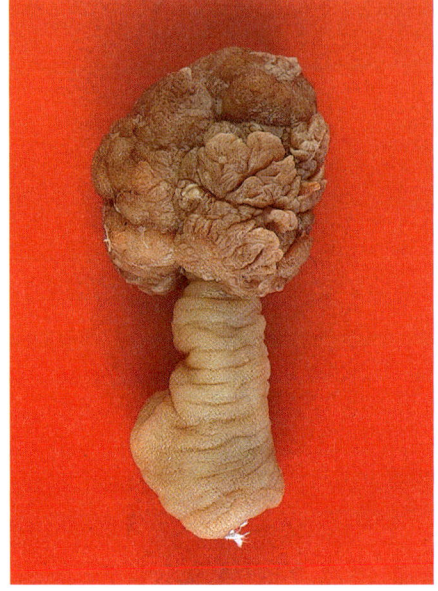

▮ Abb. 1: Tubuläres Adenom des Kolons (mikroskopische Aufnahme). [2]

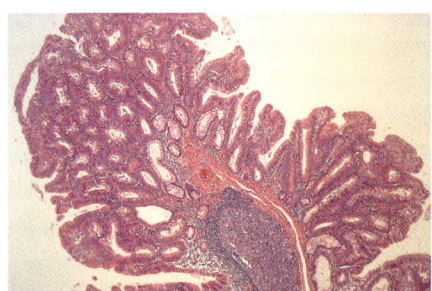

▮ Abb. 2: Tubuläres Adenom des Kolons (makroskopische Aufnahme). [2]

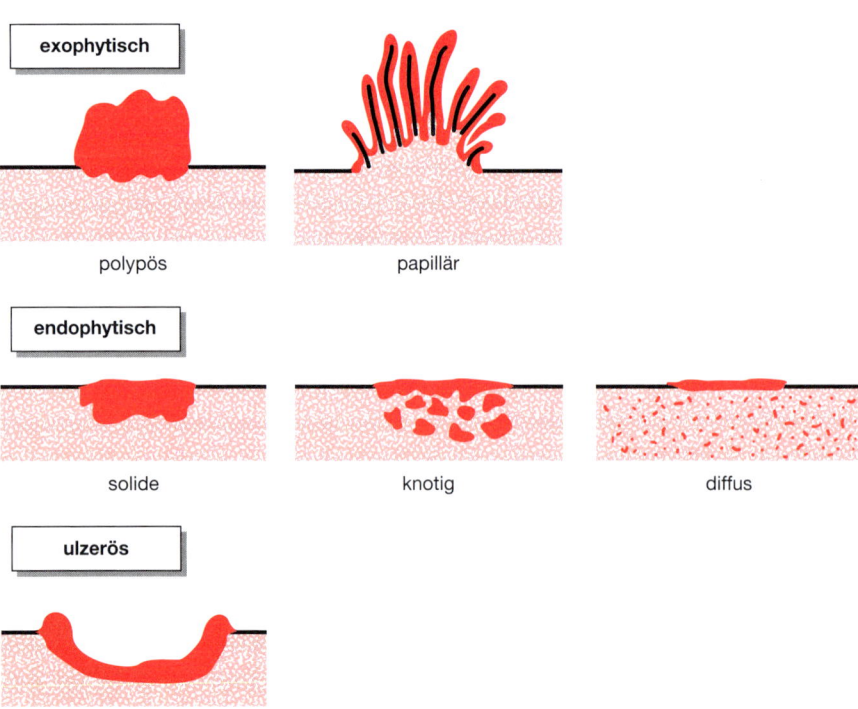

exophytisch

polypös   papillär

endophytisch

solide   knotig   diffus

ulzerös

▮ Abb. 3: Wuchsformen von Tumoren. [2]

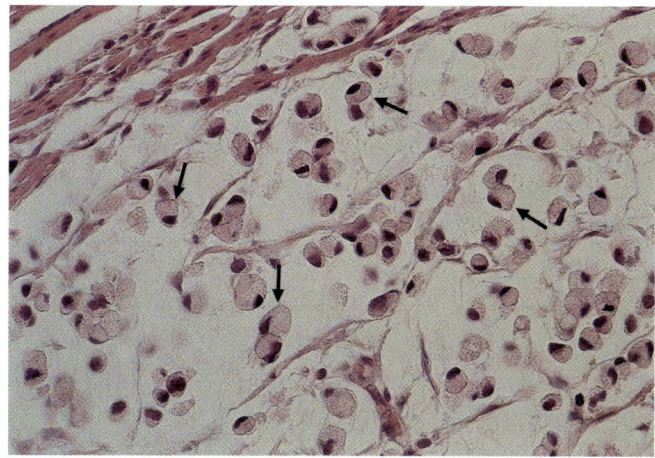

▮ Abb. 4: Adenokarzinom des Magens. [2]

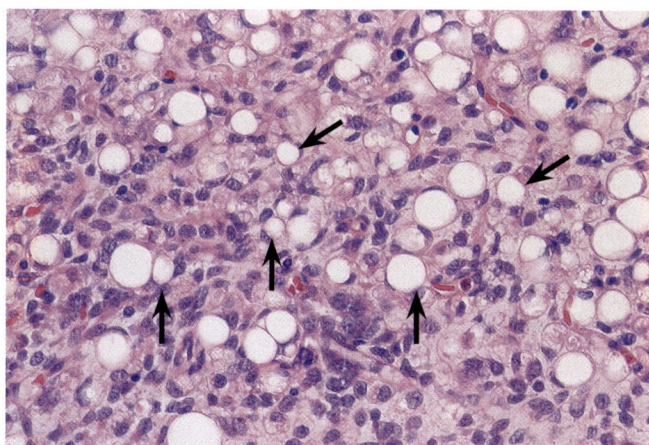

a

b

▮ Abb. 5: Mikroskopische Bilder eines Lipoms (a) und eines Liposarkoms (b). [2]

▶ Adenokarzinome gehen vom Drüsengewebe oder von zylinderepithelhaltiger Schleimhaut aus. Sie zeigen unterschiedliche Wachstumsformen (tubulär, papillär oder diffus), beispielhaft hierfür ist das in ▮ Abbildung 4 dargestellte Adenokarzinom des Magens.

▶ Bei Urothelkarzinomen handelt es sich um maligne Tumoren, die zu 90% in der Harnblase und den ableitenden Harnwegen vorkommen.

Mesenchymale Tumoren

Ursprungsgewebe der mesenchymalen Tumoren sind Muskel-, Binde- und Stützgewebe sowie Gefäßgewebe und Blutzellen.
Benigne Tumoren des Mesoderms enden stets auf -om (▮ Tab. 1), maligne Tumoren sind durch die Endung -sarkom gekennzeichnet. Als -blastome werden benigne mesodermale Tumoren bezeichnet, die aus den mesenchymalen Vorläuferzellen entstanden sind. ▮ Tabelle 1 gibt einen Überblick über die Systematik der gesamten Tumorgruppe.

Ausgangsgewebe	Gutartiger Tumor	Bösartiger Tumor
Lymphatisches Gewebe	–	Malignes Lymphom
Hämatopoetisches Gewebe	–	Leukämie
Plasmazellen	–	Plasmozytom
Bindegewebe	Fibrom	Fibrosarkom
Glatte Muskulatur	Leiomyom	Leiomyosarkom
Quergestreifte Muskulatur	Rhabdomyom	Rhabdomyosarkom
Fettgewebe	Lipom (▮ Abb. 5a)	Liposarkom (▮ Abb. 5b)
Knorpelgewebe	Chondrom	Chondrosarkom
Knochengewebe	Osteom	Osteosarkom
Blutgefäße	Hämangiom	Hämangiosarkom
Lymphgefäße	Lymphangiom	Lymphangiosarkom
Meningen	Menineom	Meningeosarkom
Melanozyten	Nävuszellnävus	Malignes Melanom
Lebergewebe (primitive Trabekel)	–	Hepatoblastom

▮ Tab. 1: Systematik mesenchymaler Tumoren.

Zusammenfassung

✖ Gutartige epitheliale Tumoren enden auf -om.

✖ Bösartige epitheliale Tumoren enden auf -karzinom.

✖ Ursprungsgewebe von Karzinomen sind z. B.

   – Plattenepithel (Bsp. Zervixkarzinom)

   – Drüsenepithel (Bsp. Adenokarzinom des Magens)

   – Urothel (Harnblasenkarzinom)

Systematik II

Dysontogenetische Tumoren

Unter diesem Begriff werden alle Tumoren zusammengefasst, die auf eine Störung der embryonalen und fetalen Entwicklung zurückzuführen sind:

▶ Teratome (▌ Abb. 6)
▶ Embryonale Tumoren
▶ Hamartome

Ursprungsgewebe der Teratome sind alle drei Keimblätter, dementsprechend enthalten sie Gewebe des Ekto-, Ento- und Mesoderms. In der Regel findet man bei Erwachsenen Tumoren, die gut differenzierte, jedoch stark unterschiedliche Gewebe enthalten (z. B. Haare, Haut und Knochen), bei Kindern hingegen häufiger maligne unreifere Teratome.

Embryonale Tumoren gehen auf eine fehlerhafte Entwicklung von Gewebe im Lauf der Organentwicklung zurück. Beispielhaft für einen solchen Tumor ist das Retinoblastom. Hierbei kommt es durch den Verlust eines Suppressorgens zur Entstehung eines infiltrativ wachsenden Tumors aus embryonalen Netzhautzellen.

Weitere embryonale Tumoren sind:

▶ Neuroblastom: Tumor des sympathischen Nervensystems
▶ Hepatoblastom: Tumor aus den Vorläuferzellen des Leberparenchyms
▶ Wilms-Tumor: Tumor aus embryonalen Nierenzellen

Hamartome

Dieser Begriff bezeichnet tumorartige Gewebsveränderungen mit normaler Differenzierung aufgrund fehlerhaften Wachstums. Im Tumor befinden sich differenzierte, jedoch ungeordnete Zellen, die nicht der normalen Organarchitektur entsprechen. Neoplasien dieser Art sind jedoch sehr selten und noch weniger häufig maligner Dignität (z. B. Hamartochondrom der Lunge bzw. Angiomyolipom der Niere).

Weitere Tumoren

Einige Tumoren können nicht in die genannten fünf Gruppen eingeteilt werden:

▶ **Mischtumoren:** Sie enthalten mehrere Gewebetypen. Das pleomorphe Adenom der Speicheldrüse besteht z. B. aus mesenchymalem und epithelialem Gewebe.
▶ **Gliom:** Dies sind Tumoren des ZNS.
▶ **Onkozytome** sind Tumoren, die aus bestimmten eosinophilen Drüsenepithelzellen entstehen.

Staging und Grading

Im Rahmen einer möglichst effektiven Therapie spielen u. a. die Bestimmung des Tumortyps, seines Malignitätsgrads (Grading) und der Ausbreitung im Körper (Staging) wichtige Rollen. Die Stadieneinteilung des AJCC (American Joint Cancer Committee) und der UICC (Union Internationale Contre le Cancer) sind gröbere Einteilungen zur Therapieentscheidung, die auf dem TNM-System aufbauen und weitere Kriterien (Grading) einbeziehen.

> Von besonderer Bedeutung sind aufgrund ihrer klinischen Relevanz die TNM-Klassifikation, die R-Klassifikation und das histopathologische Tumorgrading (G).

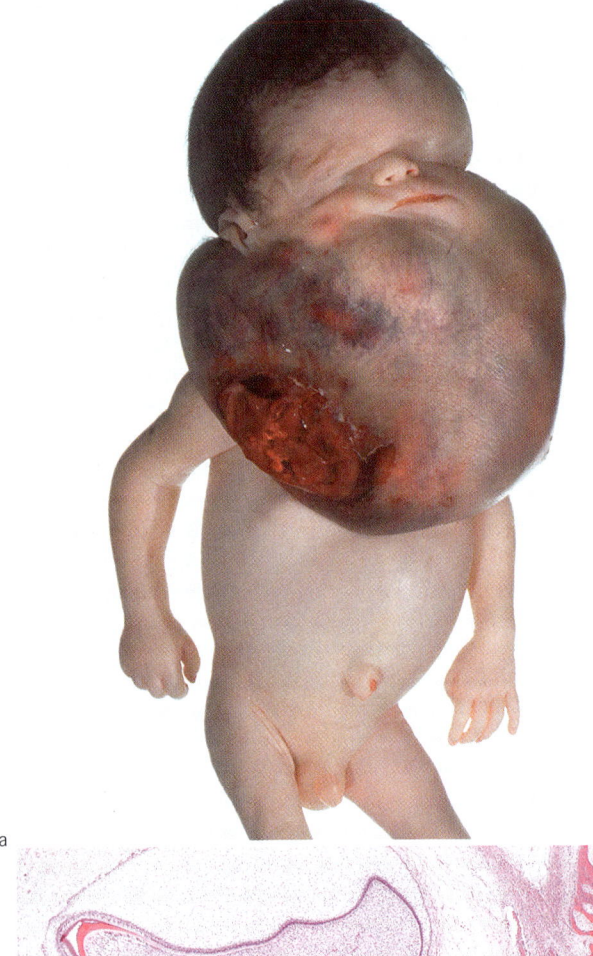

a

b

▌ Abb. 6: Makroskopische Abbildung eines Teratoms. [2]

Histopathologisches Tumorgrading

Das Grading stuft den Malignitätsgrad des Tumors ein. Anhand zytologischer und histologischer Kriterien werden die Tumoren in Gruppen unterteilt: von G1 (hoch differenziert) bis G4 (entdifferenziert).
Die hierbei verwendeten Kriterien decken sich mit den auf S. 4 erwähnten.

> Bei Tumoren des Gehirns und Hämatoblastosen findet nur das Grading, jedoch kein Staging Anwendung.

TNM-Klassifikation von Tumoren

Das am häufigsten angewandte Verfahren zur Klassifizierung von Tumoren erfolgt anhand von makroskopischer Untersuchung des Primärtumors (T), Lymphknotenbefall (N) und Fernmetastasen (M). Bei multiplen Tumoren nimmt man die höchste T-Kategorie und setzt die Multiplizität oder Anzahl in Klammern dahinter, z. B. pT2(3) (▮ Tab. 2).

> **Präfix und Suffix**
> Die folgenden Buchstaben sind bisweilen vor der TNM-Klassifikation zu finden (Präfix):
>
> ▶ p: pathologisches Stadium
> ▶ c: klinisches Stadium
> ▶ r: Rezidiv
> ▶ u: Ultraschalldiagnostik
> ▶ y: Zustand nach Therapie
> ▶ a: Autopsie
>
> Das Suffix nach dem T in der TNM-Klassifikation bedeutet:
>
> ▶ m: multiple Tumoren der gleichen Region
> ▶ is: Carcinoma in situ
> ▶ cy: zytologisch (aus Pleuraerguss oder Aszites)
>
> Das Suffix nach dem N kann folgende Bedeutung haben:
>
> ▶ sn: Sentinel-Lymphknoten
> ▶ i: isolierte Tumorzelle
> ▶ mol: molekulargenetische Untersuchung
>
> x-Suffix nach der TNM-, G- und R-Klassifikation zeigt an, dass eine sichere Zuordnung aufgrund ungenügender Angaben nicht möglich ist.

T = Primärtumor	
TX	Primärtumor kann nicht beurteilt werden
T0	Es gibt kein Anzeichen für einen Primärtumor
Tis	Carcinoma in situ
T1–T4	Größe und lokale Ausbreitung des Tumors in umliegendes Gewebe
N = Regionäre Lymphknoten	
NX	Regionäre Lymphknoten sind nicht beurteilbar
N0	Keine regionären Lymphknotenmetastasen feststellbar
N1–N3	Befall regionärer Lymphknoten, direkt durch den Primärtumor
M = Fernmetastasen	
MX	Fernmetastasen können nicht beurteilt werden
M0	Keine vorliegenden Fernmetastasen
M1	Fernmetastasen

▮ Tab. 2: TNM-Klassifikation von Tumoren.

R-Klassifikation

Die R-Klassifikation gibt die Vollständigkeit der operativen Tumorentfernung an. R0 steht für keinen nachweisbaren Residualtumor, R1 beschreibt einen nur histologisch nachweisbaren Residualtumor. Im Unterschied dazu sind bei einem R2-resizierten Tumor noch makroskopisch sichtbare Tumorreste vorhanden.

> **Zusammenfassung**
> ✖ Dysontogenetische Tumoren werden unterteilt in Teratome, embryonale Tumoren und Hamartome.
> ✖ Teratome bestehen in der Regel aus Geweben aller drei Keimblätter.
> ✖ Einer der häufigsten embryonalen Tumoren ist das Retinoblastom.
> ✖ Hamartome sind in den seltensten Fällen maligner Dignität.

B Spezieller Teil

Akute Leukämien

Allgemeine Leukämien

Dieser Gruppe neoplastischer Erkrankungen liegt die autonome Proliferation einer Leukozytenrasse zugrunde. Jährlich erkranken ca. 10 250 Menschen unterschiedlichen Alters (█ Abb. 1) in Deutschland (5500 Männer und 4750 Frauen) an einer der verschiedenen Leukämieformen:

▶ Akute Leukämie (ALL oder AML)
▶ Chronische myeloische Leukämie (CML)
▶ Chronische lymphatische Leukämie (CLL)

Histologisch erkennt man Leukämien am Vorhandensein von Tumorzellen im Blut und vor allem in den blutbildenden Organen sowie an der Verdrängung normaler Blutzellen aus dem Knochenmark. Klinisch ergeben sich aus den histologisch feststellbaren Prozessen die typischen Leitsymptome Anämie, Blutungen (Thrombozytopenie), Infektanfälligkeit (Granulozytopenie) und Beeinträchtigungen der Organfunktionen.
Die typische **Ablauf** einer Leukämie besteht aus mehreren Phasen, die nach der im Blut vorhandenen Zahl an Leukozyten benannt sind.
Die **aleukämische Phase** ist durch eine auf das Knochenmark beschränkte Proliferation von entarteten unreifen Zellvorstufen (Blasten) definiert.
In der **subleukämischen Phase** befinden sich schon erste unreife Vorstufen im peripheren Blut.

Häufigkeit

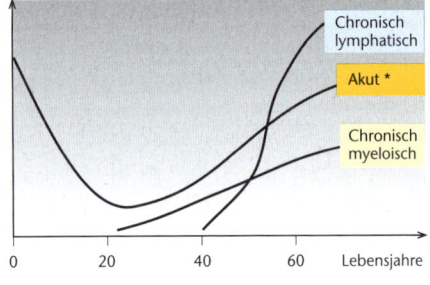

* Im Kindesalter überwiegend akut lymphatisch, im Erwachsenenalter akut myeloisch.

█ Abb. 1: Altersverteilung der wichtigsten Leukämieformen. [15]

In der letzten, der sog. **leukämischen Phase**, nehmen diese zahlenmäßig deutlich zu.
Die **Klassifikation** der Leukämien wird anhand der Entstehungsgeschwindigkeit, des vorherrschenden Zelltyps und der Leukozytenzahl in akut oder chronisch, lymphatisch oder leukämisch bzw. leukämisch, subleukämisch oder aleukämisch vorgenommen.

Ätiologie

Meistens sind die genauen Ursachen unbekannt. Als gesichert gilt, dass Umweltfaktoren und genetische Faktoren bei vielen Leukämieformen eine entscheidende Rolle in der Entstehung spielen (█ Tab. 1).

Faktor	Leukämieform
Genetisch	
Trisomie 21	ALL
Philadelphia-Chromosom	CML
Umwelt	
Ionisierende Strahlen	AML + CML
Chemische Substanzen	CML + AML
Zytostatika	AML
Viren	T-Zell-Leukämie

█ Tab. 1: Bekannte Faktoren bei der Leukämieentstehung.

Diagnostik und Therapie

Die Diagnose wird grundsätzlich mit Hilfe einer immunohistologischen Untersuchung des Bluts sowie diversen weiteren Untersuchungsmethoden gestellt. Die therapeutischen Maßnahmen sind ebenso vielfältig wie die diagnostischen und variieren von Leukämie zu Leukämie.

Akute myeloische (AML) und akute lymphatische (ALL) Leukämie

Beide Erkrankungen entstehen entweder aus myeloiden (AML) oder lymphozytären (ALL) Vorläuferzellen. Im Gegensatz zur ALL, die 80% aller akuten Leukämien im Kindesalter ausmacht, leiden 80% aller akuten Leukämiepatienten im Erwachsenenalter an einer

AML. Insgesamt erkranken jährlich in Deutschland ca. 2,5/100 000 Menschen an einer AML sowie 1,5/100 000 an einer ALL.

Klinik

AML
Die klinische Symptomatik wird in erster Linie durch die verminderte Knochenmarkfunktion und die daraus resultierende Störung der normalen Hämatopoese bestimmt:

▶ Die Patienten sind aufgrund einer verringerten Anzahl an funktionstüchtigen Granulozyten anfällig für **Infektionen**.
▶ Eine **Blutungsneigung** sowie Petechien, Schleimhautblutungen oder auch Hämatome sind Symptome der verringerten Thrombozytenzahl.
▶ Durch die parallel stattfindende Beeinflussung der Hämatopoese zeigen die Patienten häufig Anzeichen einer **Anämie** wie z. B. Leistungsknick, Kopfschmerzen, Schwäche.

Des Weiteren gibt es, bedingt durch die erhöhte Zellzahl und den unphysiologischen Zellzerfall, eine Reihe an häufig auftretenden, sog. metabolischen Effekten. Die **Hyperurikämie** beispielsweise entsteht durch eine interstitielle oder intraurethrale Obstruktion bereits bei mäßiger oder mittlerer Leukozytose. Ein weiteres Beispiel ist die **disseminierte intravasale Koagulopathie** (DIC).

ALL
Patienten mit einer ALL zeigen aufgrund der beeinträchtigten Knochenmarkfunktion und der erhöhten Zellzahl ähnliche Symptome wie AML-Patienten. Häufig werden eine **Verschlechterung des Allgemeinzustands** und in vielen Fällen Beschwerden, die auf den Befall von weiteren Organen zurückzuführen sind, beklagt.

Diagnostik und Klassifikation

Die **Diagnose** wird primär durch Analyse der Zellmorphologie im Knochenmark, Zytochemie, Immunzytologie, Zytogenetik, Molekulargenetik und selten anhand der Histologie gestellt.

Die **Klassifikation** erfolgt nach zytochemischen und morphologischen Kriterien anhand der FAB- (AML) bzw. der MIC-(ALL-)Klassifikation.

Therapie

▌ Abbildung 2 verdeutlicht die Grundsätze einer Therapie von akuten Leukämien. Sie ist meistens dem Subtyp angepasst und besteht aus folgenden Teilen:

▶ Der **symptomatische Teil** konzentriert sich primär auf die Behandlung der durch die Knochenmarkverdrängung auftretenden Beschwerden des Patienten.
▶ Ziel des **zytostatischen Therapieteils** ist die Vernichtung bzw. Reduktion der neoplastischen Zellklone.
▶ Die Knochenmarktransplantation (KMT) findet i. d. R. nach einer Myeloablation des Knochenmarks statt. Dieses Verfahren wird auf Seite 90 genauer erläutert.

Prognose

Zu den Prognosefaktoren zählen u. a. zytogenetische Faktoren (z. B. konstitutiv aktivierte Rezeptortyrosinkinasen wie FLT3 bei AML-Patienten) sowie bestimmte immunologische Merkmale. Da es diese in großer Anzahl gibt, ist eine komplette Aufstellung nur sehr schwer und daher lediglich unter Vorbehalt möglich.

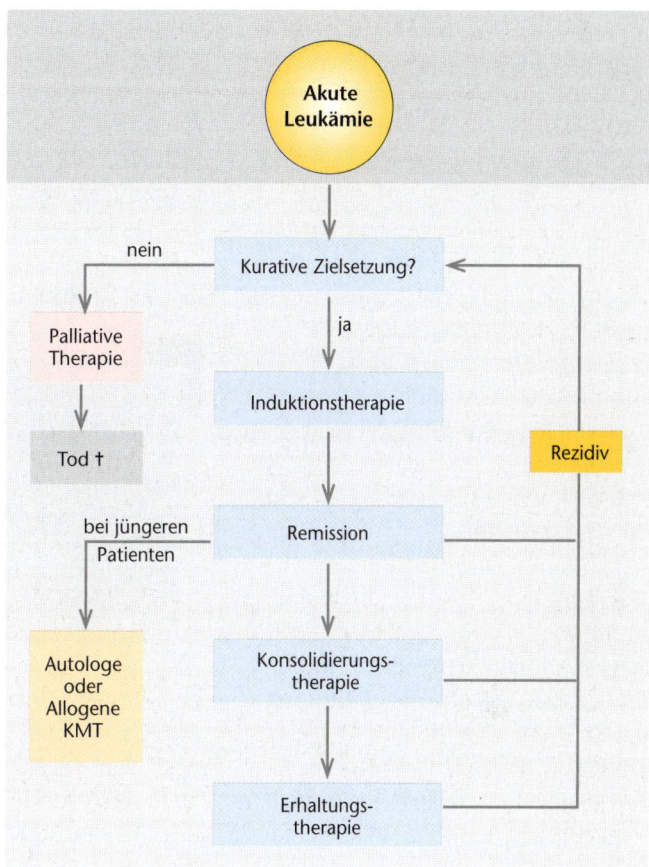

▌ Abb. 2: Vereinfachte Darstellung der Therapie akuter Leukämien. [15]

Postremissionstherapie (Patient ≤ 60 Jahre)	Zytogenetik (Prognosefaktoren)		
	Günstig	Intermediär	Ungünstig
Allogene SZT (= Stammzelltransplantation)	–	63%	44%
Autologe SZT	–	57%	45%
Chemotherapie	91%	58%	40%

▌ Tab. 2: 5-Jahres-Überlebensrate von AML-Patienten in Abhängigkeit von zytogenetischen Prognosefaktoren.

Zusammenfassung

✷ Leukämien entstehen aufgrund einer Entartung von Vorläuferzellen. Jährlich erkranken rund 10 000 Menschen in Deutschland an diesen neoplastischen Erkrankungen des Blutes.

✷ Typische klinische Symptome sind Leistungsknick, Infektanfälligkeit, Blutungsneigung und unphysiologische Organvergrößerungen.

✷ Die Entstehung einer Leukämie lässt sich anhand der vorhandenen neoplastischen Blasten grob in die aleukämische, subleukämische und leukämische Phase einteilen.

✷ In Abhängigkeit vom Erkrankungstyp und vom Allgemeinzustand des Patienten wird eine individuell ausgerichtete, multimodale Therapie angewendet.

Chronische myeloische Leukämie (CML) I

Myeloproliferative Erkrankungen, zu denen die chronische myeloische Leukämie (CML), Polycythaemia vera, die essentielle Thrombozytopenie und die Osteomyelofibrose zählen, zeichnen sich durch eine unphysiologische Proliferation einer oder mehrerer hämatopoetischer Zellreihen aus.
Sie alle sind in der ersten Phase klinisch meist nicht leicht zu differenzieren (s. Kasten Differentialdiagnosen CML). Als häufigste neoplastische Erkrankung dieser Gruppe, an der jährlich 1 von 100 000 Menschen in Deutschland erkrankt, wird in diesem Kapitel speziell die CML behandelt.

Klinik

Klinisch verläuft diese Krankheit in drei Phasen. Die **chronische Phase** dauert in der Regel drei bis fünf Jahre. Dabei sind die Patienten meistens asymptomatisch, wobei bei einigen eine Vergrößerung der Milz, Anämie und Nachtschweiß beobachtet werden können. Häufig wird daraufhin die CML im Rahmen einer routinemäßigen Untersuchung entdeckt.
Auf die chronische Phase folgt die **Akzelerationsphase** (■ Abb. 1), die nur wenige Monate dauert. Neben zunehmender Milzgröße, Leukozytose mit zunehmender Linksverschiebung, Anämie, Thrombozytopenie oder Thrombozythämie zeigen die Patienten zusätzlich eine ausgeprägte B-Symptomatik (Fieber, Nachtschweiß, Gewichtsverlust). Seltenere Symptome dieses Stadiums sind Knochenschmerzen oder eine Milzruptur.

Die letzte Phase wird als **Blastenkrise** bezeichnet und verläuft wie eine akute Leukämie. Es werden viele myeloische, lymphatische, erythroide Vorläuferzellen (Blasten) ins Blut ausgeschwemmt. Dieser meistens therapierefraktäre Teil des Krankheitsverlaufs endet durchschnittlich nach vier bis fünf Monaten mit dem Tod des Patienten.

> Viele Komplikationen im Verlauf der CML gründen sich auf die abnormal hohe Leukozytenzahl im Blut – bis zu 500×10^9 Leukozyten. Neben Thrombosen oder Organinfarkten zeigen die Patienten häufig Anzeichen des Tumorlyse-, Leukostase- oder Sweet-Syndroms (Hautausschlag mit schmerzhaften dunkelroten Papeln).

Ätiologie

Die Ätiologie der CML ist bis heute noch nicht vollständig geklärt, **Benzol** und **ionisierende Strahlen** gelten jedoch mit großer Sicherheit als Risikofaktoren.
Für die pathogene Proliferation eines Zellklons scheint nach heutigem Kenntnisstand in 90% der Fälle das durch strukturelle chromosomale Aberration entstehende **Philadelphia-Chromosom** mitverantwortlich zu sein (■ Abb. 2). Hierbei kommt es zu einer reversen Translokation zwischen den Chromosomen 22 und 9. Resultat dieses Vorganges ist neben dem Philadelphia-Chromosom das Fusionsgen bcr-abl.
Durch die konstitutiv aktivierte Tyrosinkinase, zu deren Expression es aufgrund der Translokation kommt, erhält der initial transformierte Zellklon einen solchen Wachstumsvorteil, dass schon in der chronischen Phase meistens ein völliges Überwiegen der bcr-abl-positiven Zellklone beobachtet werden kann.
Weitere genomische Veränderungen, die häufig bei CML-Patienten diagnostiziert werden, sind Punktmutationen von Proteinen wie p53.

> Bemerkenswerterweise gibt es CML-Patienten (weniger als 5%), bei denen sich zyto- und molekulargenetisch kein Philadelphia-Chromosom bzw. bcr-abl-Fusionsgen nachweisen lässt. Auf der anderen Seite gibt es auch gesunde Menschen mit dem bcr-abl-Fusionsgen.

Diagnostik

Neben der Untersuchung des Blutbilds und des Knochenmarks besitzen der Nachweis der alkalischen Leukozytenphosphatase (bei CML-Patienten ↓) sowie der zytogenetische Nachweis des Philadelphia-Chromosoms große diagnostische Bedeutung.
Das Blutbild zeigt initial in der chronischen Phase eine deutliche **Neutrophilie** sowie eine Erhöhung von Vorläuferzellen der Myelopoese, wobei der Blastenanteil nicht über 10% liegt.
Im Knochenmark kann man eine quantitative **Zunahme der Myelopoese** in Kombination mit uncharakteristischen **Megakaryozytenveränderungen** sowie einer **Eosinophilie** feststellen. Die chronische Phase kann einige Monate bis wenige Jahre dauern.

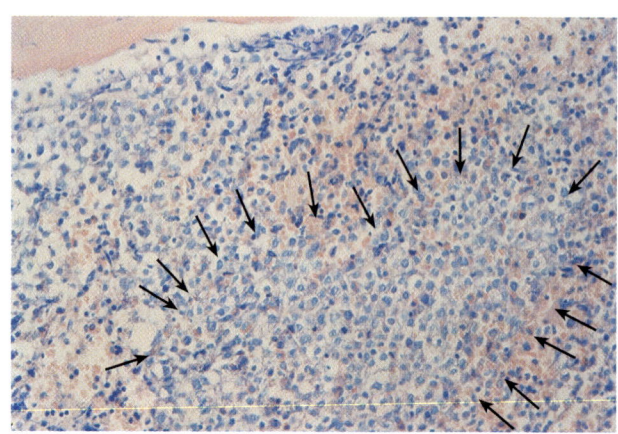

■ Abb. 1: Histologisches Bild eines CML-Patienten in der Akzelerationsphase: hyperzelluläres Knochenmark mit erhöhtem Blastenanteil. [2]

In weiteren Verlauf der Krankheit nimmt der Blastenanteil im Knochenmark oder im peripheren Blut bis auf über 20% zu, wobei es sich in ¾ der Fälle um eine myeloische Blastenkrise handelt. Zusätzlich sind meistens eine erhöhte **Basophilie** sowie eine Veränderung der Thrombozytenzahl in Form einer **Thrombozytopenie** zu finden.

Differentialdiagnosen CML

▶ **Atypische chronische myeloische Leukämie:** Blutbild wie bei CML; zytogenetisch kein Philadelphia-Chromosom und molekulargenetisch kein bcr-abl nachweisbar; Prognose meist schlechter als bei der typischen CML
▶ **Chronische Neutrophilen-Leukämie:** Blutbild zeigt eine Vermehrung von stabkernigen und reifen segmentkernigen Granulozyten ohne Vorstufen; i. d. R. keine bcr-abl-Transformation nachweisbar; geringe Progressionstendenz
▶ **Leukämoide Reaktion:** massive Linksverschiebung des Blutbilds; Auslöser können z. B. Sepsis, Militartuberkulose oder schwere Infektionen sein; die Abgrenzung zur CML erfolgt durch den Anteil an unreifen Zellen von ≤15%.
▶ **Neutrophile Leukozytose:** Das Blutbild zeigt meist eine Leukozytose von ≤ 100 000/µl ohne atypische Vorläuferzellen; Ursachen können u. a. Entzündungen, Infektionen oder endokrine Störungen sein.

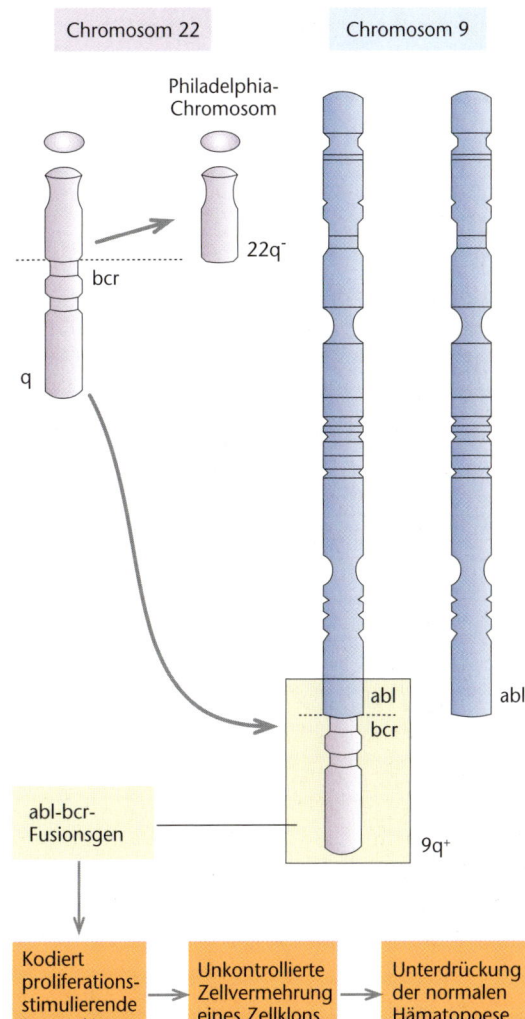

Abb. 2: Theorie zur Entstehung des Philadelphia-Chromosoms. [15]

Chronische myeloische Leukämie (CML) II

Therapie

In der chronischen Phase haben therapeutische Maßnahmen die besten Erfolgsaussichten. Bei Patienten, die jünger als 55 Jahre alt sind, versucht man i. d. R. eine **allogene Knochenmarktransplantation**. Dies ist die einzige kurative Maßnahme.

Sollte der Patient zu alt sein oder kein passender Spender zur Verfügung stehen, therapiert man mit Imatinib (▌ Abb. 3) oder anderen Chemotherapeutika wie Interferon, Cytarabin oder Hydroxyharnstoff. Ziel der Therapie ist, neben der Leukozytosereduktion, die Proliferation der bcr-abl-positiven Klone zu unterdrücken, um eine Progression in den Blastenschub so lange wie möglich zu verhindern.

Imatinib

Imatinib ist ein Tyrosinkinaseinhibitor, der primär zur Therapie der chronischen myeloischen Leukämie verwendet wird. Der Wirkstoff blockiert selektiv und kompetitiv die ATP-Bindungsstelle von Tyrosinkinasen wie dem Genprodukt von bcr-abl. Im Gegensatz zu gesunden Zellen sind die leukämischen Zellen derartig von Abl abhängig, dass es deren Proliferation einschränkt und somit zur Verminderung der Anzahl an

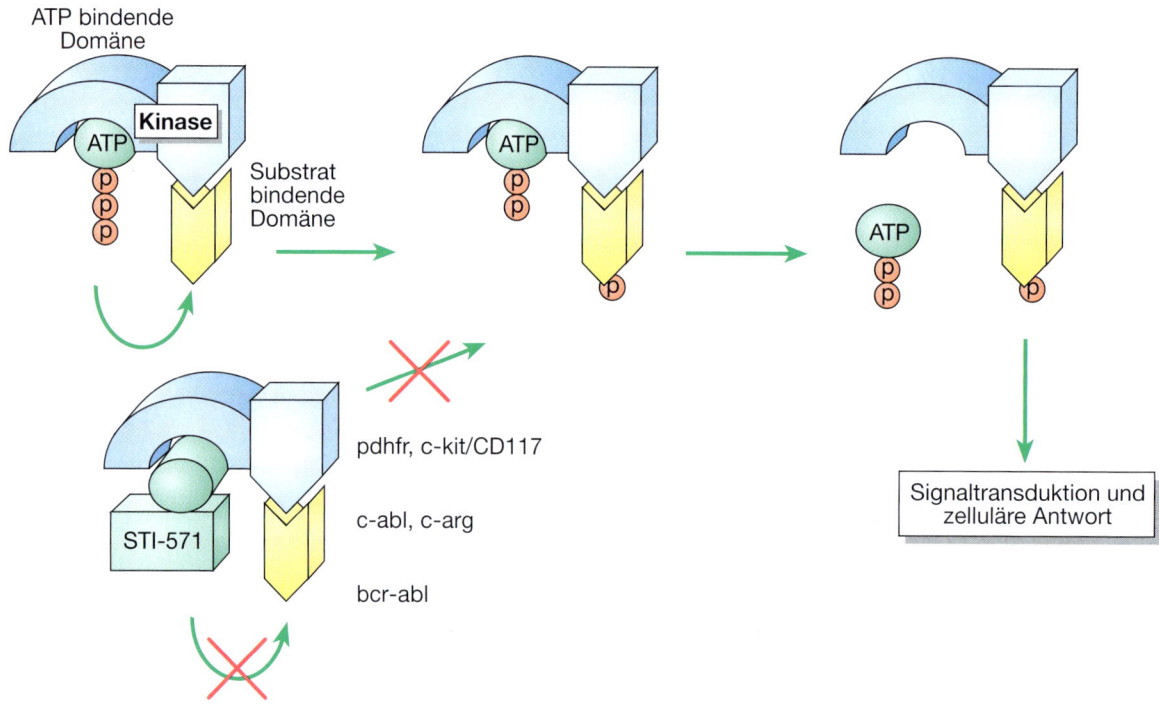

▌ Abb. 3: Funktion des Tyrosinkinaseinhibitors Imatinib. [2]

Blasten im Blut führt. Imatinib (Glivec®) ist wahrscheinlich das wichtigste Medikament in der Hämatologie des letzten Jahrzehnts. Es kann nicht nur hämatologische, sondern auch zytogenetische Remissionen induzieren. In der sog. IRIS-Studie leben nach fünf Jahren noch 90% der mit Imatinib behandelten CML-Patienten, was vor der Imatinib-Ära unvorstellbar gewesen wäre.

Prognose

Die meisten Patienten sterben innerhalb von fünf Jahren. Unter **Interferontherapie** beträgt die durchschnittliche

5-Jahres-Überlebensrate ca. 60%, wobei es jedoch nicht zu einer Heilung kommt. Im Gegensatz dazu liegt die Heilungs-wahrscheinlichkeit einer mit **Knochenmarktransplantation** behandelten CML zwischen 50% und 70%.

Durch die guten Ergebnisse mit **Imatinib** wird neuerdings die Knochenmarktransplantation in Frage gestellt bzw. nur noch bei jenen CML-Patienten durchgeführt, die unter Imatinib nicht in eine zytogenetische Remission (Verlust des bcr-abl-Fusionsgens) gehen.

Mit Hilfe des Hasford- (für Patienten mit Interferontherapie) und des Gratwohl-Scores (allogene KMT) versucht man, die 5-Jahres-Überlebensrate abzuschätzen.

Item	Punkte
HLA-identischer-Spender	Verwandt = 0
	Nicht verwandt = 1
Krankheitsstadium	Erste chronische Phase = 0
	Akzeleration = 1
	Blastenkrise = 2
	Zweite chronische Phase = 2
Alter (Jahre)	≤ 20 = 0
	20 – 40 = 1
	≥ 40 = 2
Geschlechtskombination	Empfänger männlich,
	Spender weiblich = 1
	Alle anderen = 0
Zeit seit Diagnose	≤ 12 Monate = 0
	Sonst = 1

▌ Tab. 1: Items des CML-Gratwohl-Scores.

Score	5-JÜR (%)	Behandlungsbedingte Mortalität nach 5 Jahren (%)
0	72	20
1	70	23
2	62	31
3	48	46
4	40	51
5	18	71
6	22	73
7	5	89

▌ Tab. 2: Prognostische Aussage des Gratwohl-Scores aus der Summe der einzelnen Items.

Zusammenfassung

✖ Die CML ist eine klonale Proliferation pluripotenter Stammzellen mit Expansion der Granulopoese, an der primär Menschen ab dem 50. Lebensjahr erkranken.

✖ 90% aller CML-Patienten besitzen das sog. Philadelphia-Chromosom, das aus einer reversen Translokation zwischen den Chromosomen 9 und 22 entsteht.

✖ Der Krankheitsverlauf lässt sich in drei Stadien unterteilen:
  – Chronische Phase: durchschnittliche Dauer 3 – 5 Jahre
  – Akzelerationsphase: Dauer wenige Monate
  – Blastenkrise: Dauer ebenfalls wenige Monate

✖ Imatinib ist ein Tyrosinkinaseinhibitor, der in der Therapie von CML-Patienten mit hoher Wirksamkeit eingesetzt wird.

Chronische lymphatische Leukämie (CLL)

Die chronische lymphatische Leukämie ist eines der am häufigsten diagnostizierten Non-Hodgkin-Lymphome (NHL). Mit jährlich etwa 3 von 100 000 betroffenen Einwohnern in Deutschland ist sie, wie auch in anderen Ländern Europas und Nordamerika, die häufigste leukämische Erkrankung. Durchschnittlich betrifft sie häufiger Männern als Frauen, das mediane Erkrankungsalter beträgt 65 Jahre.

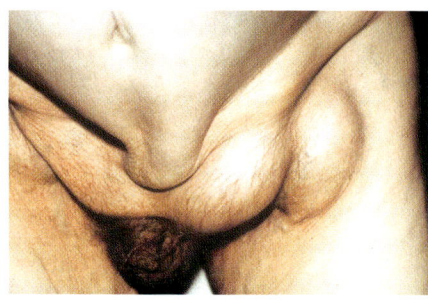

Klinik

Im **Frühstadium** der Krankheit sind die meisten Patienten asymptomatisch bzw. zeigen nur uncharakteristische Symptome wie Lymphknotenschwellungen (▌ Abb. 1) oder eine erhöhte Infektanfälligkeit. Im **fortgeschrittenen Stadium** kann bei Patienten häufig Splenomegalie oder B-Symptomatik beobachtet werden.

Zusätzlich gibt es einige typische Komplikationen im Verlauf der CLL. Eine ist das Hyperviskositätssyndrom durch Leukostase (s. Kasten).

Tumorlysesyndrom und Hyperviskositätssyndrom

Durch den erhöhten Zerfall von Zellen im Verlauf oder durch die Therapie von neoplastischen Erkrankungen können vermehrt intrazelluläre Bestandteile freigesetzt werden. Dies kann zu Symptomen führen, die als **Tumorlysesyndrom** zusammengefasst werden:

▶ Nierenversagen aufgrund erhöhter Uratkonzentration
▶ Herzinsuffizienz, Herzrhythmusstörungen, primär verursacht durch eine erhöhte Kaliumkonzentration im Blut
▶ Tetanie, Krampfanfälle oder auch Bewusstseinsstörungen, verursacht durch eine reaktiv verringerte Ca^{2+}-Konzentration

Therapeutisch begegnet man diesem Syndrom durch intravenöse Zufuhr von isotoner Kochsalzlösung, Gabe von Diuretika, Allopurinol sowie Harnalkalisierung.

Neben dem Tumorlysesyndrom kann es bei Leukämien zum **Hyperviskositätssyndrom** kommen. Dieses präsentiert sich klinisch durch Kopfschmerzen, Hörstörungen oder einen Myokardinfarkt. **Therapie** der Wahl ist in Abhängigkeit von der Ursache Aderlass, Flüssigkeitszufuhr oder Plasmapherese.

Diagnostik

Von großer Bedeutung für Diagnostik und Stadieneinteilung ist die **genaue körperliche Untersuchung**. Sie wird von zwei weiteren, im Rahmen der Diagnostiksicherung obligaten Untersuchungsschritten gefolgt.

Mittels eines **Blutausstrichs** (erster obligater Schritt) werden beim Vorliegen einer CLL meistens eine permanente Erhöhung des absoluten Lymphozytenwerts (über 5000/μl) sowie deformierte Lymphozyten (mit Gumprecht-Kernschatten) festgestellt (▌ Abb. 2).

Die **Immunphänotypisierung** ist der zweite obligate Schritt im Rahmen der Diagnosesicherung. Hierbei weist man ein für CLL-Zellen typisches Antigenmuster nach.

Weitere basisdiagnostische Maßnahmen sind **bildgebende Verfahren** wie Abdomen-Sonographie, Röntgen-Thorax und ein Thorax- oder Abdomen-CT. **Laborchemische Untersuchungen** des Bluts dienen der Früherkennung von Komplikationen, der Prognoseeinschätzung und der Feststellung der Leukämieausbreitung.

Bei diagnostischen Zweifelsfällen kann zusätzlich die **histopathologische Untersuchung** eines vergrößerten Lymphknotens oder eine **zytogenetische Untersuchung** leukämischer Zellen durchgeführt werden. Durch Letztere lassen sich z. B. chromosomale Aberrationen feststellen, die von prognostischem Wert sind (▌ Tab. 1).

Knochenmarkausstriche von CLL-Patienten lassen in vielen Fällen Gumprecht-Kernschatten in den Lymphozyten erkennen.

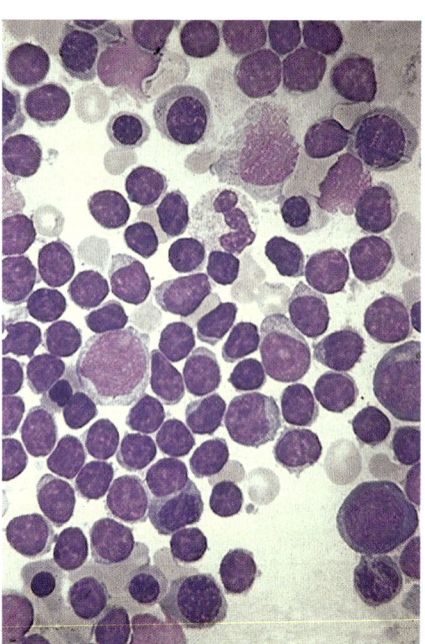

Chromosomenaberration	Häufigkeit (%)	Prognostische Bedeutung
13q-Deletion	55	Günstig
11q-Deletion	18	Ungünstig
Trisomie 21	16	Unsicher

■ Tab. 1: Häufige Chromosomenaberrationen und ihre prognostische Bedeutung.

Stadium	Diagnose	Überlebenszeit
A	▶ Anhaltende Lymphozytose im peripheren Blut > 5000/µl ▶ Hämoglobin ≥10 g/dl ▶ Thrombozyten ≥ 100 000/µl ▶ Max. 2 befallene Lymphknotenregionen	≥ 10 Jahre
B	▶ ≥ 3 befallene Lymphknotenareale	~ 5 Jahre
C	▶ Hämoglobin < 10 g/dl oder Thrombozyten < 100 000/µl	2 – 3 Jahre

■ Tab. 2: Stadieneinteilung nach Binet.

Im Verlauf der **histopathologischen Untersuchung** kommt es zur Beurteilung der Lymphknotenarchitektur sowie zur genauen Abgrenzung der CLL von Lymphomen, die ähnliche Oberflächenmarker besitzen (Mantelzelllymphom, Marginalzonenlymphom). Charakteristisch für die CLL ist bei dieser Untersuchung eine aufgehobene Architektur des Lymphknotens z. B. mit Verlust der Keimzentren, Obliteration der im Sinus vorherrschenden Zellen sowie Lymphozyten geringer Größe mit verklumptem Chromatin und rundem Zellkern.

Ätiologie

Ursache der malignen Erkrankung ist die Transformation einer B-Zelle, die zu deren unkontrollierter Proliferation (klonale Expansion) führt.
Im Gespräch als **auslösende Faktoren** sind Umwelteinflüsse, Infekte sowie genetische Disposition.

Klassifikation

In der REAL- oder WHO-Klassifizierung wird die CLL zu den lymphozytären Non-Hodgkin-Lymphomen der B-Zell-Reihe gezählt, wobei die T-Lymphozyten-Leukämie und leukämische Verlaufsformen anderer NHL unterschieden werden müssen. Eine weitere Klassifikation der CLL ist die Stadieneinteilung nach Binet, sie hat primär prognostische Funktion (■ Tab. 2).

Therapie

Die Methoden zur Therapie der CLL sind vielfältig. Dies hat dazu geführt, dass es für einige Stadien der CLL keine verbindlichen Therapieempfehlungen gibt. Generell sind nur wenige Patienten zum Zeitpunkt der Diagnosestellung derart symptomatisch, dass eine sofortige Therapie notwendig ist.
Bei Patienten, die sich in den Binet-Stadien A oder B befinden (■ Tab. 2), wird deswegen, wenn überhaupt, wesentlich später mit einer zytotoxischen Therapie begonnen als bei Patienten im C-Stadium. Die Therapiewahl wird außerdem durch die körperliche Verfassung beeinflusst.
Grundsätzlich setzt sich die Therapie der CLL aus zwei Bestandteilen zusammen, der **Chemotherapie** sowie der **supportiven Therapie**.
Im Rahmen der Chemotherapie finden Alkylanzien (Chlorambucil), Glukokortikoide (Prednison), Purinanaloga (Fludarabin) oder monoklonale Antikörper (Rituximab) Anwendung.
Durch den Mangel an gesunden Blutzellen kann es zu Infektionen, Blutungen oder Schwäche und Müdigkeit kommen. Dem versucht man durch supportive Maßnahmen wie z. B. die Gabe von Antibiotika oder Immunglobulinen zu begegnen.
Die Hochdosis-Chemotherapie kann in Kombination mit einer Stammzelltransplantation (SZT) stattfinden. Im Vergleich weist sie zwar die höchste Remissionsrate auf, aufgrund ihrer unerwünschten Nebenwirkungen bleibt sie jedoch nur Hochrisikopatienten (mehrere ungünstige Prognosefaktoren) in guter körperlicher Verfassung vorbehalten, die nicht älter als 60 Jahre sind.

Zusammenfassung
✖ Die CLL ist mit einem Anteil von 11% das häufigste NHL und die häufigste Leukämieform.
✖ Die CLL besitzt keine charakteristischen Leitsymptome. Die häufigsten Symptome in frühen Stadien sind Lymphknotenschwellungen und eine erhöhte Infektanfälligkeit, im späteren Verlauf B-Symptomatik oder Hepatosplenomegalie.
✖ Differentialdiagnostisch sind u. a. virale Infekte, z. B. mit dem Epstein-Barr-Virus, zu unterscheiden.

Hodgkin-Lymphom

Das Hodgkin-Lymphom (auch M. Hodgkin oder Lymphgranulomatose) ist eine aus einer B-Zell-Neoplasie entstehende Erkrankung, die ihren Ursprung in den Lymphknoten hat. Namengebend sind die in den Lymphknoten nachweisbaren monoklonalen Hodgkin- und Sternberg-Reed-Zellen.

Epidemiologie und Ätiologie

Jährlich erkranken ca. 3 von 100 000 Menschen in Deutschland an einem M. Hodgkin, wobei Männer häufiger betroffen sind als Frauen. Im Unterschied zu anderen neoplastischen Erkrankungen zeigt die Altersverteilung zwei Gipfel, einen im 3. Lebensjahrzehnt und einen ab dem 50. Lebensjahr. Die Ätiologie ist bis heute noch unklar. Diskutiert werden Viren wie das Epstein-Barr-Virus, dessen DNA bei 50% aller M.-Hodgkin-Patienten nachgewiesen werden kann.
Auch Umweltfaktoren scheinen eine Entstehung von Hodgkin-Lymphomen zu begünstigen. Zu dieser Annahme geben vor allem geographische Unterschiede der Inzidenz Anlass.

Klinik

Leitsymptom des M. Hodgkin ist die **Lymphknotenvergrößerung** in Kombination mit der sog. **B-Symptomatik**. Weitere häufige Symptome sind eine erhöhte BSG, generalisierter Juckreiz und Schmerzen nach Alkoholkonsum („Alkoholschmerz").
Die Lymphknotenvergrößerung ist zum Zeitpunkt der Diagnosestellung bei mehr als 90% aller Patienten feststellbar. Primär sind es die zervikalen und die mediastinalen Lymphknoten, die sich derb-gummiartig anfühlen, nicht druckdolent und schlecht verschieblich sind. Im Gegensatz dazu sind Lymphknoten, deren Vergrößerung auf eine Infektion zurückzuführen sind, weich, druckdolent und leicht verschieblich.
Die B-Symptomatik zeigt sich im Vergleich zur Lymphknotenschwellung bei wesentlich weniger Patienten (nur ca. 25%). Sie umfasst Nachtschweiß, Gewichtsverlust von mehr als 10% in weniger als sechs Monaten sowie nicht erklärbares Fieber mit undulierendem Verlauf. Weitere Allgemeinsymptome sind Appetitlosigkeit, Schwäche, Alkoholschmerz oder generalisierter Juckreiz. Extranodaler Befall kommt bei Hodgkin-Lymphomen vergleichsweise weniger häufig vor als bei Non-Hodgkin-Lymphomen.

Diagnostik und Staging

Nach einer eingehenden basisdiagnostischen Untersuchung erfolgt die Lymphknotenexstirpation zur Bestimmung des histologischen Typs nach WHO-Kriterien (▌ Tab. 2). Zum weiteren Staging der Erkrankung bestimmt man die betroffenen Lymphknotenregionen bzw. infiltrierten extranodalen Regionen des Körpers, anhand deren das Krankheitsstadium und die Therapie festgelegt werden. Die Stadieneinteilung, auch modifizierte Ann-Arbor-Klassifikation (▌ Tab. 1) genannt, basiert neben der Anamnese und körperlichen Untersuchung auf weiteren Maßnahmen, die der Ausbreitungs- und Risikofaktorbestimmung dienen. Hierzu gehören u. a.

CT, Leberbiopsie, Röntgen-Thorax, Knochenmarkbiopsie, Sonographie des Abdomens sowie eine Untersuchung des Bluts.
Als Risikofaktoren gelten:

▶ Großer Mediastinaltumor
▶ Extranodaler Befall
▶ Massiver Milzbefall
▶ Drei oder mehr befallene Lymphknotenareale
▶ Deutliche BSG-Beschleunigung

Histologie des Morbus Hodgkin
Histologisch charakteristisch sind einkernige Hodgkin- („Eulenaugenzellen") und mehrkernige Sternberg-Reed-Zellen (Riesenzellen), (▌ Abb. 1 und 2) sowie viele nichtneoplastische Zellen (Lymphozyten, Plasmazellen, Makrophagen, neutrophile und eosinophile Granulozyten). Meistens machen die malignen Hodgkin-/Sternberg-Reed-Zellen nur einen kleinen Anteil der Zellen in dem von der Krankheit betroffenen Gewebe aus. Man vermutet, dass diese gesunden Zellen Ausdruck einer immunologischen Reaktion auf die neoplastischen Zellen sind.

Stadium	Befall
1	Befall einer einzigen Lymphknotenregion oder eines lokalisierten extranodalen Herds
2	Befall von zwei oder mehr Lymphkotenregionen und/oder lokalisierte extranodale Herde auf einer Seite des Zwerchfells
3	Befall von zwei oder mehr Lymphknotenregionen oder lokalisierte extranodale Herde auf beiden Seiten des Zwerchfells
3.1	Subphrenische Lokalisation beschränkt auf Milz, zöliakale und/oder portale Lymphknoten allein oder gemeinsam
3.2	Subphrenische Lokalisation mit Beteiligung paraaortaler, mesenterialer, iliakaler und oder inguinaler Lymphknoten allein oder gemeinsam
4	Disseminierter Befall einer oder mehrerer extranodaler Strukturen

▌ Tab. 1: Ann-Arbor-Klassifikation von Hodgkin-Lymphomen.

Subtyp	Häufigkeit	Lokalisation	Patienten	Prognose
Nodulär-sklerosierend	60%	Mediastinal	Weibl., 20.–30. Lj.	Gut
Mischtyp	24%	Zervikal	Männl., 50.–70. Lj.	Abhängig vom Stadium
Lymphozytenreich	3%	Zervikal	Männl., 30.–40. Lj.	Sehr gut
Lymphozytenarm	1%	Abdominal	Männl., 70.–80. Lj.	Schlechteste aller HL

▌ Tab. 2: Histologische Klassifikation von Hodgkin-Lymphomen.

Therapie

Unter Berücksichtigung der Risikofaktoren sowie einer eingehenden Toxi-
zitätsbeurteilung findet aufgrund der
**Strahlen- und Chemotherapiesensi-
bilität** der Erkrankung meistens eine
**Kombination aus beiden Behand-
lungsformen** statt. Von großer Signifi-
kanz im Rahmen der Therapieplanung
ist neben der angestrebten Heilung auch
die Minimierung des Risikos von thera-
piebedingten Zweitkarzinomen.
Die Radiotherapie findet meistens vier
bis sechs Wochen nach dem Staging der
Erkrankung statt und erfolgt in frühen
und mittleren Stadien mittels der In-
volved-Field-Technik (▮ Abb. 3). Patienten in fortgeschrittenem Krankheitsstadium werden nach einer intensiven
Chemotherapie nur noch auf Resttu-
moren bestrahlt.
Die Chemotherapie findet adaptiert
an das Stadium des Patienten meistens
in Kombination mit einer Radiotherapie
statt. Die Diagnostik und Therapie
werden häufig innerhalb von Studien
(z. B. Deutsche Hodgkin-Lymphome-
Studiengruppe) durchgeführt.
Im Fall von mehrfachen Rezidiven
und kurativer Zielsetzung kann eine
intensivierte Chemotherapie in Kombination mit einer Stammzelltransplantation durchgeführt werden. In frühen
Phasen von Spätrezidiven kann eine
erneute chemotherapeutische Behandlung in Betracht gezogen werden.

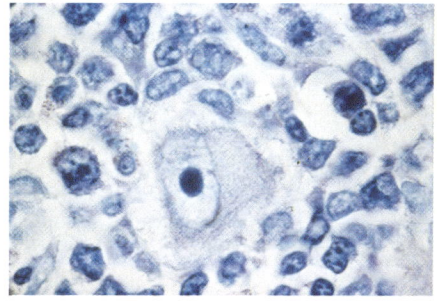

▮ Abb. 1: Hodgkin-Zelle. [2]

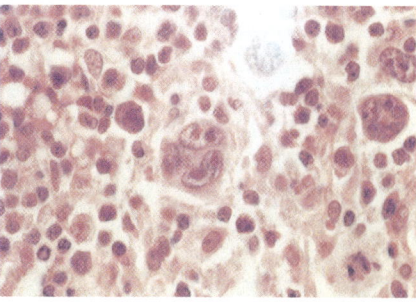

▮ Abb. 2: Sternberg-Reed-Zelle. [4]

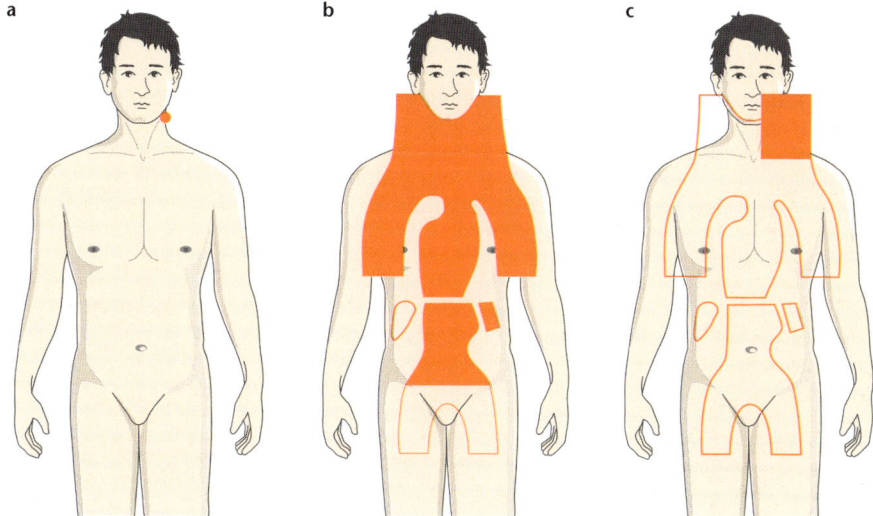

▮ Abb. 3: Darstellung der Extended-Field-Bestrahlung (b) im Vergleich zur Involved-Field-Bestrahlung (c)
bei Hodgkin-Lymphomen. [13]

Zusammenfassung

✱ M. Hodgkin ist eine B-Zell-Neoplasie, die von den Lymphknoten ausgeht.

✱ Histologisch charakteristisch sowie namengebend sind die sog. Sternberg-
Reed- und die Hodgkin-Zellen.

✱ Leitsymptome des M. Hodgkin sind Lymphknotenschwellung und
B-Symptomatik.

✱ Mittels einer Kombination aus Radio- und Chemotherapie werden heute
stadienabhängig 65% bis mehr als 80% geheilt.

✱ Differentialdiagnosen sind Lymphknotenschwellungen unterschiedlichster
Genese: virale oder bakterielle Infektionen, Kollagenosen, Amyloidosen
oder andere Malignome (Metastasen).

✱ Zum gegenwärtigen Zeitpunkt werden abhängig von Stadium und histologischem Typ (▮ Tab. 1 und 2) durchschnittlich 70% aller Patienten geheilt,
wobei die Toxizität der Therapie nicht unterschätzt werden darf. Etwa 2%
aller Patienten (früher 10%) entwickeln eine Zweitneoplasie, darunter
viele AML.

Non-Hodgkin-Lymphome

Non-Hodgkin-Lymphome (NHL) sind eine uneinheitliche Gruppe von B- und T-Zell-Lymphomen, die sich neben ihrer Histologie durch ihre klinische Präsentation von den Hodgkin-Lymphomen unterscheiden. Zu dieser Gruppe hämatologischer Erkrankungen gehört auch die chronische lymphatische Leukämie, die auf den Seiten 28 und 29 ausführlich besprochen wird.

Epidemiologie

Die NHL sind eine Gruppe häufig vorkommender neoplastischer Erkrankungen. Etwa 10 von 100 000 Menschen sind in Deutschland jährlich davon betroffen, wobei in den vergangenen Jahren eine stetige Zunahme der Inzidenz beobachtet wurde. Betrachtet man die Geschlechterverteilung, zeigt sich, dass durchschnittlich mehr Männer als Frauen zwischen dem 60. und 70. Lebensjahr mit einem NHL diagnostiziert werden.

Ätiologie

Wie bei vielen anderen neoplastischen Erkrankungen des hämatologischen Systems sind auch die Ursachen der NHL großteils noch ungeklärt. Am deutlichsten scheint der Zusammenhang zwischen **viralen Infekten** und der Entstehung von Lymphomen der NHL-Gruppe.
So gilt es als bewiesen, dass das humane T-Zell-Leukämie-Virus I (HTLV-I) T-Zell-Lymphome verursacht. Eine ähnliche Funktion wird dem Epstein-Barr-Virus im Rahmen der Genese des Burkitt-Lymphoms zugeschrieben. Neben den viralen Infekten werden bei vielen NHL-Patienten chromosomale Translokationen, die u. a. zur Inaktivierung von Tumorsuppressorgenen führen, beobachtet. Auch chemischen Noxen, die z. B. in Herbiziden, Haarfärbemitteln oder Pestiziden zu finden sind, wird die Fähigkeit zugesagt, fördernd auf die Entstehung von NHL zu wirken.

> Auch immungeschwächte Patienten nach einer Organtransplantation oder Chemotherapie haben ein erhöhtes Risiko, an einem NHL zu erkranken.

Klinik

80% aller Non-Hodgkin-Lymphome entwickeln sich aus dem B-, 10 – 15% aus dem T-Zell-System. Klinische Charakteristika sind:

- Lymphknotenschwellung
- B-Symptomatik
- Extranodaler Befall
- Knochenmarkinfiltration
- Splenomegalie (bei 20% der Patienten)

> NHL unterscheiden sich von den Hodgkin-Lymphomen durch eine häufigere extranodale Manifestation (33%).

Eine Lymphknotenschwellung ohne Infektionszeichen, die länger als vier Wochen andauert, ist neben der charakteristischen B-Symptomatik ein Leitsymptom der NHL. Die extranodulären Manifestationen finden sich z. B. in der Haut (T-Zell-Lymphom) oder dem Gastrointestinaltrakt (MALT) sowie im HNO-Bereich. Bei 30 – 50% aller Patienten ist eine Infiltration des Knochenmarks feststellbar, was sich durch alle mit einer Panzytopenie einhergehenden Symptome bemerkbar macht.

Diagnostik und Klassifikation

Im Zentrum der Diagnostik steht die Lymphknotenexstirpation. In ihrem Verlauf werden einerseits die Diagnose gesichert und andererseits das Lymphom klassifiziert. Weitere diagnostische Maßnahmen sind:

- Eine detaillierte Anamnese, in deren Rahmen gezielt nach der B-Symptomatik gefragt wird.
- Eine körperliche Untersuchung, um u. a. extranodale Manifestationen zu diagnostizieren und den Lymphknotenstatus zu erheben.

Das Staging des Lymphoms findet durch bildgebende Maßnahmen wie Röntgen-Thorax, Abdomen-Sonographie oder CT (zur Diagnose und Verlaufsbeurteilung) sowie eine Knochenmarkbiopsie statt. Zur Abklärung eines extranodalen Befalls können weitere Untersuchungen wie Koloskopie oder Gastroskopie Anwendung finden. Analog zu den Hodgkin-Lymphomen verwendet man auch bei den NHL die modifizierte Ann-Arbor-Klassifikation (s. S. 30, Tab. 1).
Zur Klassifikation der NHL existieren heute zwei unterschiedliche Systeme: die Kiel-Klassifikation sowie die WHO-Klassifikation (Tab. 1). Die Kiel-Klassifikation unterteilt die NHL nach ihrem Wachstumsverhalten in hoch- und niedrigmaligne sowie anhand zellulärer Charakteristika in B- und T-Zell-Lymphome. Die WHO-Klassifikation verzichtet auf das Prinzip des Malignitätsgrads und klassifiziert die NHL anhand morphologischer, immunologischer und genetischer Charakteristika. Es ist davon auszugehen, dass sich die WHO-Klassifikation auf lange Sicht durchsetzen wird.

B-Zell-Neoplasien		T-Zell-Neoplasien	
Vorläufer-B-Zell-Lymphome	Vorläufer-B-lympho-blastisches Lymphom	Vorläufer-T-Zell-Lymphome	Vorläufer-T-lympho-blastisches Lymphom
Reife B-Zell-Lymphome	Haarzell-Leukämie (Abb. 1) Burkitt-Lymphom Plasmazell-Myelom B-CLL	Reife T-Zell-Lymphome	Peripheres T-Zell-Lymphom NK-Zell-Leukämie Anaplastisches groß-zelliges Lymphom

Tab. 1: WHO-Klassifikation der NHL.

Im klinischen Alltag werden NHL immer noch als hoch- oder niedrigmaligne bezeichnet. Diese Differenzierung basiert primär auf
der Therapierbarkeit. Niedrigmaligne Lymphome mit einem geringen Blastenanteil zeigen einen weniger aggressiven klinischen
Verlauf als hochmaligne Lymphome, die einen größeren Blastenanteil besitzen. Entgegen ihrem Namen sind hochmaligne Lymphome besser therapierbar als die niedrigmalignen Lymphome.

Therapie

In Abhängigkeit vom Krankheitsstadium besteht die Therapie meistens aus Strahlen-, Chemo- oder einer Hochdosis-
Chemotherapie mit anschließender Stammzelltransplantation.
Weitere, neue Therapieansätze wurden in den letzten Jahren
entwickelt bzw. befinden sich in der Entwicklung. Ein Beispiel ist der Antikörper Rituximab. Er bindet an das CD20-
Antigen, das auf B-Zellen vorhanden ist, und führt so – vor
allem zusammen mit konventioneller Chemotherapie – zu
deren gezielter Zerstörung. Durch die Hinzunahme von
Rituximab konnte die Prognose von vielen NHL signifikant
verbessert werden.

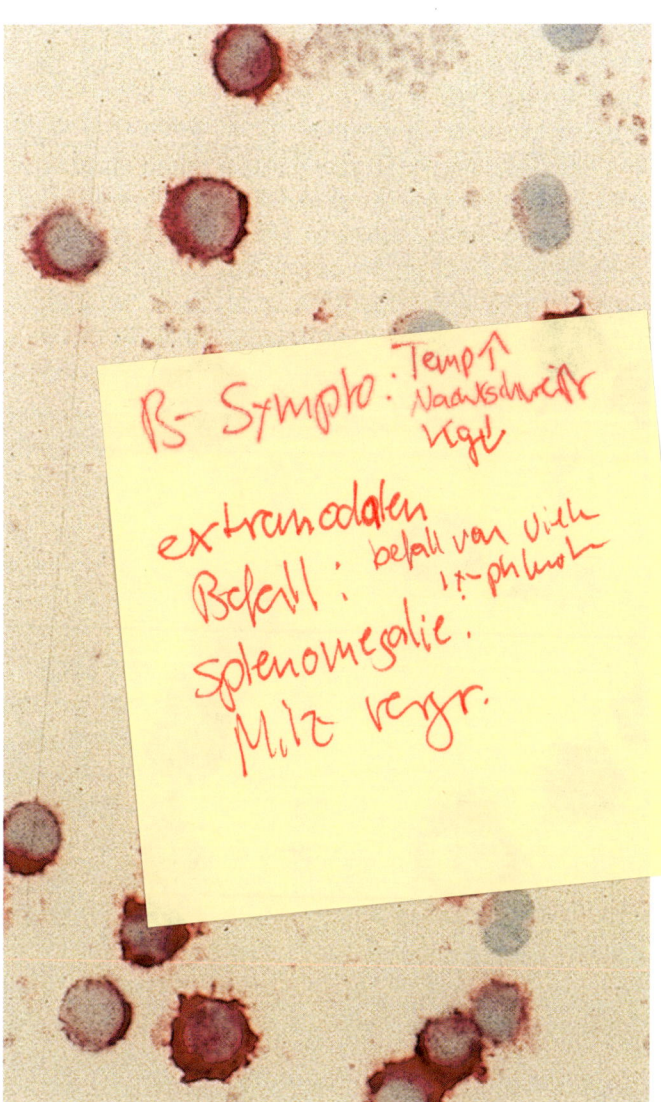

Abb. 1: Haarzell-Leukämie. [2]

Niedrigmaligne NHL

Im Stadium 1 findet in der Regel eine kurative Strahlentherapie Anwendung, wobei zur Verringerung von Rezidiven zusätzlich benachbarte Lymphknoten bestrahlt werden.
Im Fall eines niedrigmalignen NHL in generalisierten Stadien
(extranodaler Befall) oder in Stadien mit B-Symptomatik gibt
es keine allgemeingültigen Therapiekonzepte. Von abwarten-
der Strategie bis zur Hochdosis-Chemotherapie mit kombi-
nierter Stammzelltransplantation können unterschiedlichste
Methoden zur Anwendung kommen.

Hochmaligne NHL

Bei diesen Lymphomtypen kommt es stadienabhängig zur
Durchführung einer Chemotherapie mit Bestrahlung bzw.
alleiniger Chemotherapie oder einer Nachbestrahlung
bei großen Lymphomen. Die Bestrahlung des Schädels oder
eine intrathekalen Chemotherapie ist sehr selten und findet
zur Verhinderung von intrazerebralen Rezidiven statt. Im
Fall eines Rezidivs wird eine Hochdosis-Chemotherapie mit
autologer Stammzelltransplantation durchgeführt.

Prognose

In Abhängigkeit von histologischem Typ, Ausdehnung, Lokalisation, Lebensalter und Allgemeinzustand des Patienten liegt
die 5-JÜR von Patienten mit hochmalignen NHL zwischen
25% und 75%. Bei Patienten mit einem niedrigmalignen NHL
gelingt es nur selten, eine Heilung zu erreichen. Diese Patienten sprechen zwar auf die Medikamente an, jedoch kommt
es i. d. R. wieder zu Rezidiven, so dass die mittlere Überlebenszeit dieser Patienten zwischen 2 und 10 Jahren liegt.

Zusammenfassung

✶ NHL unterscheiden sich vom Hodgkin-Lymphom
primär histologisch und klinisch. Sie besitzen keine
Sternberg-Reed- oder Hodgkin-Zellen und zeigen
häufiger einen extranodalen Befall.

✶ 80% aller NHL sind B-Zell-Lymphome.

✶ Klinisch präsentiert sich der B-Zell-Lymphom-Patient
mit Lymphknotenschwellung, B-Symptomatik,
Splenomegalie oder mit Symptomen extranodalen
Befalls.

✶ Hochmaligne NHL haben trotz ihres Namens
eine bessere Heilungschance als niedrigmaligne
NHL.

✶ Die CLL gehört zu den niedrigmalignen NHL und
ist mit 10% die häufigste Form dieser Lymphom-
gruppe.

Mammakarzinom I

Das Mammakarzinom ist mit ca. 25% aller Krebsneuerkrankungen bei Frauen die häufigste Krebserkrankung. Etwa jede zehnte Frau entwickelt im Laufe ihres Lebens ein Mammakarzinom. Insgesamt liegt die Zahl der Neuerkrankungen in Deutschland zur Zeit bei über 55 100 im Jahr. Es ist damit für 40% aller Neuerkrankungen bei Frauen unter 60 Jahren verantwortlich. Das durchschnittliche Erkrankungsalter liegt um das 62. Lebensjahr.

Pathogenese

Grundsätzlich kann das Mammakarzinom aus lobulärem oder duktalem Brustgewebe entstehen. Als Carcinoma in situ (CIS) bezeichnet man in diesem Zusammenhang Frühformen des Mammakarzinoms, die durch eine intakte Basalmembran vom gesunden Gewebe abgegrenzt sind. Die duktalen Carcinomata in situ (DCIS) stellen mit etwa 90% die häufigere Form dar. Das seltenere lobuläre Carcinoma in situ (CLIS/CLIS/lobuläre Neoplasie) ist weniger häufig, besitzt im Vergleich zum DCIS eine längere Latenzzeit und tritt häufig multizentrisch auf.

> Für die Früherkennung haben die Selbstuntersuchung, die ärztliche Untersuchung und die Mammographie Bedeutung. Unter den bildgebenden Verfahren hat die Mammographie die höchste Sensitivität (90 – 95%). Der röntgenologisch erkennbare „Mikrokalk" ist die zurzeit beste Möglichkeit, In-situ- oder Frühkarzinome zu erkennen, und daher die Grundlage für das Mammographie-Screening.

Sonderformen

Der **Morbus Paget** ist eine besondere Erscheinungsform des duktalen Mammakarzinoms, meist eines DCIS. Hierbei dringen Paget-Zellen in die Epidermis der Mamille vor und zeigen das Bild einer ekzematoiden Hautveränderung der Brustwarze und des Warzenhofes.

Beim **inflammatorischen Karzinom** breiten sich Tumorzellen diffus entlang den Lymphspalten aus und verursachen massive Entzündungszeichen (Lymphangiosis carcinomatosa). Es besitzt einen hohen Malignitätsgrad und wird häufig mit einer **Mastitis** verwechselt.

Ätiologie

Bei der weitgehend noch unbekannten Ätiologie des Mammakarzinoms unterscheidet man grob zwischen sporadischen und durch genetische Veränderungen entstehenden Karzinomen. Hauptrisikofaktoren des sporadischen Mammakarzinoms sind ein durch endogene oder exogene Ursachen erhöhter Östrogenspiegel, frühe Menarche, Nulliparität, höheres Lebensalter und sonstige konstitutionelle Faktoren (fleisch- und fettreiche Ernährung, Adipositas).

5% der Malignome entstehen im Rahmen eines **hereditären Tumorleidens** durch vererbte Keimbahnmutationen, wobei in 50% der Fälle Mutationen der „Brest Cancer Genes" (BRCA1 und BRCA2) vorliegen. Klinisch unterscheiden sich die hereditären Malignome von den sporadischen Karzinomen durch ihr frühes Manifestationsalter und insbesondere durch das erhöhtes Risiko für ein Ovarialkarzinom. Bei Familien, in denen mehr als eine Frau ein Mammakarzinom aufweist, dabei mindestens eines in der Prämenopause, in denen ein bilaterales Mammakarzinom in der Prämenopause oder ein Mann mit einem Mammakarzinom vorkommt, sollte man an ein familiäres Mamma-Ovarialkarzinom-Syndrom denken und eine genetische Beratung anbieten.

Prävention

Der Prävention kommt beim Mammakarzinom eine **große Bedeutung** zu. Im Rahmen der primären Prävention ist eine gesundheitsbewusste Lebensweise mit reichlich körperlicher Aktivität/Sport und ausgewogener Ernährung – „low-fat diet", Vermeidung von Alkohol, Gewichtsreduktion bei Übergewicht – sehr förderlich.

Trotz positiver Studienergebnisse, die eine **präventive Funktion von Antiöstrogenen** nachgewiesen haben, gibt es in Deutschland noch keine Substanz, die zur Prävention des Mammakarzinoms zugelassen ist. Die präventive Mastektomie und Adnexektomie zur Reduktion des Erkrankungsrisikos bei noch nicht erkrankten Mutationsträgerinnen führen zu einer hohen, jedoch nicht vollständigen Risikoverminderung und bleiben wegen der erheblichen traumatischen Eingriffe mit noch nicht bekannten psychologischen Langzeitauswirkungen nur Einzelfällen vorbehalten. Wichtigster Bestandteil der sekundären Prävention ist die Mammographie. Die Selbstuntersuchung hat sich als nicht ausreichend erwiesen.

Klinik und Ausbreitung

Ein tastbarer Knoten ist das Leitsymptom des Mammakarzinoms. Allgemein sollte bei Veränderungen der Brust wie Größen- oder Formveränderungen, Mamillenretraktion, einseitiger, besonders blutiger Mamillensekretion, Hauteinziehungen, Mastitis außerhalb der Stillperiode, Orangenhaut (= Peau d'Orange, durch gestörten Lymphabfluss) „Brustwarzenekzem" sowie bei Schwellungen der axillären oder supraklavikulären Lymphknoten oder plötzlich auftretenden

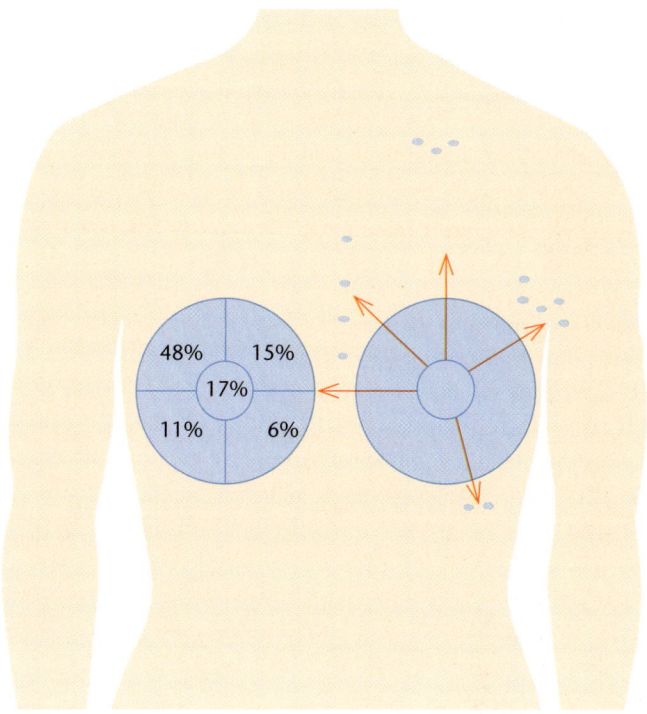

■ Abb. 1: Häufigkeitsverteilung und lymphogene Metastasierungswege des Mammakarzinoms. [4]

Schmerzen immer eine maligne neoplastische Ursache ausgeschlossen werden. Bei fortgeschrittenen Tumoren kann es zur Entstehung von Hautulzerationen oder knotigen Veränderungen der Haut durch Tumormetastasen kommen.
Die lokale Ausbreitung des Tumors erfolgt zunächst lymphogen (■ Abb. 1) und erst später hämatogen (am häufigsten in Knochen, Pleura, Lungen, Leber und Gehirn). Als Sentinel-Lymphknoten wird in diesem Zusammenhang jener Lymphknoten bezeichnet, der die erste lymphogene Metastasenstation (in Abhängigkeit von der Lokalisation des Tumors) des Tumors darstellt. Sein histologischer Zustand (tumorfrei oder nicht) ist richtungweisend für die Entscheidung zur Entfernung der axillären Lymphknoten.

> Am häufigsten entsteht das Mammakarzinom im oberen äußeren Quadranten der Brust (knapp 50% der Fälle).

Diagnostik und Klassifikation

Zu den basisdiagnostischen Maßnahmen gehören neben Anamnese und klinischer Untersuchung die Mammographie und Sonographie der Brüste. Zeigen sich hierbei Kriterien des Mammakarzinoms, wie gruppierter Mikrokalk (isoliert

→ eher benigne) oder inhomogene Herdbefunde, erfolgt die zytologische oder histologische Diagnosesicherung mittels Feinnadel- oder Stanzbiopsie, bei nicht tastbaren Läsionen ultraschall- oder mammographisch-stereotaktisch gesteuert, wenn dies nicht möglich, durch offene Biopsie.
Die Einteilung des Mammakarzinoms erfolgt anhand seiner Ausbreitung durch die TNM-Klassifikation (■ Tab. 1). Histologisch unterscheidet man die Tumoren anhand ihres Ursprungsgewebes (lobulär oder duktal) und ihrer Dignität (Carcinoma in situ oder fortgeschrittene Karzinome).

Lobuläres Karzinom	Duktales Karzinom
▶ Carcinoma lobulare in situ (CLIS)	▶ Duktales Carcinoma in situ (DCIS)
▶ Invasives, lobuläres Mammakarzinom	▶ Invasives, duktales Karzinom
	▶ Medulläres Karzinom
	▶ Gallertkarzinom
	▶ Tubuläres Karzinom
	▶ Papilläres Karzinom
	▶ Morbus Paget der Mamille mit invasivem duktalem Mammakarzinom
	▶ Weitere Subtypen

■ Tab. 1: Klassifikation des Mammakarzinoms.

Mammakarzinom II

Therapie

Aufgrund der frühen Metastasierung zum Zeitpunkt der Diagnose beinhaltet die Therapie des Mammakarzinoms nicht nur die lokale, sondern häufig auch eine systemische Behandlung des Tumors (■ Abb. 4).

Operative Therapie
Besteht die Möglichkeit, den Tumor im Gesunden zu entfernen, wird eine **brusterhaltende Operation (BET)** angestrebt, auf die immer eine Bestrahlung folgt. Kontraindikationen sind Multizentrizität des Tumors, ungünstiges Brust-Tumor-Größenverhältnis oder ein inflammatorisches Karzinom. Bei optimalem Therapieverlauf ist die BET einer radikalen Mastektomie in Hinsicht auf Heilungsrate und Überlebenswahrscheinlichkeit gleichwertig.

Die **radikale Mastektomie** beinhaltet die Entfernung der Brust, der axillären Lymphknoten mit axillärem Fettgewebe und der Pektoralisfaszie. Sie wird dann durchgeführt, wenn eine BET nicht in Frage kommt (s. Kontraindikationen), bei einem Rezidiv nach einer BET oder auf Wunsch der Patientin.

In diesem Zusammenhang wird der Methode des **Sentinel-Lymphknotens** zunehmend mehr Bedeutung beigemessen. Hierbei wird der Tumor präoperativ umspritzt, um den oder die wenigen ersten Lymphknoten des Lymphabflussgebiets des Tumorgewebes (Sentinel = Wächterlymphknoten) radioaktiv zu markieren. Dieser Lymphknoten wird histopathologisch auf Tumorzellen untersucht. Die Sentinel Lymph Node Biopsy (SLNB) kann die Axilladissektion ersetzen, wenn in dem SLN keine Karzinominfiltration nachgewiesen wird. Durch die Vermeidung der Axilladissektion wird die operationsbedingte Morbidität (Lymphödem!) entscheidend reduziert (■ Abb. 2).

Techniken zur Brustrekonstruktion
Die Wiederherstellung eines adäquaten äußeren Erscheinungsbildes spielt nach der operativen Therapie des Mammakarzinoms besonders nach einer Mastektomie eine wichtige Rolle. Es kommt eine Vielfalt an Verfahren zur Anwendung,

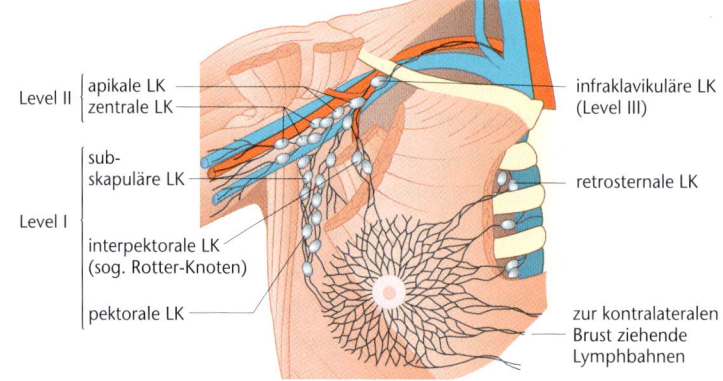

■ Abb. 2: Lymphabflussgebiete der Mamma und Lymphknotenausräumung Level I–III. [3]

z. B. mit autologem (Eigengewebe) oder alloplastischen (Fremdmaterial, z. B. Silikon- bzw. Kochsalzlösungsprothesen) Materialien (■ Abb. 3).

Systemische adjuvante Therapie
Aufgrund der hohen Wahrscheinlichkeit bereits zum Zeitpunkt der Diagnose vorhandener, diagnostisch jedoch nicht erfassbarer Mikrometastasen wird mit der **adjuvanten systemischen Therapie** versucht, diese zu eliminieren. Durch die adjuvante systemische Therapie werden beim Mammakarzinom nachweislich das Rezidivrisiko verringert und damit das krankheitsfreie und Gesamtüberleben der Patientinnen verlängert. Sie kann durch Gabe von Zytostatika, endokrine Maßnahmen und Verabreichung von Antikörpern vorgenommen werden, häufig erfolgt dies in Form einer Kombination.

Eine endokrine Therapie ist nur bei hormonrezeptorpositiven Tumoren (Östrogenrezeptor ER+, Progesteronrezeptor PR+) sinnvoll. Zum Einsatz kommen Antiöstrogene (z. B. Tamoxifen, ein selektiver Östrogenrezeptormodulator, SERM, mit Wirkung an der Tumorzelle) sowie Aromatasehemmer, die die Umwandlung von Androgenen in Östrogene verhindern und damit den Östrogenspiegel senken. Um die Östrogenfreisetzung der Ovarien bei prämenopausalen Frauen auszuschalten, verwendet man GnRH-Analoga. Diese bewirken über ihre negative Rückkopplung auf Hypophysenebene eine Verringerung der Östrogenfreisetzung. Alternativen sind die operative und die strahlentherapeutische Kastration.

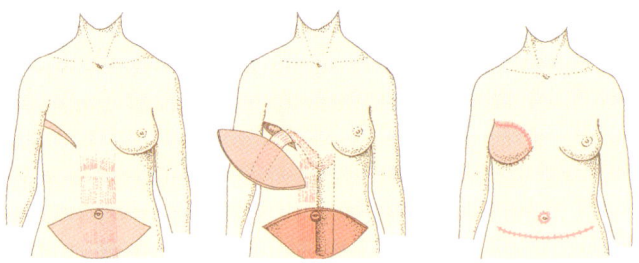

Transversale Rectus-abdominis-Lappenplastik (TRAM)

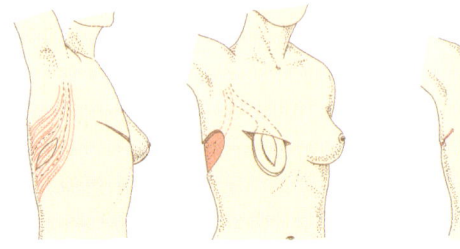

■ Abb. 3: Verfahren zur Brustrekonstruktion. [3]

Latissimus-dorsi-Lappenplastik

Bei Überexpression des C-erbB2-(HER2/neu)-Onkogens, eines transmembranösen Rezeptors, wird nach einer Chemotherapie der monoklonale Antikörper Trastuzumab (Herceptin®) eingesetzt. **Bisphosphonaten spricht man eine protektive Wirkung vor Knochenmetastasen zu.** Als gesichert gilt ihre protektive Wirkung vor metastasenbedingten Knochenfrakturen.

Primär-systemische Therapie

Zunehmend wird vor dem operativen Eingriff das Mammakarzinom primär-systemisch („neoadjuvant") behandelt, wodurch nach Ansprechen die verkleinerten Tumoren z. B. besser brusterhaltend operiert werden können.
Eine komplette histopathologische Remission durch die primär-systemische Therapie gilt als besonders gute Prognosezeichen.

Radiotherapie

Eine Strahlentherapie wird in Abhängigkeit vom Operationsverfahren und vom Tumorstadium durchgeführt. Grundsätzlich reduziert sie das Lokalrezidivrisiko um das 10fache.
Nach einer Mastektomie wird eine Bestrahlung bei fortgeschrittenen Tumoren, bei Befall von mehr als vier Lymphknoten oder unvollständiger Resektion empfohlen.

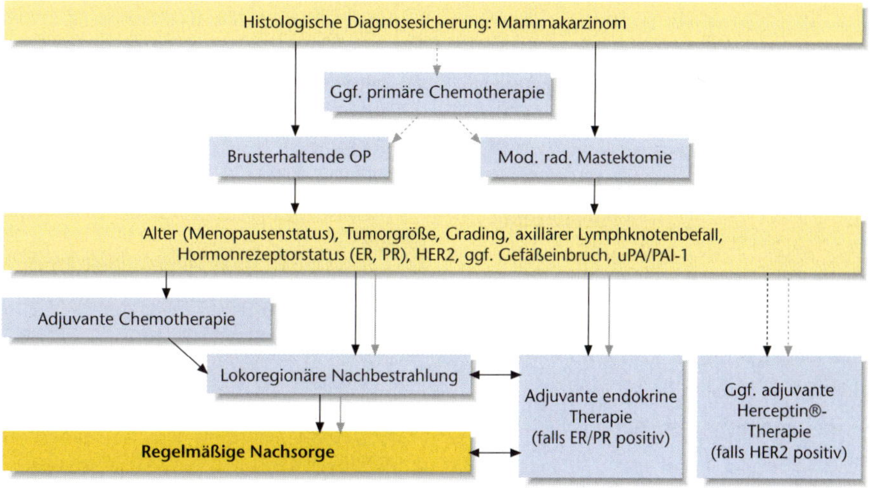

Abb. 4: Therapiestrategien bei primärem Mammakarzinom. [13]

Eine palliative Radiotherapie wird z. B. bei Wirbelkörpermetastasen zur Schmerzlinderung (in 80% Schmerzfreiheit) oder bei Hirnmetastasen (Kortisongabe zur Hirnödemprophylaxe) durchgeführt.

Stadium	5-Jahres-Überlebensraten
I	80%
II	40–60%
III	10–25%
IV	< 10%

Tab. 2: Stadiumsabhängige 5-JÜR des Mammakarzinoms.

Metastasiertes Mammakarzinom
Im Stadium der Fernmetastasierung gilt das Mammakarzinom als unheilbar.
Mit gutem Erfolg können jedoch palliativ, je nach Tumorbiologie und -befall, endokrine, immunologische (Herceptin®), zytostatische, operative oder strahlentherapeutische Maßnahmen eingesetzt werden. Bei Knochenmetastasen sind Bisphosphonate das Mittel der Wahl.

Prognose

Wird der Tumor in einem Stadium ohne Primärmetastasen diagnostiziert, kann mehr als die Hälfte der Patientinnen geheilt werden (Tab. 2).

Zusammenfassung

- Das Mammakarzinom ist das häufigste Malignom der Frau.
- Als Hauptrisikofaktoren gelten ein erhöhter Östrogenspiegel, frühe Menarche, Nulliparität und hoher sozioökonomischer Status.
- Das Mammakarzinom entsteht in knapp 50% der Fälle im äußeren oberen Quadranten der Brust.
- Die Therapie des Mammakarzinoms besteht neben der lokalen operativen Behandlung zusätzlich aus einer systemischen Therapie.
- Die brusterhaltende Operation mit Nachbestrahlung ist der Mastektomie in Hinsicht auf Heilungsrate und Überlebenszeit gleichwertig.
- Die adjuvante systemische Therapie besteht aus endokriner sowie Chemo- und Antikörpertherapie. Bisphosphonate werden zurzeit unter Studienbedingungen untersucht. Neue adjuvante Therapieansätze sind monoklonale Antikörper und Bisphosphonate.

Zervixkarzinom I

Das Zervixkarzinom ist mit ca. 15 pro 100 000 Neuerkrankungen im Jahr einer der häufigsten bösartigen gynäkologischen Tumoren der Frau. Im Mittel sind die Patientinnen 52 Jahre alt, wobei die Alterverteilung zweigipflig ist (1. Altersgipfel: 30.–40. Lebensjahr, 2. Altersgipfel: 60.–70. Lebensjahr). Die Prädilektionsstelle dieses Karzinoms ist die Transformationszone des Muttermunds, an welchem das Plattenepithel der Vagina in das Zylinderepithel des Uterus übergeht. Es handelt sich in 90% der Fälle um Plattenepithelkarzinome.

Ätiologie

Häufiger, promiskuitiver, **ungeschützter Geschlechtsverkehr**, **schlechte Hygiene** und die damit oft verbundenen **Infektionen**, vor allem mit HPV (humane Papillomaviren), erhöhen das individuelle Erkrankungsrisiko. Der Zusammenhang mit HPV-Infektionen gilt als gesichert. Auch Rauchen, schlechter Immunstatus (z. B. HIV, immunsuppressive Therapie u. a.) sowie ethnische Einflüsse stellen Risikofaktoren dar.

Die Tumoren entstehen immer aus **prämalignen Veränderungen des Gewebes** (CIN = zervikale intraepitheliale Neoplasien). Diese Neoplasien sind histologische und zytologische Veränderungen der Zervix, die als prämaligne gelten und an der Transformationszone entstehen. CIN I und II stellen leichte und mäßige Dysplasien dar (❚ Abb. 1). CIN III bezeichnet schwere Dysplasien oder bereits Carcinomata in situ. Während bei CIN I eventuell nur durch eine engmaschige Kontrolle behandelt werden muss, ist bei CIN II und III die Ko-

nisation die Therapie der Wahl, da sie sich selten zurückbilden. Ist eine vollständige Resektion nicht möglich bzw. die Familienplanung bereits abgeschlossen, wird eine Hysterektomie durchgeführt.

HPV-Infektion

Die Infektion mit humanen Papillomaviren (HPV) zählt zu den häufigsten sexuell übertragenen Krankheiten. Sie verursacht meistens keine Beschwerden und heilt in ca. 80% der Fälle wieder spontan aus. Es können zwar Kondylome auftreten (bei ca. 2% der Patienten), doch von größerer Bedeutung ist die Beteiligung der HPV an der **Entstehung von Dysplasien und Karzinomen**. In diesem Zusammenhang ist es wichtig zu erwähnen, dass nur persistierende Infektionen (ca. 20% aller HPV-Infektionen) mit den sog. High-Risk-HPV zur Entstehung eines Zervixkarzinoms führen können.
Die gut 70 Subtypen der HPV werden in High-Risk- und Low-Risk-Typen unterteilt. Leichte Dysplasien, verursacht durch **Low-Risk-HPV-Infektionen (6 und 11)** bilden sich zu 80% spontan zurück.
Die vom **High-Risk-Typ** hervorgerufenen Dysplasien, **16 und 18**, aber auch **31, 33, 45,** haben ein hohes Entartungsrisiko und sind bei 90% der Zervixkarzinome nachweisbar.
Bei positivem HPV-Nachweis ist eine engmaschige zytologische Kontrolle indiziert. Ein schlechter Immunstatus (HIV-Infektion, immunsuppressive Therapie, Schwangerschaft) erhöht das Entartungsrisiko.
Neu auf den Markt gekommen ist eine **Impfung gegen HPV 16 und 18,** welche bei 80% der Zerxixkarzinome nachweisbar sind. Sinnvoll ist die Immunisierung bei noch nicht geschlechtsreifen Mädchen, aber auch bei nicht infizierten Frauen. Die dreimalige Applikation des Stoffes sollte im Idealfall bei Mädchen zwischen 10 und 12 Jahren erfolgen. Die gleichzeitige Impfung von Jungen in dieser Altersklasse hat kein günstiges Kosten-Nutzen-Verhältnis (Senkung der Krebsinzidenz lediglich um 2%) gezeigt.
Es wird davon ausgegangen, dass mit Hilfe eines generellen Impfprogramms eine Reduktion der Zervixkarzinominzidenz von bis zu 60% möglich ist. Gegenstand aktueller Diskussionen ist neben dem Vorgehen zur systematischen Immunisierung vor allem die Übernahme der Kosten.

Klinik

In den meisten Fällen wird das Zervixkarzinom im Rahmen von Screening-

untersuchungen als Zufallsbefund bemerkt. Klinisch auffällig wird der Tumor meist erst in späteren Stadien, die heute aufgrund der Vorsorgeuntersuchungen selten geworden sind. Leitsymptome sind **Blutungen** oder **blutig-wässriger Fluor,** welche postmenopausal, zyklusunabhängig oder in Form von Kontaktblutungen (bei Geschlechtsverkehr) auftreten und von **Schmerzen** begleitet werden können. Bei fortgeschrittenem Wachstum zeigen sich Urinstau, Stauungsnieren und Urämie infolge von Ureterstenosen und Blutabgang durch Infiltration der Blase oder des Rektums. Auch Thrombosen und Rückenschmerzen bei Beteiligung des Nervenplexus können Komplikationen des Zervixkarzinoms sein.

Diagnostik und Stadieneinteilung

Ausschlaggebende Diagnostik ist die **Kolposkopie** mittels Spiegeleinstellung, wobei Zytologie und Histologie bei Verdacht auf Karzinom vorgenommen werden. Verdächtig sind z. B. Leukoplakie, durch atypische Zellen hervorgerufene Felderung (helle Felder, mit Netz aus rötlichen Kapillaren umgeben) oder atypische Gefäßzeichnungen.

Zur präoperativen Diagnostik werden außerdem durchgeführt:

▶ Gynäkologische Untersuchung inklusive vaginaler und rektaler Tastuntersuchung
▶ Sonographie (evtl. MRT) zur Abschätzung der Tumorausbreitung und zum Ausschluss von Nierenstau, Lebermetastasen, Lymphomen
▶ Bei Verdacht auf Infiltration: Zystoskopie und Rektoskopie
▶ Generelle präoperative Untersuchungen wie Labor, EKG, Röntgen-Thorax etc.

Die Stadieneinteilung nach FIGO, welche therapeutische Relevanz besitzt, entsteht aus der TNM-Klassifikation. Man unterscheidet grob zwischen:

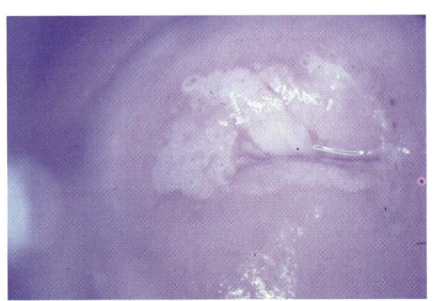

❚ Abb. 1: Zervikale intraepitheliale Neoplasie Grad II. [3]

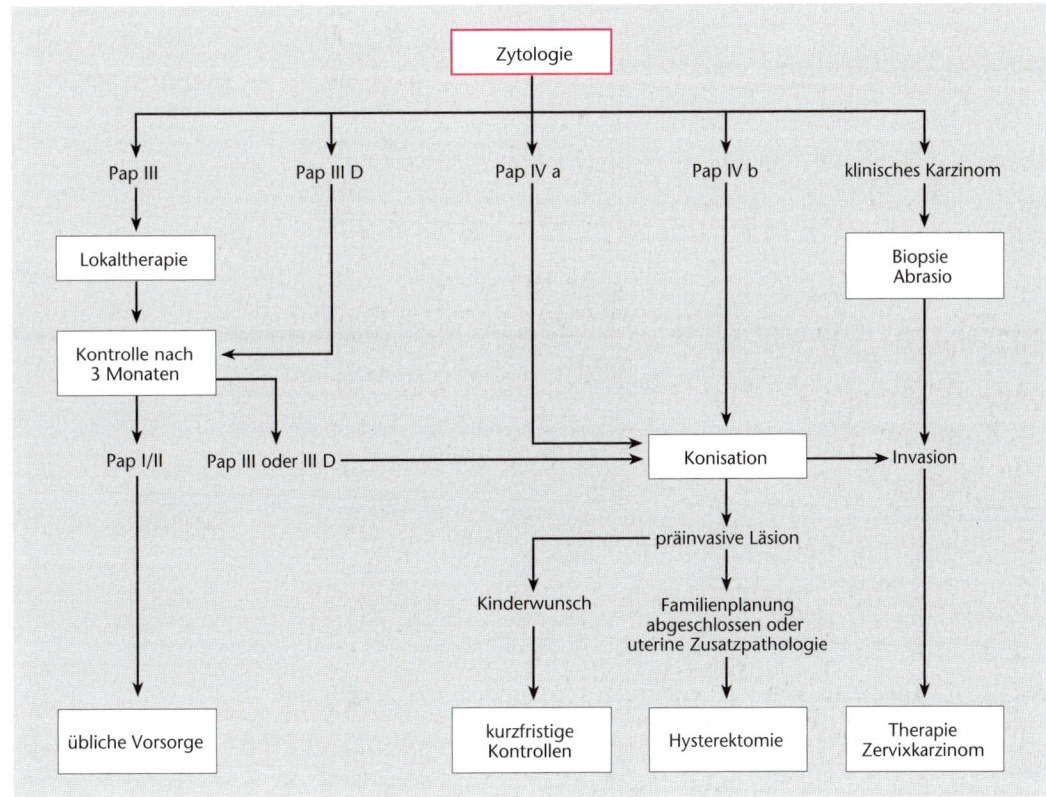

■ Abb. 2: Vorgehen und Therapie in Abhängigkeit vom zytologischen Befund. [6]

▶ Frühkarzinomen mit einer Stromain-filtration < 3 mm
▶ Mikrokarzinomen mit einer Invasions-tiefe von max. 5 mm und Oberflächen-ausdehnung von max. 7 mm in Länge und Breite
▶ invasiven Karzinomen

Papanicolaou-Abstrich (= Pap)

Veränderungen der Zervix werden zyto-logisch nach Papanicolaou eingeteilt. Diese Einteilung besitzt große therapeu-tische Relevanz (■ Abb. 2). Der jährliche Pap-Abstrich ist eine Screeningmethode, die die Zahl der Patientinnen mit einem invasiven Karzinom gesenkt hat, wäh-rend die Anzahl der Patientinnen mit präinvasiven Läsionen wiederum ange-stiegen ist. Nach Entnahme, Fixierung und Färbung nach Papanicolaou werden beurteilt und dann eingeteilt:

▶ Kernveränderungen (z. B. erhöhte Mitoserate, Chromatin- oder Zellkern-veränderung)
▶ Plasmaveränderungen (z. B. Vakuoli-sierung)

▶ Kern-Plasma-Relation (Verschiebung zugunsten des Kerns ist malignitätsver-dächtig)
▶ Es sollten nur Superfizialzellen sicht-bar sein (keine Intermediär-, Parabasal- oder Basalzellen, ■ Tab. 1).

Ausbreitung

Meist breiten sich invasive Karzinome per continuitatem im Becken aus, in-filtriert werden oft Scheide, Parametrien, Blase oder Rektum. Bei lymphogener Metastasierung sind vorwiegend die Lymphknoten entlang den Aa. iliacae externa und communis sowie die paraor-talen Lymphknoten betroffen. Selten (5–10 %) und erst im Spätstadium metastasiert das Karzinom hämatogen in die Lunge (45 %), Leber (40 %) und Knochen (20 %).

Pap	CIN	Bedeutung
0		Abstrich unbrauchbar
I		Normaler Befund
II		Entzündliche, degenerative, metaplastische oder regenerative Veränderung
III		Schwere Veränderungen, die keine sichere Beurteilung zulassen
IIID	I–II	Leichte bis mäßige Dysplasie
IVa	II–III	Schwere Dysplasie oder Carcinoma in situ
IVb	III	Schwere Dysplasie oder Carcinoma in situ, invasives Karzinom nicht auszuschließen
V		Invasives Karzinom

■ Tab. 1: Klassifikation des zytologischen Befunds.

Zervixkarzinom II

Therapie

Die Therapie des Zervixkarzinoms hat sich in den vergangenen Jahren stark verändert. Die früher als Standard etablierte Strahlenbehandlung wurde durch eine komplexe, individuell auf die Patientin zugeschnittene Therapie (Kinderwunsch, Alter des Patienten) ersetzt.
Die Therapie erfolgt stadienabhängig (❚ Tab. 2).

Stadium nach FIGO	Erläuterung	Therapie
0	Carcinoma in situ	Konisation; bei älteren Frauen, abgeschlossener Familienplanung oder bei Entfernung nicht im Gesunden ist die einfache Hysterektomie ratsam
I–Ia1	Frühform und Mikrokarzinom	Einfache Hysterektomie, bei Lymphgefäßeinbruch mit Lymphadenektomie; bei Kinderwunsch und ohne Lymphgefäßeinbruch evtl. nur Konisation und Kürettage
Ia2–IIb	Invasionstiefe > 3 mm bzw. Uterus ist überschritten; Befall bis Parametrien und/oder Vagina; Beckenwand ist frei	Wertheim-Meigs-Operation (❚ Abb. 3); evtl. postoperative Radatio
III und IV	Beckenwand und/oder unter $\frac{1}{3}$ der Vagina ist befallen; Blasen- oder Rektumbefall; (Fern-)Metastasen	Primäre Radatio; Radiochemotherapie; evtl. Exenteration; bei Ia2 und vorliegendem Kinderwunsch ist auch eine Konisation mit pelviner Lymphadenektomie möglich

❚ Tab. 2: Stadienabhängige Therapie des Zervixkarzinoms.

> Bei noch nicht abgeschlossener Familienplanung wird weniger radikal operiert.

Die **Wertheim-Meigs-Operation** beinhaltet eine Hysterektomie, die Resektion der Parametrien und des oberen Scheidendrittels sowie die Entfernung der pelvinen Lymphknoten. Die Lymphadenektomie dient dem genauen Staging. Ob dies einen therapeutischen Nutzen hat, wird diskutiert. Bei älteren, postmenopausalen Patientinnen wird eine Adnexektomie empfohlen, wohingegen man diese generell bei prämenopausalen Patientinnen bis zum Stadium FIGO IIa nicht durchführt. Bei bestehender Beckenwandinfiltration wird diese Operation nicht durchgeführt, da sie die totale Tumorentfernung zum Ziel hat.

Vor allem bei fortgeschrittenen, nichtoperablen Tumoren ist die **Radiochemotherapie** als Behandlung indiziert. Die Kontaktbestrahlung erfolgt hier durch die **Afterloading-Methode.** Dieses Verfahren wird mit einer perkutanen Bestrahlung kombiniert, da sonst keine ausreichende Belastung der Parametrien und der entfernteren Lymphknotenregionen erreicht werden kann.

Die **simultane Chemotherapie** dient in der Regel zur Synchronisation des Zellzyklus, um die Strahlensensibilität des Tumorgewebes zu erhöhen. Neue Therapieansätze beschäftigen sich u. a. mit neoadjuvanter Chemoradiotherapie im Rahmen eines Down-Stagings des Tumors (präoperative Verkleinerung des Tumors).

Die Nachsorge bei Patientinnen mit einem Zervixkarzinom erfolgt besonders in den ersten zwei Jahren nach der Therapie besonders engmaschig. Dies trägt der Tatsache Rechnung, dass sich ca. 85–90 % aller Lokalrezidive innerhalb der ersten 24 Monate entwickeln. Ein weiterer Grund ist, dass spät erkannte Rezidive meistens nur noch palliativ therapiert werden können. Die durchgeführten diagnostischen Untersuchungen sind Palpation und Vaginalsonographie in dreimonatigem Abstand. Nach zwei Jahren verlängern sich die Intervalle auf 12 Monate.

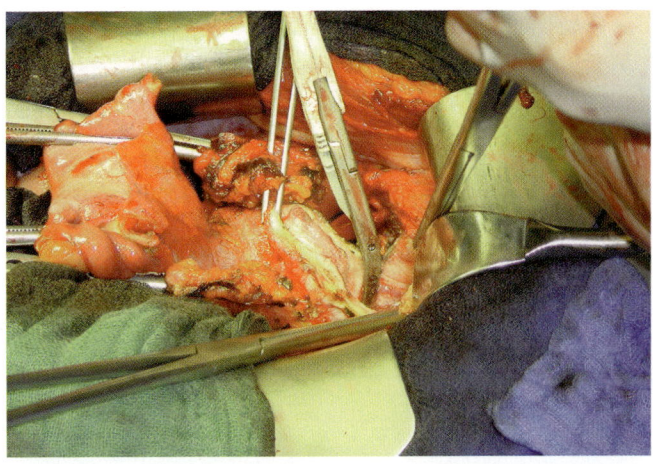

a

▌ Abb. 3: a) Operation nach Wertheim-Meigs, b) Präparat postoperativ. [3]

Prognose

Prognose und Rezidivrisiko sind abhängig von Tumorstadium, Tumordifferenzierung, Metastasierung und Alter der Patientin (**▌** Tab. 3). Durch regelmäßige Vorsorgeuntersuchungen sind höhere Stadien allerdings selten.

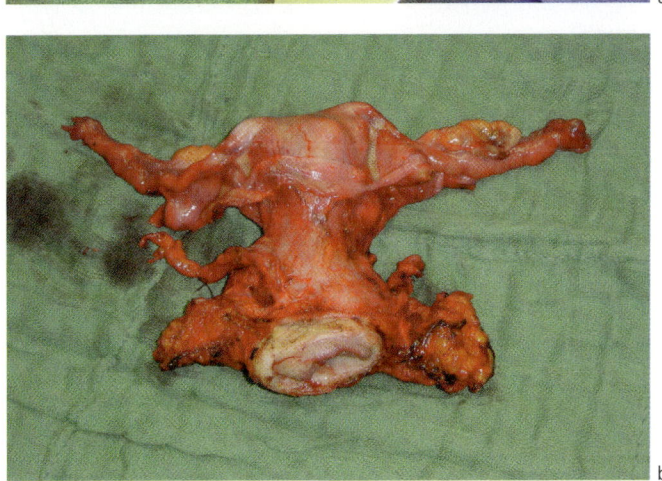

b

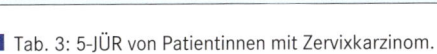

Stadium nach FIGO	5-Jahres-Überlebensraten
I	80%
II	70%
III	45%
IV	15%

▌ Tab. 3: 5-JÜR von Patientinnen mit Zervixkarzinom.

Zusammenfassung

✖ Das Zervixkarzinom ist in 90% ein Plattenepithelkarzinom, die übrigen Tumoren sind meist Adenokarzinome oder adenosquamöse Karzinome.

✖ Hauptrisikofaktor ist eine Infektion mit HPV, wobei nur die persistierenden Infektionen ein potentielles Erkrankungsrisiko darstellen.

✖ Das jährliche Screening hat die Inzidenz der invasiven Karzinome maßgeblich gesenkt.

✖ Die gefährlichsten HPV-Typen sind 16, 18, 31, 33, 35.

✖ Das Zervixkarzinom wird spät symptomatisch und manifestiert sich meist in postmenopausalen oder zyklusunabhängigen Blutungen.

✖ Differentialdiagnostisch sind vor allem gutartige Polypen abzuklären.

✖ Die Wertheim-Meigs-Operation ist in den meisten Fällen Therapie der Wahl, die Option der Radiochemotherapie besteht bei fortgeschrittenem Tumor.

✖ Die 5-JÜR liegt in Abhängigkeit vom Tumorstadium zwischen 15% und 80%.

Ovarialkarzinom

Das Ovarialkarzinom stellt u. a. aufgrund seiner fehlenden Frühsymptome (70% aller Ovarialkarzinome werden erst in fortgeschrittenen Stadien erkannt) den am höchsten malignen aller weiblichen Genitaltumoren dar. Das durchschnittliche Alter der Patientinnen beträgt 62 Jahre. Patientinnen mit Borderline-Tumoren sind im Durchschnitt 20 Jahre jünger. In 90% der Fälle von epithelialem Gewebe ausgehend, werden Ovarialkarzinome entsprechend dem vorherrschenden Zelltyp unterteilt (▮ Tab. 1).

Histologie	Vorkommen (%)
Serös	50
Muzinös	10
Endometroid	20
Klarzellig	5 – 10
Entdifferenzierte Adenokarzinome	15
Transitionalzellig	Selten

▮ Tab. 1: Histologische Unterteilung des Ovarialkarzinoms.

Risikofaktoren

Hauptrisikofaktor für das Ovarialkarzinom ist das **Alter**, wobei angenommen wird, dass die Narbe, die bei jeder Ovulation entsteht, eine wesentliche Rolle bei der Entwicklung des Tumors spielt. Dies erklärt, weshalb mehrere Schwangerschaften und langjährige Einnahme von Ovulationshemmern als protektive Faktoren angesehen werden. Ein erhöhtes Risiko wiederum entsteht durch Kinderlosigkeit, positives Mammakarzinom oder wiederholte medikamentöse Ovulationsauslösung.
Genetische Faktoren spielen bei ca. 5 – 10% aller Tumorpatientinnen eine Rolle. Am häufigsten treten Mutationen der Gene BCRA1 und BCRA2 (Breast Cancer Gene 1 bzw. 2, s. Ätiologie des Mammakarzinoms, S. 34) auf. Diese können bei 50% aller Patientinnen mit einem Ovarialkarzinom nachgewiesen werden. Im Allgemeinen sind die nachweisbaren molekulargenetischen Veränderungen der einzelnen histologischen Typen sehr unterschiedlich.

Klinik und Komplikationen

Die erst spät eintretenden Symptome sind der Hauptgrund für die schlechten Heilungsaussichten. Typisch sind eine rasch progrediente **Kachexie** (Facies ovarica = eingefallenes Gesicht) sowie ein aufgetriebenes **Aszites-Abdomen**. Zusätzlich können B-Symptomatik, Obstipation, Ileussymptomatik und Miktionsbeschwerden auftreten. Symptome eines Hyperöstrogenismus oder Hyperandrogenismus wie Blutungsstörungen bzw. Virilisierungserscheinungen werden bei hormonproduzierenden Tumoren beobachtet. Als Komplikation kann eine Ruptur oder Stieldrehung der Tuben auftreten, die sich in einem akuten Abdomen äußern kann und evtl. eine Not-Laparotomie erforderlich macht.

Diagnostik und Stadieneinteilung

Ovarialkarzinome werden mittels der TNM- und FIGO- (Fédération Internationale de Gynécologie et d'Obstétrique-) Klassifikation eingeteilt (▮ Tab. 3). Entscheidend bei der gynäkologischen Untersuchung sind Palpation, transvaginaler Ultraschall (▮ Abb.1) sowie die Doppler-Sonographie als Ergänzung zum Ultraschall. Weiterführende diagnostische Untersuchungen wie CT des Abdomens oder ein Kolonkontrasteinlauf werden vorwiegend bei Verdacht auf Infiltration anderer Organe (Darm oder Blase) durchgeführt (▮ Tab. 2).

Suspekte Tastbefunde	Sonographie
▸ Vergrößerung eines oder beider Ovarien	▸ Aszites im Douglas-Raum
▸ Derbe oder höckerige Oberfläche der Ovarien	▸ Zystisch solide Adnextumoren
▸ Knoten im Douglas-Raum	(≥ 3 cm)
▸ Tumor, der im Becken fixiert ist	

▮ Tab. 2: Suspekte Befunde, die typisch für ein vorliegendes Ovarialkarzinom sind.

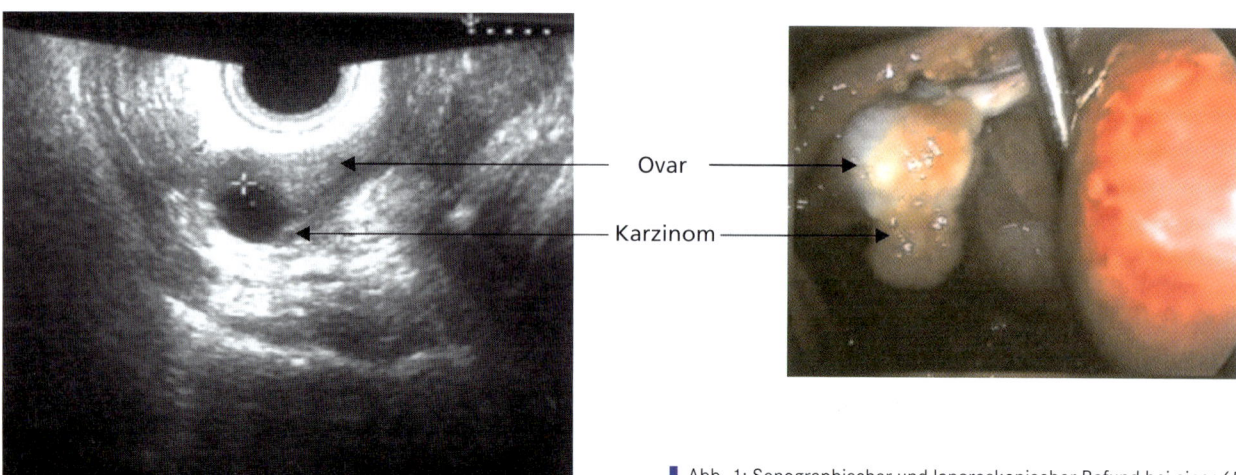

Ovar

Karzinom

▮ Abb. 1: Sonographischer und laparoskopischer Befund bei einer 65-jährigen Patientin mit Ovarialkarzinom. [3]

Tab. 3: FIGO-Klassifikation des Ovarialkarzinoms.

Einteilung nach FIGO	Erläuterung	Metastasierung
I	Tumor auf Ovarien beschränkt	10 – 20%
II	Ausbreitung im Becken, bis IIb keine Aszites	20 – 50%
III	Befall von Peritoneum, Lymphknoten, Omentum majus oder Dünndarm; evtl. Metastasierung außerhalb des kleinen Beckens	50 – 70%
IV	Fernmetastasen außerhalb der Bauchhöhle, Einbruch des Tumors in Blase oder Darm	70 – 75%

Eine Hormontherapie hat sich aufgrund der geringen Ansprechrate bis heute nicht etablieren können.

Die Tumormarker CA 19-9, CA 125 und CA 72-4 werden für die Verlaufsbeurteilung der Therapie bestimmt, wobei CA125 der wichtigste Marker ist. Eine Erhöhung von CA 125 bis zum Doppelten des Normwertes kann auch im Verlaufe einer Endometriose oder Lebererkrankung vorliegen.

Sonderformen
5 – 30% aller Ovarialkarzinome werden den niedrigmalignen **Borderline-Tumoren** (auch Low-malignant-Potential-Tumoren genannt) zugeordnet. Meist treten sie im vierten Lebensjahrzehnt auf und zeigen kein invasives Wachstum. Der Übergang in ein invasives Karzinom ist nicht gesichert, dennoch wird eine sorgfältige operative Entfernung durchgeführt.
Extraovarielle Ovarialkarzinome stellen eine weitere Sonderform dar. Sie entwickeln sich aus dem Oberflächenepithel des Peritoneums.

Ausbreitung

Der Tumor breitet sich primär per continuitatem in die Bauchhöhle bis hin zum Zwerchfell aus. Selten metastasiert er lymphogen in die pelvinen, paraaortalen oder inguinalen Lymphknoten und nur in 2–3% der Fälle hämatogen in Lunge, Leber, Knochen oder Gehirn.

Therapie

Entscheidend für die Überlebensdauer ist die möglichst **radikale Entfernung** (Uterus, Adnexe, Netz, pelvine und paraaortale Lymphknoten, Appendix sowie ggf. eine Darmteilresektion) beim ersten Eingriff. Die Operation und weitere Behandlung sind aufgrund der Komplexität spezialisierten Zentren vorbehalten. Bei jungen Patientinnen mit Kinderwunsch kann in sehr seltenen Fällen (frühes, gut differenziertes Karzinom) fertilitätserhaltend operiert werden.
Eine **Radiotherapie** findet trotz hoher Strahlensensibilität des Tumors nur bei palliativen Therapieansätzen Anwendung. Grund ist die meistens erforderliche Ganzabdomenbestrahlung mit starken Nebenwirkungen und erhöhter Spätmorbidität.
In Kombination mit der operativen Behandlung des Tumors findet aufgrund der guten Ansprechrate immer eine **Chemo-**

therapie statt. Ein weiterer palliativer Therapieansatz, der noch in klinischen Studien geprüft wird, ist eine Immuntherapie mit monoklonalen Antikörpern.
Trotz des großen Anteils an Tumoren, die Hormonrezeptoren (Östrogen und Gestagen) exprimieren, hat sich eine Hormontherapie aufgrund der geringen Ansprechrate in der Erstbehandlung des Ovarialkarzinoms nicht etablieren können.

Prognose

Eine Heilung wird nur in 30% der Fälle erreicht. Bei fortgeschrittenen Tumoren ist die Prognose primär vom postoperativen Tumorrest abhängig (Malignome in früheren Stadien werden immer R0-reseziert). Tumorstadium sowie Alter und Allgemeinzustand der Patientin haben ebenfalls Einfluss (Tab. 4).

FIGO-Stadium	5-Jahres-Überlebensrate
I	80%
II	40 – 60%
III	10 – 25%
IV	≤ 10%

Tab. 4: Stadienabhängige 5-JÜR bei Ovarialkarzinompatientinnen.

Zusammenfassung
✖ Ovarialkarzinome sind maligne epitheliale Tumoren mit destruierendem Wachstum.
✖ Die Prognose ist sehr schlecht, da Frühsymptome fehlen. Sie ist abhängig von der Radikalität der Operation: je geringer der Tumorrest, desto länger das Überleben.
✖ Differentialdiagnosen: Ovarialkystome, Ovarialfibrome, entzündliche Adnextumoren, Endometriose, Beckenniere oder Ovarialtumoren anderer Karzinome.

Endometriumkarzinom

Nach dem Mammakarzinom ist das Endometriumkarzinom der zweithäufigste bösartige Tumor der Frau mit einer Inzidenz von 15–25 pro 100 000 Frauen in Deutschland. Typischerweise erkranken Frauen über 65 Jahren, aber auch jüngere, am Endometriumkarzinom (= Karzinom des Corpus uteri). Bei 80% der Erkrankungen handelt es sich um Adenokarzinome (▮ Abb. 1). Seltenere Formen sind adenosquamöse (7%), serös-klarzellige (6%) und papilläre (4,5%) Karzinome, weitere Subtypen werden in jeweils weniger als 5% der Fälle diagnostiziert. Die histologischen Subtypen besitzen prognostische Bedeutung, wobei das serös-klarzellige Karzinom die schlechteste Prognose aufweist.

Ätiologie

Man unterscheidet anhand der Ätiologie zwischen dem **östrogenabhängigen** (Typ 1) und dem **östrogenunabhängigen** (Typ 2) Endometriumkarzinom.
Beim **Typ 1** stellt ein anhaltend erhöhter Östrogenspiegel den Hauptrisikofaktor dar. **Endogen** kann dieser Zustand auf Leberzirrhose oder hormonproduzierende Tumoren, Adipositas (Fettgewebe produziert Östrogen) zurückzuführen sein. **Exogen** wird er durch alleinige Östrogen-Hormonsubstitution (ohne Gestagenzusatz) hervorgerufen. Weitere Risikofaktoren sind: Kinderlosigkeit, frühe Menarche, späte Menopause, Follikelpersistenz und Diabetes mellitus. Zudem können östrogenrezeptorpositive Endometriumkarzinome durch selektive Östrogenrezeptormodulatoren (SERM) wie Tamoxifen in ihrem Wachstum stimuliert werden. Histologisch entwickeln sich diese Typ-1-Karzinome aus einer Endometriumhyperplasie.
Typ-2-Karzinome sind hormonunabhängig und entstehen primär aus einem atrophischen Endometrium. Ihre Ätiologie und Pathogenese sind noch nicht vollständig geklärt. Es finden sich vor allem bei älteren Patientinnen gehäuft serös-klarzellige Karzinome (▮ Tab. 1).

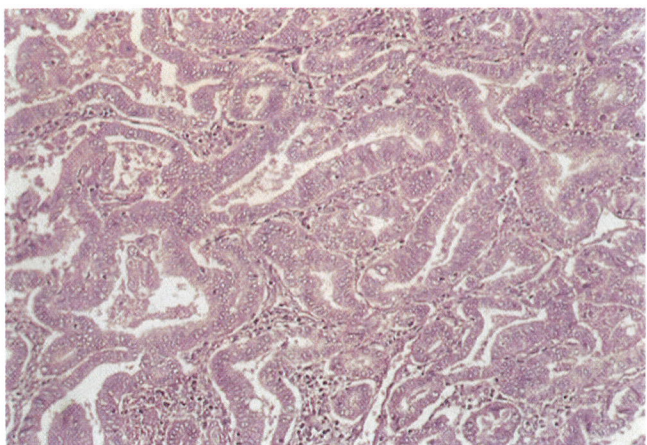

▮ Abb. 1: Mikroskopischer Befund eines Adenokarzinoms des Endometriums. [3]

Hyperplasietyp	Entartung
Einfache Hyperplasie	1%
Komplexe Hyperplasie	3%
Einfache Hyperplasie mit Atypien	8%
Komplexe Hyperplasie mit Atypien	29%

▮ Tab. 1: Entartungswahrscheinlichkeit unterschiedlicher Hyperplasietypen.

Klinik

Das Korpuskarzinom macht sich recht früh vor allem durch postmenopausale Blutungen, aber auch durch Blutungsstörungen (prämenopausal), fleischwasserfarbenen, fötid riechenden Fluor, Unterleibsschmerzen sowie Gewichtsverlust bemerkbar.

Diagnostik und Stadieneinteilung

Trotz nicht vorhandener Screeningprogramme (s. Zervixkarzinom, S. 38 ff.) werden die meisten Endometriumkarzinome in frühen Entwicklungsphasen diagnostiziert (▮ Tab. 2). Diese Tatsache verdankt man vor allem dem häufig früh auftretenden Leitsymptomen (s. Klinik).
Auffälligkeiten in der vaginalen Ultraschalluntersuchung werden zunächst mittels einer Hysteroskopie (▮ Abb. 2) und einer fraktionierten Abrasio untersucht. Nach Diagnosesicherung und klinischem Staging erfolgt die stadienabhängige Behandlung.
Bei fortgeschrittenem Karzinom erlauben CT oder MRT Aussagen über die Ausbreitung des Tumors, Lebersonographie und Röntgen-Thorax über mögliche Metastasen.

Ausbreitung
Typ-1-Karzinome: Die generell langsam stattfindende Ausbreitung erfolgt zuerst in Cavum uteri und Myometrium, im fortgeschrittenen Stadium in Vagina und andere umliegende Organe. Eine lymphogene Ausbreitung findet primär in die pelvinen und dann in die paraaortalen Lymphknoten statt. Erst wesentlich später erfolgt eine hämatogene Metastasierung in Leber und Lunge.
Typ-2-Karzinome: zeigen häufig eine frühere Metastasierung und werden u. a. deshalb meistens erst in fortgeschrittenen Stadien erkannt.

Therapie

Generell ist die **operative Therapie** Mittel der Wahl, sie findet stadienadaptiert meistens nach einer durchgeführten Hysteroskopie (▮ Abb. 2) und fraktionierter Abrasio statt.
Stadium I: Hysterektomie mit Adnexentfernung und Resektion des oberen Scheidenanteils; ggf. Lymphadenektomie.
Stadium II und III: Wertheim-Meigs-Operation (s. Zervixkarzinom, S. 38 ff.) mit Adnexektomie sowie pelviner und paraaortaler Lymphadenektomie.

Eine **Radiotherapie** findet nur bei inoperablen Patientinnen und postoperativ bei Karzinomen mit erhöhtem Rezidivrisiko statt (dieses leitet sich von Tumorstadium ab). Weder chemotherapeutische noch hormontherapeutische Therapiekonzepte konnten sich in der kurativen Therapie bis heute durchsetzen und sind immer noch Gegenstand klinischer Studien. Sie finden jedoch in der palliativen Behandlung Verwendung.

TNM-Stadium	Befall	FIGO-Stadium
T1	Begrenzt auf das Corpus uteri	I
T2	Infiltration der Cervix uteri	II
T3	Ausbreitung außerhalb des Uterus, jedoch beschränkt auf das kleine Becken	III
T4	Infiltration der Mukosa von Rektum und Harnblase	IV
N1	Befall pelviner und paraaortaler Lymphknoten	IIIc
M1	Fernmetastasen	IVb

▌ Tab. 2: TNM- und FIGO-Klassifikation des Endometriumkarzinoms von 1988.

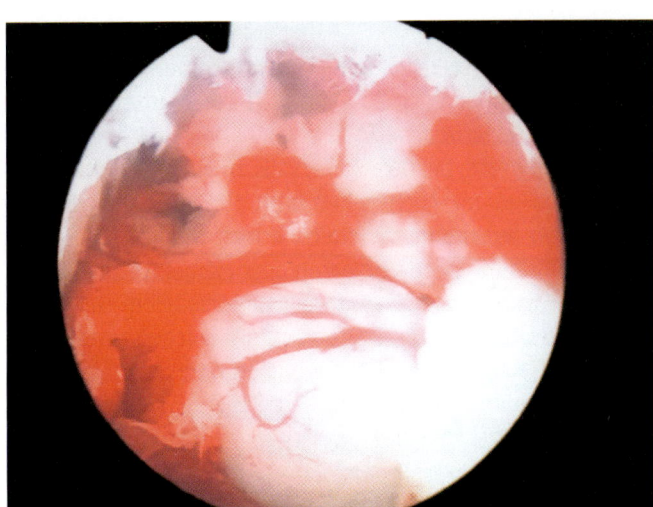

▌ Abb. 2: Hysteroskopische Aufnahme eines Endometriumkarzinoms. [8]

Prognose

Tumorstadium und zytologischer Differenzierungsgrad, Alter und Allgemeinzustand der Patientin sind die wesentlichen Prognosefaktoren. In Deutschland liegt die 5-JÜR bei 70% (▌ Tab. 3). Damit ist das Endometriumkarzinom der gynäkologische Tumor mit der günstigsten Prognose.

FIGO-Stadium	5-Jahres-Überlebensrate
I	85%
II	70%
III	49%
IV	18%

▌ Tab. 3: 5-JÜR in Abhängigkeit vom Tumorstadium.

Uterussarkom

Trotz ihres sehr geringen Anteils an den gesamten Uterustumoren (2–3% aller Uterusmalignome sind Sarkome) sind Uterussarkome aufgrund ihrer ausgesprochen ungünstigen Prognose von großer klinischer Bedeutung. Ursache hierfür ist die frühe hämatogene Metastasierung des Tumors. Die Diagnose ist nicht einfach (bei einer Kürettage werden lediglich 50% erkannt). Deshalb ist eine Hysterektomie die diagnostische Methode und Therapie der Wahl.

Zusammenfassung

✖ Das Leitsymptom des Endometriumkarzinoms sind postmenopausale Blutungen.

✖ Neben ihrem histologischen Typ werden Endometriumkarzinome anhand ihrer Östrogenabhängigkeit in Typ 1 (östrogenabhängig) und Typ 2 (östrogenunabhängig) unterteilt.

✖ Entstehung und Wachstum sind abhängig vom Östrogenspiegel, der durch endogene und exogene Faktoren erhöht sein kann.

✖ Das Uterussarkom ist der bösartigste Tumor des Uterus und hat eine extrem schlechte Prognose.

✖ Differentialdiagnosen des Endometriumkarzinoms sind benigne Läsionen des Endometriums, Uterussarkom, fortgeschrittenes Zervixkarzinom, Ovarialkarzinom, Kolonkarzinom sowie entzündliche Erkrankungen der inneren Genitalien.

Hodentumoren

Unter Hodentumoren versteht man maligne Neoplasien der Hoden, die anhand ihres Ursprungsgewebes grob in drei Gruppen unterteilt werden: Keimzell-, Stroma- und sonstige Tumoren (▌Tab. 1). Die Keimzelltumoren stellen einen Großteil der malignen Karzinome des Hodens dar, wohingegen die Stromatumoren und anderen Neoplasien nur ca. 10% ausmachen. Aufgrund dieses deutlichen Unterschieds in der Inzidenz werden in diesem Kapitel primär die Keimzelltumoren besprochen.

Ätiologie

Die Pathogenese der Keimzelltumoren ist bis heute nicht eindeutig geklärt. Zwar konnte man einige Risikofaktoren identifizieren, dennoch bleiben die genauen molekularpathologischen Prozesse unklar. Als Hauptrisikofaktor gilt noch vor dem **Maldescensus testis** ein **kontralateraler Hodentumor.**

Durch den Maldescensus testis steigt die Wahrscheinlichkeit, an einem Hodentumor zu erkranken, um das 4- bis 11fache. Selbst bei rechtzeitiger Therapie des Hodenhochstands besteht ein deutlich erhöhtes Erkrankungsrisiko. In diesem Zusammenhang hat man eine Reihe sog. Prädispositionsgene auf dem Chromosom Xq27 identifiziert. Diesen Genen wird eine Rolle in der Pathogenese des Kryptorchismus nachgesagt. Hingegen erhöhen weder eine Mumpsorchitis noch ein Trauma das Risiko, an einem Keimzelltumor zu erkranken.

Ausbreitung

Keimzelltumoren breiten sich **primär lymphogen** und erst **später hämatogen** aus. Im Verlauf dieses Prozesses findet man regelmäßig Tumorzellen in den paraaortalen und interaortokavalen Lymphknoten sowie im späteren Verlauf der Erkrankung beidseitig und in den supradiaphragmalen Lymphknoten. Die hämatogene Tumorausbreitung erfolgt meistens erst nach Lymphknotenbefall in die Lunge, sehr selten in die Leber und das ZNS.

Epidemiologie

Keimzelltumoren des Hodens stellen die häufigste maligne neoplastische Erkrankung junger Männer dar (Altersgipfel zwischen dem 20. und 40. Lebensjahr,). Jährlich erkranken in Deutschland ca. 10 von 100 000 Männern. Im internationalen Vergleich ist in Dänemark, Deutschland und Neuseeland die Inzidenz am höchsten. Schwarzafrikaner und Asiaten erkranken am seltensten. Insgesamt konnte in den vergangenen Jahren eine bisher noch unerklärliche, kontinuierliche Zunahme der Inzidenzraten beobachtet werden.

Klassifikation

Neben der TNM-Klassifikation der UICC von 2002 werden Keimzelltumoren zusätzlich noch anhand ihrer Histologie und ihrer klinischen Merkmale eingeteilt (▌Tab. 1 im Anhang und ▌Tab. 2).

Histologische Typen von Hodentumoren

Wie man der WHO-Klassifikation entnehmen kann, machen Seminome, embryonale Karzinome sowie Teratome einen Großteil der Hodentumoren von einem histologischen Typ aus. Generell werden als Seminome nur reine Seminome bezeichnet. Alle anderen Tumoren werden als nichtseminomatöse Hodentumoren (NSGCT) zusammengefasst.

Seminome: machen ca. 45% aller Keimzelltumoren des Hodens aus; ihr Manifestationsalter liegt zwischen dem 30. und 50. Lebensjahr und ist damit durchschnittlich 10 Jahre höher als bei Patienten mit NSGCT. Die Ausbreitung erfolgt primär lymphogen. Histologisch sind für diese Malignome große rundliche Zellen mit glykogenreichem Plasma, grobscholligem Chromatin, deutlichen Nukleolen und lymphozytären Infiltrationen charakteristisch.

Embryonales Karzinom: Häufigkeit 10%, Altersgipfel zwischen dem 20. und 30. Lebensjahr. Das histologische Bild ist uneinheitlich mit vielen polymorphen Zellen.

Kombinierte Keimzelltumoren: besitzen seminomatöse und nichtseminomatöse Anteile und machen ca. 44% aller Keimzelltumoren aus.

Klinik

Leitsymptom dieser Erkrankung ist eine schmerzlose Größenzunahme des Hodens. In 20% der Fälle beschreiben die Patienten uncharakteristische Schmerzen in den Hoden, ähnlich einer Epididymitis, bei der es ebenfalls zu einer Schwellung des Hodens kommt. Nicht selten führt dies zu Fehldiagnosen und falscher Behandlung. Weitere, jedoch weniger häufige Symptome sind Rückenschmerzen oder Hämoptoe, die das Resultat eines Metastasierungsprozesses darstellen. Gelegentlich zeigen Hodenkrebspatienten auch Anzeichen einer Gynäkomastie, die auf eine tumorbedingte erhöhte Synthese von Choriongonadotropin zurückzuführen ist.

Ein vergrößerter Hoden, ob schmerzfrei oder schmerzhaft, sollte immer auf eine mögliche neoplastische Erkrankung hin untersucht werden, insbesondere wenn sich die Beschwerden unter Antibiotikabehandlung nicht verbessern.

Diagnostik

Zur Basisdiagnostik des primären Tumors gehört neben der sorgfältigen klinischen Untersuchung die **sonographische Untersuchung** beider (!) Hoden. Ein **CT** des Thorax und des Abdomens wird zum Staging des Tumors sowie bei unklaren Raumforderungen im Mediastinum bzw. Retroperitoneum durchgeführt. Im Rahmen der laborchemischen Untersuchungen wird besonderes Augenmerk auf **Tumormarker** (AFP, β-HCG und LDH) gelegt. Diese sind für die Therapie und Verlaufskontrolle von großem Nutzen.

Keimzelltumoren	Nichtgerminative Tumoren
Seminome (40%)	Leydig-Zell-Tumoren (fast 10%)
Nichtseminomatöse Keimzelltumoren (60%)	Sertoli-Zell-Tumoren (selten)
	Granulosazelltumoren (selten)

▌Tab. 1: Typen von Hodentumoren und deren Häufigkeit.

Stadium	Klinik	Pathologisch
I	Kein klinischer oder bildgebender Metastasen-nachweis	Negative retroperitoneale Lymphknoten
IIA	Retroperitoneale Lymphknoten mit einem Durch-messer ≤ 2 cm	5 oder weniger Lymphknotenmetastasen, die nicht größer als 2 cm sind
IIB	Retroperitoneale Lymphknoten mit einem Durch-messer von 2 – 5 cm	Mehr als 5 Lymphknotenmetastasen oder mikro-skopische Infiltration des extranodulären Gewebes
IIC	Retroperitoneale Lymphknoten mit einem Durch-messer ≥ 5 cm	Lymphknotenmetastasen ≥ 5 cm bzw. ein retro-peritonealer Tumor, der in benachbarte Strukturen eingebrochen ist
III	Supradiaphragmatische Lymphknotenmetastasen mit oder ohne hämatogene Metastasen	Supradiaphragmatische Lymphknotenmetastasen mit oder ohne hämatogene Metastasierung

▎Tab. 2: Klassifikation von Hodentumoren anhand klinischer Merkmale, nach Lugano.

Stadium	Nichtseminom	Seminom
I	▸ „Wait and see" („low risk") ▸ Adjuvante Chemotherapie („high risk") ▸ 5-JÜR: 95 – 100%	▸ Bestrahlung (Standard) bzw. Chemotherapie („high risk") ▸ „Wait and see" („low risk") ▸ 5-JÜR: 95 – 100%
IIA	▸ In Abhängigkeit vom Tumormarkerspiegel ▸ RLA mit adjuvanter Chemotherapie ▸ 5-JÜR: 95%	▸ Bestrahlung (Standard) bzw. alternativ Chemotherapie ▸ 5-JÜR: 95%
IIB	▸ Siehe Stadium IIA ▸ 5-JÜR: 95% (evtl. Tumordebulking)	▸ Siehe Stadium IIA ▸ 5-JÜR: 90%
IIC und III	▸ Primäre Chemotherapie ▸ 5-JÜR: ≤ 85% (evtl. Tumordebulking)	▸ Primäre Chemotherapie ▸ 5-JÜR: 30 – 85%

▎Tab. 3: Therapieansätze und Prognosen bei Hodenkrebs nach Orchiektomie; Vergleich zwischen Semi-nom und Nichtseminom.

Bestehen nach diesen Untersuchungs-schritten weiterhin Zweifel, kann zu-sätzlich zur Sonographie ein MRT des Hodens erfolgen bzw. muss als Ultima Ratio eine operative Freilegung des Ho-dens mit intraoperativer Schnellschnitt-diagnostik erfolgen.

> Im Verlauf des Tumorstagings werden folgende Schritte immer durchgeführt: Abdomen-, Thorax- und Becken-CT. Alter-nativ zum CT kann auch ein MRT durch-geführt werden.
> Zu den fakultativen Untersuchungen, die in Abhängigkeit vom Tumorstadium durchgeführt werden, zählen Schädel-CT und Knochenszintigraphie.

Therapie

Die Therapie der Keimzelltumoren ist sehr umfangreich (▎Tab. 3). Da sich annähernd 50% aller Patienten mit nichtseminomatösen und ca. 85% aller Patienten mit seminomatösen Tumoren im **Stadium I** vorstellen, soll der

Schwerpunkt hier auf der Therapie dieser Fälle liegen.
Initialer Therapieschritt bei jedem uni-lateralen Keimzelltumor ist die **hohe inguinale Ablatio testis** in Kombina-tion mit einer **intraoperativen Schnell-schnittdiagnostik** zur Bestimmung des histologischen Tumortyps. Nur bei fort-geschrittenen Tumoren, die das Leben des Patienten akut gefährdet, wird eine **Chemotherapie vor der Operation** durchgeführt.
Bei Patienten mit einem nichtsemino-matösen Keimzelltumor im Stadium I wird nach der Ablatio testis eine sog. risikoadaptierte Therapie durchgeführt. **High-Risk-Patienten** werden primär einer **adjuvanten Chemotherapie** bzw., wenn diese nicht durchführbar ist, einer **retroperitonealen Lymph-adenektomie** zugeführt.
Bei Patienten, bei denen eine retro-peritoneale Metastasierung unwahr-scheinlich ist **(Low-Risk),** kann die **Surveillance** gegenüber der adjuvanten Chemotherapie bevorzugt werden.
Unter Surveillance oder „wait-and-see-Strategie" versteht man eine Semikastra-tion ohne weitere Therapieschritte wie z. B. eine Chemotherapie. Der Patient wird lediglich engmaschiger nachunter-sucht.
Bei Patienten mit einem Seminom ist die Wahrscheinlichkeit einer **Metasta-sierung** in den frühen Entwicklungs-stadien deutlich geringer als bei Patien-ten mit nichtseminomatösen Tumoren. Wichtige **Prognosefaktoren** sind bei diesen Keimzelltumoren der Tumor-durchmesser sowie die vorhandene Infiltration ins Rete testis. Ab einer Tumorgröße von mehr als 4 cm spricht man von einem High-Risk-Tumor. Patienten mit einem solchen Tumor erhalten primär eine Radiotherapie bzw. alternativ eine Carboplatinthera-pie. Die präferierte Therapie von Low-Risk-Tumoren besteht aus „wait and see" bzw. Surveillance.

Zusammenfassung

✖ Häufigster Tumor des Mannes zwischen dem 20. und 40. Lebensjahr.

✖ Männer mit einem Maldescensus testis besitzen ein 4- bis 11fach erhöhtes Erkrankungsrisiko.

✖ Leitsymptome sind die Schwellung und die Verhärtung des Hodens, die sowohl schmerzfrei als auch schmerzhaft sein können.

✖ Differentialdiagnosen: Hodentorsion, Orchitis, Epidymitis, Epidymo-orchitis, granulomatöse Orchitis, Hodentuberkulose, Hydrozele, Spermato-zele, Skrotalhernie.

✖ Vorsoge: regelmäßige manuelle Selbstuntersuchung.

Prostatakarzinom I

Das Prostatakarzinom hat sich in den vergangenen Jahren zu einer der häufigsten Krebserkrankung des Mannes entwickelt und wird auch „das Karzinom des alten Mannes" genannt.

Epidemiologie

Das Prostatakarzinom (❚ Abb.1) ist der häufigste urogenitale Tumor bei Männern. In der Altersgruppe zwischen dem 40. und 50. Lebensjahr stellt es nach dem Bronchialkarzinom das zweithäufigste Malignom dar. Ab dem 5. Lebensjahrzehnt ist es die häufigste maligne Krebserkrankung. Einigen Studien zufolge haben 70–100% aller Männer jenseits des 90. Lebensjahrs ein Prostatakarzinom. Global betrachtet findet sich eine Häufung der Erkrankungen in der westlichen Welt, besonders bei der schwarzen Bevölkerung in Nordamerika. Hier liegt die Mortalitätsrate bei 100 von 100 000. In Asien und Afrika sind die Zahlen signifikant geringer. Dies unterstützt die Theorie, dass Umweltfaktoren eine große Rolle in der Karzinogenese spielen.

Terminologie

In Zusammenhang mit dem Prostatakarzinom werden Tumoren häufig als inzident, latent oder okkult bezeichnet. Dies beschreibt u. a. die klinische Symptomatik bzw. den Zeitpunkt der Tumordiagnose:

▶ **Inzident:** ein zufällig, z. B. bei einer Prostatahyperplasie-Untersuchung, diagnostiziertes Prostatakarzinom
▶ **Latent:** ein im Rahmen einer Sektion festgestellter Prostatatumor, der zur Lebzeit des Patienten nicht klinisch manifest wurde
▶ **Okkult:** ein Malignom der Prostata, das aufgrund von Metastasen diagnostiziert wird

Ätiologie

Über die Genese des Prostatakarzinoms existieren noch keine klaren Kenntnisse, eine Reihe von unterschiedlichen Risikofaktoren wird diskutiert:
Man vermutet, dass **Umweltfaktoren** wie Ernährungsgewohnheiten oder Lebensstil einen großen Einfluss haben. So zeigen Studien aus Amerika und Kanada, dass bei japanischen Auswanderern schon innerhalb der ersten Generation die Zahl der Prostatakarzinomerkrankungen zunimmt und bereits in der zweiten Generation identisch mit der von Einheimischen ist.

Ein weiterer Faktor ist das **Testosteron.** Dieses Hormon wirkt wachstumsfördernd auf den Tumor, eine Tatsache die u. a. erklärt, weshalb Eunuchen i. d. R. nicht an Prostatakarzinomen erkranken und Antiandrogene in der Therapie eingesetzt werden.
Molekularbiologisch finden sich **Mutationen von Androgenrezeptoren** und **Inaktivierung von Tumorsuppressorgenen** durch Allelverluste. Es sind jedoch wenige tumortypische Mutationen bekannt, wie man sie z. B. vom kolorektalen Karzinom oder vom Mammakarzinom kennt.

Präkanzerosen des Prostatakarzinoms sind bis heute ebenfalls noch nicht definiert worden, zur Diskussion stehen die prostatische intraepitheliale Neoplasie (❚ Abb. 2) sowie die atypische adenomatöse Hyperplasie (AAH).

Klassifikation

Neben dem TNM-Klassifikationssystem werden zur Bestimmung des Malignitätsgrads der Gleason-Score sowie die Klassifizierung nach Dhom verwendet (❚ Tab. 1 und 2 sowie ❚ Abb. 3).

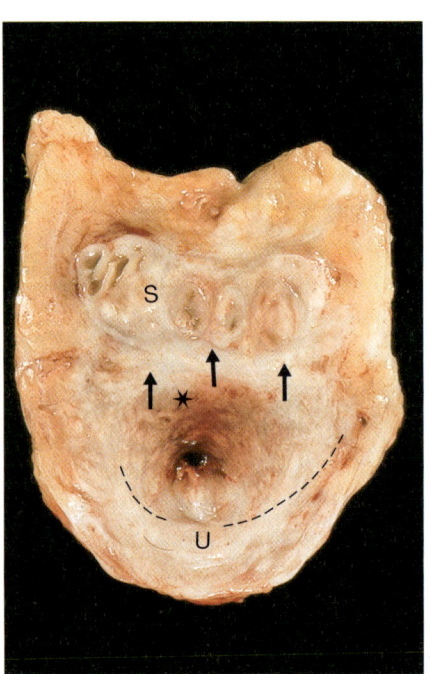
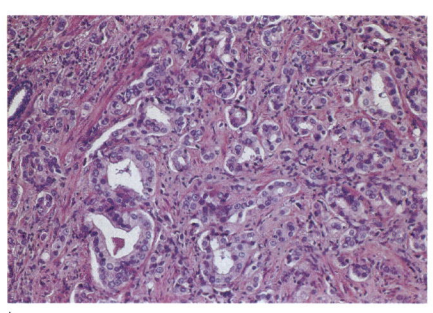

❚ Abb.1: a) Makroskopische und b) mikroskopische Aufnahme eines Prostatakarzinoms. [2]

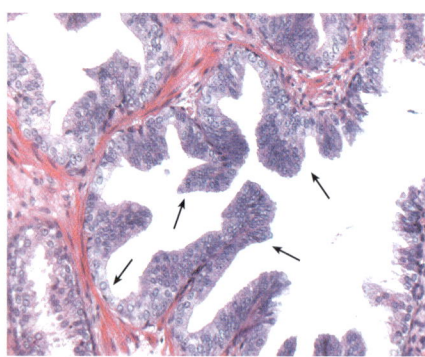

❚ Abb. 2: Prostatische intraepitheliale Neoplasie (PIN). Die Pfeile markieren die papilläre intraduktale Epithelproliferation. [2]

Klinik

In der frühen Entwicklungsphase bereitet das Prostatakarzinom **selten Beschwerden.** Einzig **kleine Geschwulstknoten** im Rahmen einer digital-rektalen Untersuchung können festgestellt werden.

In fortgeschrittenem Stadium kommt es aufgrund des wachsenden Tumors zu subvesikulärer **Obstruktion** mit Abschwächung des Harnstrahls sowie häufigem und nächtlichem Wasserlassen. Tiefe und ziehende **Rückenschmerzen** aufgrund entstandener Metastasen sind ebenfalls häufig und bedürfen besonders bei Männern mit bis dato nicht untersuchter Prostata einer genauen Abklärung.

Ausbreitung
Meistens kommt es zunächst zu einer lymphogenen und dann zu einer hämatogenen Tumorausbreitung. Erste Stationen der lymphogenen Metastasierung sind die Fossa obturatoria sowie die präsakralen und inguinalen Lymphknoten. Hämatogen metastasiert das Prostatakarzinom bevorzugt in das Skelettsystem.

TNM-Stadium	Befall
T1	Weder tast- noch sichtbar (Zufallsbefund)
	▶ T1a: Tumoranteile ≤ 5% des resezierten Gewebes
	▶ T1b: Tumoranteile > 5% des resezierten Gewebes
	▶ T1c: Tumordiagnose durch Nadelbiopsie
T2	Tumor auf die Prostata begrenzt
T3	Tumordurchbruch durch die Prostatakapsel
T4	Tumorinfiltration in andere Nachbarstrukturen als Samenblase
N1	Regionäre Lymphknotenmetastasen
M1	Fernmetastasen
	▶ M1a: nichtregionäre Lymphknotenmetastase
	▶ M1b: Knochenmetastasen
	▶ M1c: andere Organmetastasen

▌ Tab. 1: TNM-Klassifikation des Prostatakarzinoms.

Histologie	Grading	Gleason-Score
Gut differenziert bzw. leichte Anaplasie	1	2 – 4
Moderat differenziert	2	5 – 6
Moderat bzw. schlecht differenziert	2	7
Schlecht differenziert	3	8 – 10
Undifferenziert	4	11 – 12

▌ Tab. 2: Grading und Gleason-Score des Prostatakarzinoms.

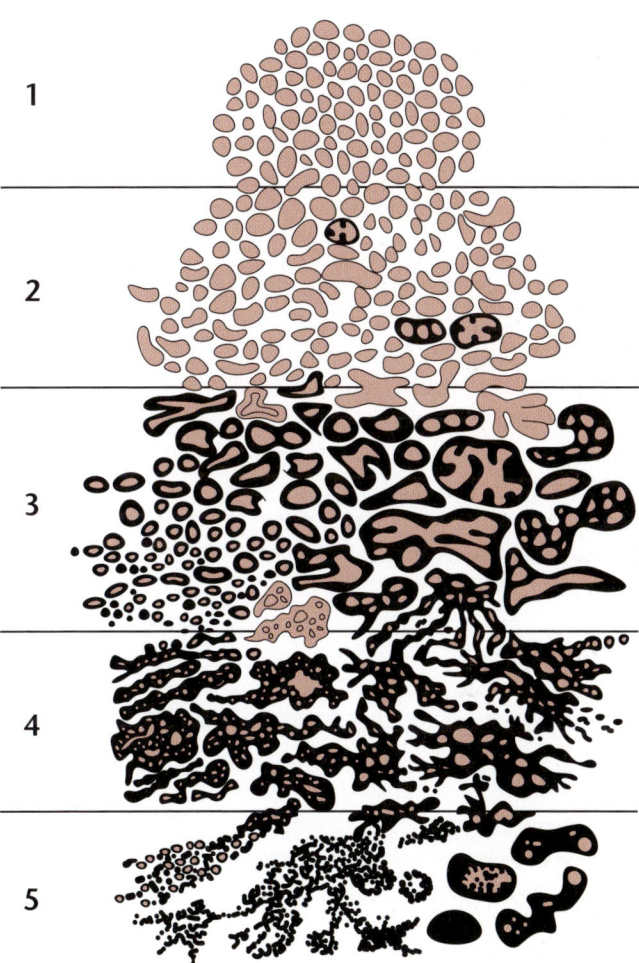

▌ Abb. 3: Histologisches Grading des Prostatakarzinoms nach Gleason. [2]

Prostatakarzinom II

Diagnostik

Die Hauptbestandteile der Diagnostik zur Abklärung eines möglichen Prostatakarzinoms sind:

▶ Rektale Untersuchung
▶ Bestimmung des prostataspezifischen Antigens (PSA)
▶ Suprapubische/transrektale Sonographie
▶ Stanzbiopsie (erforderlich ab einem PSA-Wert ≥ 4 ng/ml).

Das späte Auftreten von Symptomen und die Tatsache, dass das Prostatakarzinom in seiner frühen, symptomarmen Phase besser zu behandeln ist als in der späten symptomreichen Entwicklungsphase, stellen dabei große Probleme dar. Deshalb wird jedem Mann ab dem 45. Lebensjahr geraten, regelmäßig zur **Vorsorgeuntersuchung** zu gehen. Dieser Empfehlung kommen lediglich 11% der Männer nach.
Im Rahmen der rektalen Untersuchung wird eine **digitale rektale Palpation** der Prostata durchgeführt, um etwaige Veränderungen der Prostata festzustellen.
Die **Bestimmung des PSA** nimmt eine wichtige Rolle innerhalb der Prostatadiagnostik ein. Es handelt sich dabei um ein Glykoprotein, das zur Verflüssigung des Samens in den Ductuli Portae der Prostata gebildet wird. Ist der gemessene Wert 4 ng/ml oder höher, so besteht die Möglichkeit einer malignen neoplastischen Erkrankung der Prostata. Der PSA-Wert kann jedoch auch bei entzündlichen (Prostatitis), benignen neoplastischen (BPH) oder traumatischen Vorgängen (Biopsie) erhöht, bzw. bei kleineren Tumoren normal sein. Nach einer sonographischen Untersuchung entnimmt man zur Sicherung der Diagnose noch mehrere **Stanzbiopsien**.

Therapie

Abhängig von Tumorstadium, Differenzierungsgrad, Allgemeinzustand und dem biologischen Alter des Patienten gibt es unterschiedliche Therapieansätze (▮ Abb. 5):

▶ **Kontrolliertes Zuwarten:** bei älteren Patienten, deren Lebenserwartung durch den Tumor nicht mehr beeinflusst wird
▶ **Radikale Prostatovesikulektomie oder Radiotherapie:** bei lokal begrenztem Prostatakarzinom
▶ **Antiandrogene Therapie:** bei vorhandenen Metastasen indiziert; durch eine Unterbrechung des hormonellen Stimulus versucht man, das Tumorwachstum bzw. die Tumormasse zu verringern.

Eine **Chemotherapie** ist aufgrund des durchschnittlich schlechten Ansprechens (weniger als 20% aller Tumoren sprechen auf eine Chemotherapie an) nur bei Patienten mit symptomatischer Tumorprogression indiziert. Ziel ist in diesem Fall eine Verbesserung der Lebensqualität.

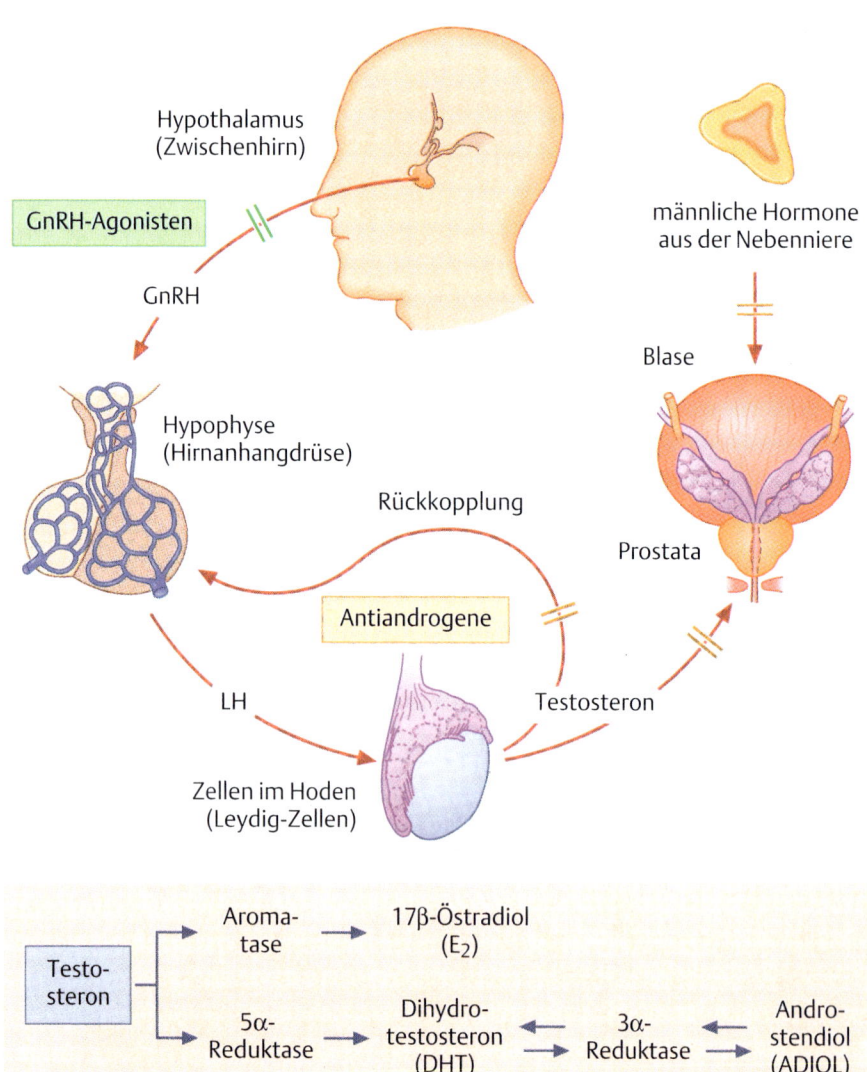

▮ Abb. 4: Antiandrogene Therapie des Prostatakarzinoms. [17]

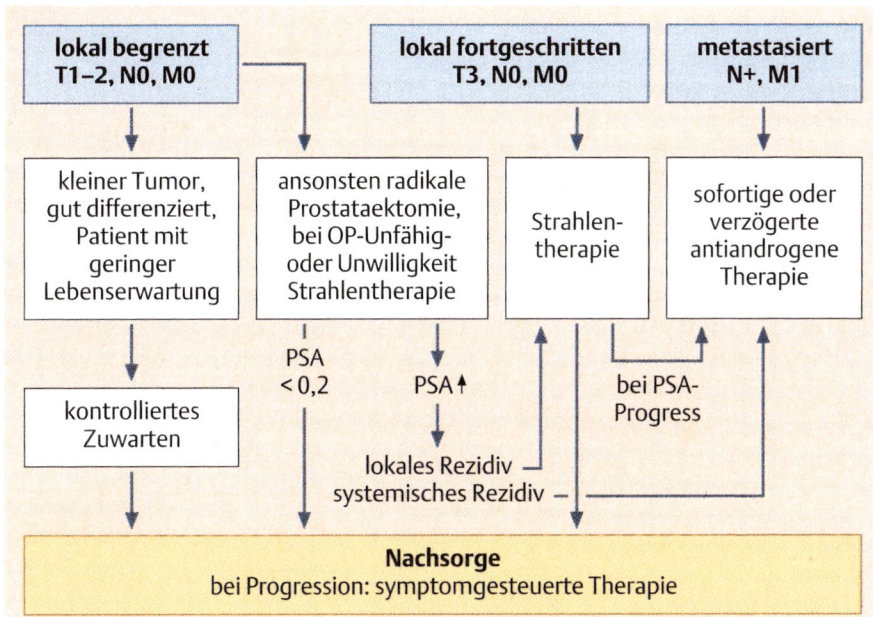

**Hormontherapie beim Prostata-
karzinom**
Die antiandrogene Therapie des Prostatakarzinoms stellt bei inoperablem
Befund, Lymphknotenbefall und Fernmetastasen heute die Therapie der
Wahl dar und umfasst folgende Bestandteile:

▶ GnRH-Analoga (Gonadotropin-Relea-
sing-Hormon-Agonisten) blockieren die
GnRH-Rezeptoren der Hypophyse. Sie
reduzieren nach einem initialen Anstieg
den Testosteronspiegel.
▶ Antiandrogene reduzieren den Testosteronspiegel durch zweierlei Mechanismen. Wirkstoffe wie Cyproteronacetat
wirken direkt auf die Leydig-Zellen und
greifen zusätzlich in den Rückkopplungs-
mechanismus zwischen Hypophyse und
Gonaden ein (■ Abb. 4). Nichtsteroidale
Antiandrogene wie Flutamid hemmen
hingegen die zelluläre Aufnahme von
Testosteron und führen somit nicht zur
erektilen Dysfunktion wie andere Antiandrogene, da sie den Testosteronspiegel im Serum nicht verringern.
▶ Eine Östrogentherapie findet heute
kaum mehr Anwendung, weil sie keine
eindeutigen Vorteile gegenüber den
LHRH-Analoga zeigt.
▶ Testosteronentzug durch Orchiektomie
(bilateral subkapsulär oder auch radikal)

Nachsorge
Die Nachsorge eines Prostatakarzinom-
patienten zur Früherkennung eines
fortschreitenden Tumors bzw. tumorbedingter Nebenwirkungen beinhaltet
folgende Untersuchungen:

▶ Zwischenanamnese
▶ Digitale rektale Untersuchung
▶ Sonographie
▶ Skelettszintigraphie
▶ Regelmäßige PSA-Bestimmung

Prognose

Die Prognose hängt stark vom histologischen Typ, von der Malignität
des Tumors und der Tumorgröße ab.
Die durchschnittlich besten Überlebens-
raten haben Patienten mit früh diagnostizierten, kleinen, nicht die Kapsel
überschreitenden, hoch differenzierten
Karzinomen.

Zusammenfassung

✖ Das Prostatakarzinom ist der zweithäufigste Tumor des Mannes nach
dem Bronchialkarzinom. Ab dem 80. Lebensjahr stellt es die häufigste
Todesursache dar.

✖ Hauptrisikofaktoren scheinen Umweltfaktoren sowie eine hereditäre Belastung zu sein; Letztere ist nur bei 10% aller Patienten zu finden.

✖ Heutzutage sind zwei Arten von Präkanzerosen im Gespräch: die prostatische intraepitheliale Neoplasie und die atypische adenomatöse Hyperplasie.

✖ Die 10-Jahres-Überlebensrate liegt abhängig vom Tumortyp zwischen
34% und 87%.

✖ Differentialdiagnosen des Prostatakarzinoms sind Adenome und
Metastasen.

Nierenzellkarzinom

Beim Nierenzellkarzinom (auch Nierenkarzinom) handelt es sich um ein Adenokarzinom unterschiedlichen Phänotyps (❙ Tab. 1). Jährlich erkranken ca. 16 000 Menschen daran. Es ist ein Tumor, der sehr schlecht auf Chemo- und Radiotherapie anspricht und zudem häufig klinisch erst spät symptomatisch wird.

Epidemiologie

Mit 3 % aller malignen Tumoren zählt das Nierenzellkarzinom zu den sechs häufigsten Tumoren des Menschen. Jährlich erkranken ca. 9 von 100 000 Menschen, meistens im Alter zwischen 50 und 60 Jahren, wobei Männer dreimal häufiger betroffen sind als Frauen.

Ätiologie und Morphologie

Die Kanzerogenese des Nierenkarzinoms ist bis heute noch nicht klar definiert. Generell geht man davon aus, dass **Nikotinkonsum**, **Bluthochdruck** und **Adipositas** prokanzerogen wirken. Des Weiteren gibt es eine enge Korrelation zwischen dem Phänotyp des Tumors und **Veränderungen im Genom.**
Im Rahmen der Entstehung des Tumors geht man, ähnlich wie bei kolorektalen Tumoren, von einer Sequenz an genetischen Alterationen aus, die tumortypenspezifisch sind.
Morphologisch handelt es sich beim Nierenzellkarzinom i. d. R. um einen unilateral auftretenden Tumor des proximalen und distalen Tubulus sowie des Sammelrohrgewebes. Aufgrund der häufig erst mit fortgeschrittener Tumorgröße beginnenden klinischen Symptome können Nierentumoren zum Diagnosezeitpunkt bis zu 15 cm groß sein.
❙ Tabelle 1 zeigt die verschiedenen histologischen Nierenkarzinomtypen.

Klassifikation

Die Klassifizierung des Nierenkarzinoms erfolgt nach der TNM-Systematik, die sich an der Tumorgröße, den befallenen Lymphknoten und evtl. vorhandenen Metastasen orientiert (❙ Tab. 2).

Klinik

Patienten, die an einem Nierenkarzinom erkranken, zeigen selten ausgeprägte Frühsymptome. Dies liegt zumeist daran, dass der Tumor keine Verbindung zum Hohlsystem des Organs besitzt. Erst später, wenn aufgrund der Tumorgröße eine solche Verbindung besteht, kommt es zu den **Leitsymptomen eines Nierenzellkarzinoms,** der **schmerzlosen Hämaturie** in Kombination mit weiteren unspezifischen Symptomen wie Flankenschmerz, tumorbedingter Anämie und Fieber. Besonderes Augenmerk sollte den möglichen paraneoplastischen Symptomen geschenkt werden, die bei 5 % aller Patienten vorkommen:

❱ Stoffwechselstörungen, z. B. Stauffer-Syndrom
❱ Polyglobulien
❱ Renale Hypertonie durch eine erhöhte Reninausschüttung
❱ Hyperkaliämie (erhöhter ACTH-Spiegel)
❱ Hyperkalziämie (erhöhter Parathormon-Spiegel)
❱ Neuromuskuläre Paraneoplasien

> Als Ursache einer symptomatischen Varikozele sollte immer auch ein Nierenzelltumor ausgeschlossen werden.

Tumortyp	Häufigkeit
Klarzelliges Karzinom (❙ Abb. 1)	83 %
Papilläres Karzinom ❱ Basophiler Typ ❱ Eosinophiler Typ	11 %
Chromophobes Karzinom	5 %
Sammelrohrkarzinom	≤ 1 %
Unklassifiziertes Karzinom	≤ 1 %

❙ Tab. 1: Histologische Nierenkarzinomtypen.

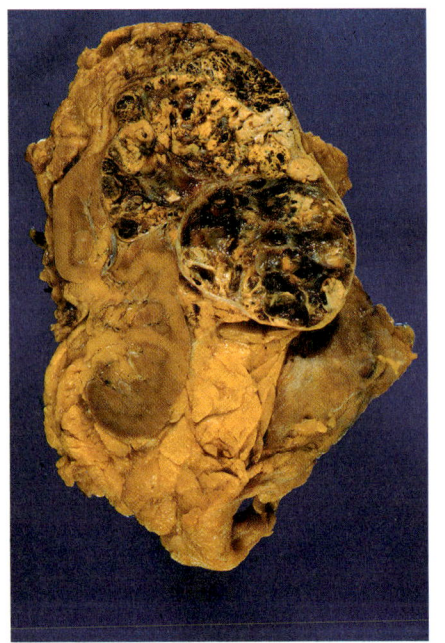

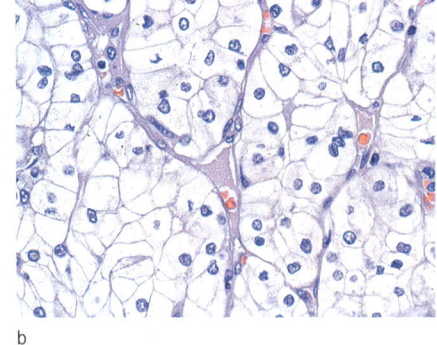

b

❙ Abb. 1: Makroskopische (a) und mikroskopische (b) Aufnahme eines klarzelligen Nierenzellkarzinoms. [2]

a

TNM-Stadium	Größe und Befall
T1	≤ 7 cm, begrenzt auf die Niere
T2	> 7 cm, begrenzt auf die Niere
T3a	Invasion in Nebenniere oder perirenales Gewebe unter der Gerota-Faszie
T3b	Invasion in Nierenvene oder V. cava unterhalb des Zwerchfells
T3c	Invasion in V. cava oberhalb des Zwerchfells
T4	Ausbreitung jenseits der Gerota-Faszie
N1	Solitäre Lymphknotenmetastase
N2	> 1 regionäre Lymphknotenmetastase

❙ Tab. 2: TNM-Klassifikation des Nierenkarzinoms.

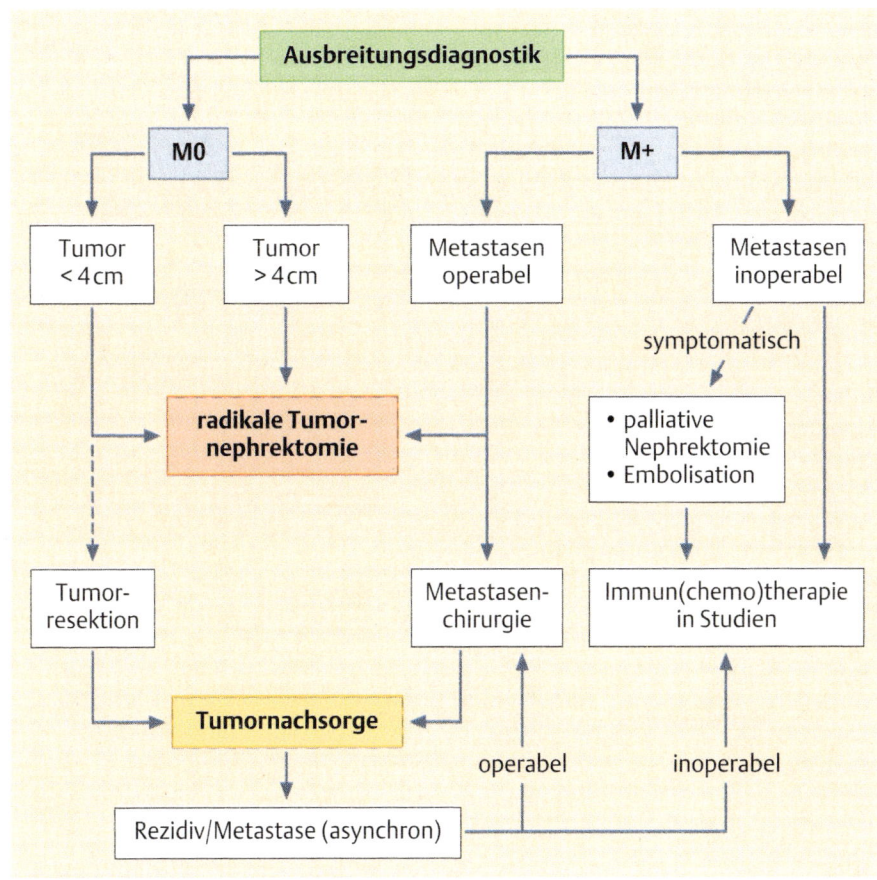

Abb. 2: Therapeutisches Vorgehen beim Nierenzellkarzinom. [17]

einer radikalen Nephrektomie nicht verschlechtert. Im Fall vorhandener inoperabler Fernmetastasen wird die Niere nur dann entfernt, wenn der Tumor zu Beschwerden beim Patienten führt. Chemo- und Radiotherapie finden bis heute nur geringe Anwendung, da Nierentumoren sehr schlecht darauf ansprechen.

Prognose

Insgesamt liegt die 5-Jahres-Überlebensrate von Nierenzellkarzinompatienten zwischen 20% und 25%. Sie variiert jedoch stark zwischen den verschiedenen Tumortypen, z. B. haben basophile chromophobe Tumoren eine bessere Prognose als papilläre. Natürlich hängt die 5-Jahres-Überlebensrate am stärksten von der Ausdehnung des Primärtumors sowie dem evtl. Lymphknotenbefall ab (Tab. 3).

TNM-Stadium	5-Jahres-Überlebensrate
pT1–pT2	81–91%
pT3a	64–72%
pT3b	41–49%
pT4	16–20%
Fernmetastasen	12–20%
Positiver Lymphknotenbefall	15–20%

Tab. 3: 5-JÜR von Patienten mit Nierenzellkarzinom.

Diagnostik

Neben der Analyse des Urins wird das Blut für eine optimale Therapieplanung speziell auf Nierenfunktionsparameter untersucht. Nicht selten sind Nierenzellkarzinome Zufallsbefunde bei einer **Sonographie des Abdomens.** Letztere ist, aufgrund ihrer hohen Genauigkeit, die Methode der Wahl zur Diagnose des Nierenkarzinoms. Weitere geeignete bildgebende Verfahren zu Diagnostik und Klassifizierung des Gradings und Stagings sind Computerund Kernspintomographie sowie das Urogramm.

Therapie

Die therapeutischen Maßnahmen sind primär davon abhängig, ob der Tumor bereits metastasiert hat (Abb. 2). Ist dies nicht der Fall oder sind die vorhandenen Metastasen operabel, stellt die **Nephrektomie** das Mittel der Wahl

dar. Sie kann bei kleineren, peripher gelegenen Tumoren sogar partiell erfolgen. Vorteil dieser Methode ist, dass nicht das ganze Organ entfernt werden muss und sich die Prognose des Patienten identisch mit der von Patienten mit

Zusammenfassung

✖ Das Nierenkarzinom ist ein Adenokarzinom, an dem vorwiegend Menschen im Alter von 50–60 Jahren erkranken.

✖ Leitsymptom des Nierenkarzinoms ist eine schmerzlose Hämaturie, die in 5% der Fälle von paraneoplastischen Symptomen begleitet wird.

✖ Differentialdiagnosen des Nierenzellkarzinoms sind Nebennierentumoren, Nierenbeckentumoren, Metastasen anderer Tumoren, Lymphome oder Urogenitaltuberkulose. Gutartige Tumoren der Niere, die es vom Karzinom abzugrenzen gilt, sind Adenom, Onkozytom, Angiomyolipom und Fibrom.

✖ Aufgrund des schlechten Ansprechens auf Chemo- und Strahlentherapie ist die chirurgische Therapie das Mittel der Wahl.

Harnblasenkarzinom

Das Harnblasenkarzinom ist ein maligner Tumor, als dessen Hauptrisikofaktor das Rauchen gilt.

Epidemiologie

Jährlich wird in Deutschland bei ca. 30 von 100 000 Menschen ein Harnblasenkarzinom diagnostiziert (■ Abb. 1). Insgesamt macht es ca. 90 % aller malignen Tumoren des Urothels der ableitenden Harnwege aus. Histologisch handelt es sich bei Harnblasenkarzinomen zu 95 % um Urothelkarzinome. Plattenepithelkarzinome, Adenokarzinome und Urachuskarzinome sind deutlich seltener (sie machen ca. 5 % aus). Das Verhältnis zwischen betroffenen Männern und Frauen beträgt 3 zu 1. Des Weiteren tritt das Harnblasenkarzinom am häufigsten bei Menschen zwischen dem 65. und 70. Lebensjahr auf.

Ätiologie

Der wichtigste Risikofaktor für die Entstehung eines Harnblasenkarzinoms ist der Zigarettenrauch. Raucher haben ein vierfach höheres Risiko an diesem Krebs zu erkranken als Nichtraucher. Als weitere hochpotente Kanzerogene gelten aromatische Amine (■ Abb. 2) und Nitrosamine. Es wurde beobachtet, dass Menschen, die in der farb- und gummiverarbeitenden Industrie tätig sind, vergleichsweise übermäßig häufiger an Harnblasenkarzinomen erkranken als andere Berufsgruppen. Molekularpathologisch zeigt sich häufig ein heterogenes Bild an Chromosomenaberrationen, besonders auf dem Chromosom 9, die u. a. zu einem Verlust an Tumorsuppressorgenen oder einer Überexpression von Wachstumsfaktorrezeptoren führen. Letztere wird bei mehr als 40 % aller Harnblasenkarzinompatienten beobachtet, bei ihnen kann

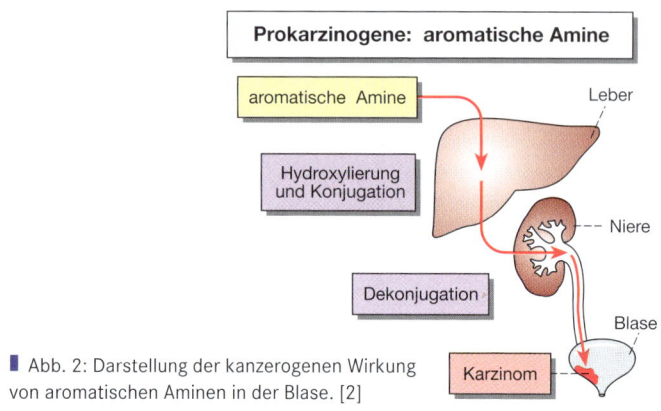

■ Abb. 2: Darstellung der kanzerogenen Wirkung von aromatischen Aminen in der Blase. [2]

man eine erhöhte Expression vom EGFR (epidermaler Wachstumsfaktorezeptor) feststellen.

Klinik

Leitsymptom des Harnblasenkarzinoms ist eine **schmerzlose Hämaturie,** die sich schon in der frühen Phase der Tumorentstehung manifestiert. Im Spätstadium treten dann zusätzlich **Flankenschmerz, Anämie und Gewichtsabnahme** auf. Zystitische Beschwerden wie Dysurie, Algurie oder retropubischer Druckschmerz können ein Harnblasenkarzinom maskieren und bedürfen besonders nach erfolgloser antibiotischer Behandlung genauerer Abklärung.

Diagnostik

Die **Untersuchung des Urins** dient u. a. zur Abklärung der Hämaturie bzw. zum Ausschluss einer anderen Erkrankung der ableitenden Harnwege. Weitere diagnostische Verfahren sind Sonographie, Urogramm sowie eine manuelle Palpation der Harnblase.
Besonders erschwert wird die Diagnostik durch die Tatsache, dass 47 % aller Harnblasenkarzinome multilokulär vorkommen. Aus diesem Grund werden im Verlauf der Diagnose mehrere Umfeldbiopsien aus den benachbarten Quadranten des Tumors durchgeführt.

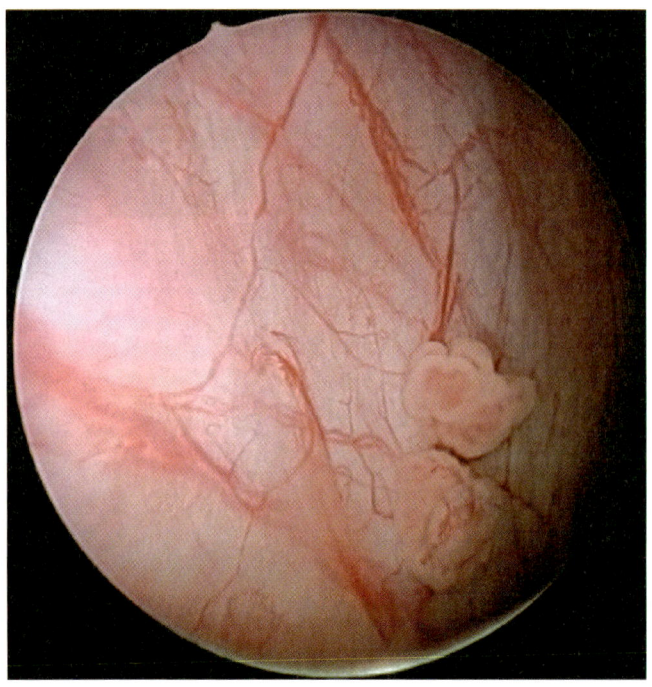

■ Abb. 1: Zystoskopische Aufnahme eines Harnblasenkarzinoms. [2]

Klassifikation

TNM-Klassifikation	Befall, Größe
Ta	Papillär, nichtinvasiv
T1	Infiltration in subepitheliales Bindegewebe
T2	Infiltration in den Muskel ▸ T2a: oberflächliche Muskulatur ▸ T2b: tiefe Muskulatur
T3	Infiltration des perivesikalen Gewebes
T4	Infiltration der perivesikalen Organe
N1	Solitär, < 2 cm
N2	Solitär, 2 – 5 cm, multipel ≤ 5 cm
N3	> 5 cm

▌ Tab. 1: TNM-Klassifikation des Harnblasenkarzinoms.

Therapie

▌ Abbildung 3 zeigt, welche Therapiemaßnahmen heute in Abhängigkeit von dem Tumor, dessen Klassifizierung mittels bildgebender Verfahren, manueller Palpation und transurethraler Biopsientnahme angewendet werden.

Prognose

Im Allgemeinen gilt auch bei diesem Tumor, dass kleine, gut differenzierte, noch nicht infiltrative Malignome eine deutlich bessere Prognose haben. Bei ihnen liegt die 5-JÜR bei 80% – 90%, wohingegen Patienten mit einem schlecht differenzierten und infiltrativ gewachsenen Tumor eine deutlich geringere 5-JÜR von etwa 20% haben. Vergleicht man die zwei unterschiedlichen Vorstufen des Karzinoms hinsichtlich ihrer Wahrscheinlichkeit, maligne zu entarten, zeigt sich, dass sich 60% aller Carcinomata in situ und 30% aller exophytischen Vorstufen tatsächlich zu einem malignen Tumor weiterentwickeln.

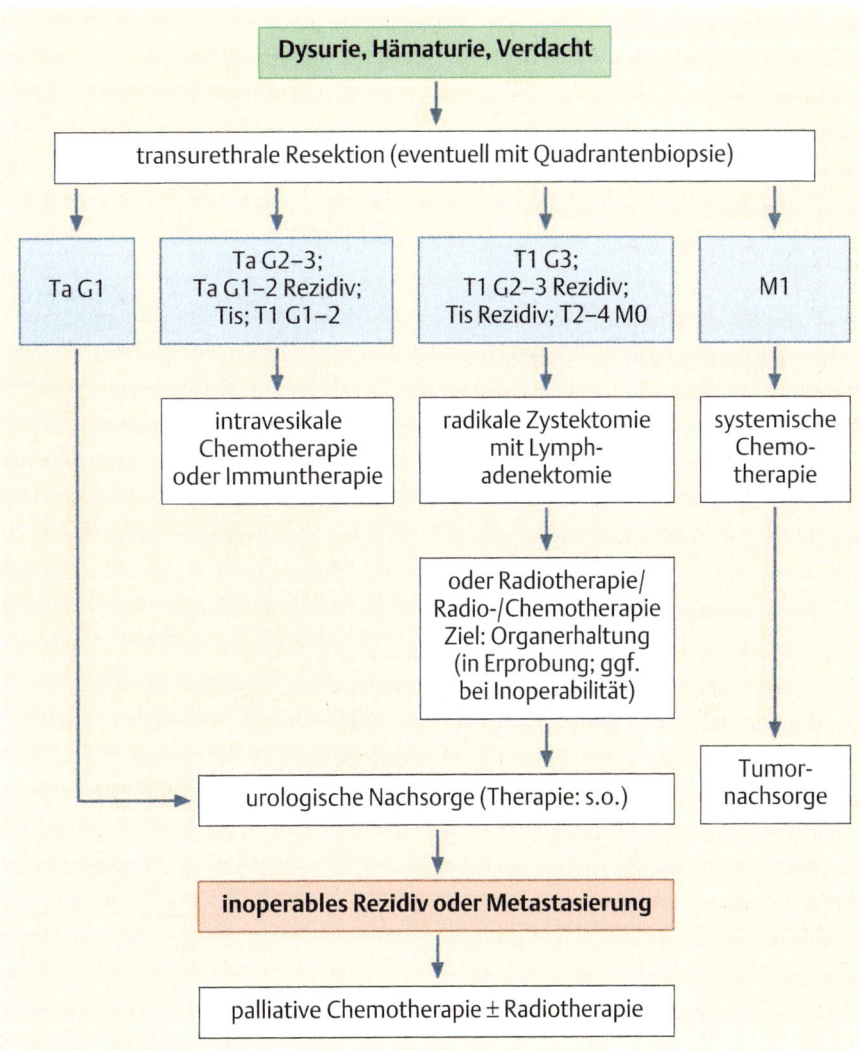

▌ Abb. 3: Therapieschema des Harnblasenkarzinoms. [17]

Zusammenfassung

✳ Männer erkranken dreimal häufiger an einem Harnblasenkarzinom als Frauen, unabhängig vom Geschlecht liegt der Altergipfel zwischen dem 5. und 6. Lebensjahrzehnt.

✳ Hauptrisikofaktor sind Bestandteile des Tabakrauchs, gefolgt von Nitrosaminen und aromatischen Kohlenwasserstoffen.

✳ Leitsymptom ist die schmerzlose Hämaturie.

✳ Die transurethrale Elektroresektion ist einer der ersten Schritte in der Therapie des Harnblasenkarzinoms.

✳ Die Prognose (5-JÜR) des Patienten ist u. a. stark abhängig vom Differenzierungsgrad des Tumors und variiert zwischen 80% und 90% bei gut differenzierten und 25% bei schlecht differenzierten Tumoren.

Das Bronchialkarzinom ist ein hochmaligner Tumor, der vom Bronchialepithel ausgeht und dessen Hauptrisikofaktor der inhalative Zigarettenkonsum ist. Histologisch werden Bronchialkarzinome in kleinzellige (SCLC = „small-cell lung cancer") und nichtkleinzellige (NSCLC = „non-small-cell lung cancer") Tumoren unterteilt.

Epidemiologie

Das Lungenkarzinom ist weltweit der häufigste bösartige Tumor des Mannes und stellt mittlerweile in vielen Ländern der Welt auch bei Frauen die häufigste Krebstodesursache dar (▌ Abb. 1). Deutschlandweit erkranken jährlich ca. 50 bis 60 von 100 000 Personen zwischen dem 55. und 60. Lebensjahr an einem Lungenkarzinom. Dies bedeutet, dass bezogen auf die Gesamtbevölkerung ca. 40 000 bis 50 000 Neuerkrankungen pro Jahr auftreten. Im Jahre 2002 verstarben insgesamt 39 105 Menschen an einem derartigen Malignom.
Im Gegensatz zur Anzahl an männlichen Patienten, die über die vergangenen Jahre rückläufig war, hat man seit den 70er Jahren einen kontinuierlichen Anstieg an weiblichen Patientinnen beobachten können. Als primäre Ursache dieser Entwicklung wird u. a. der zunehmende und immer früher beginnende Zigarettenkonsum von Frauen angesehen.

Ätiologie

Als Hauptrisikofaktor wird der **inhalative Konsum von Zigarettenrauch** bzw. dessen kanzerogenen Inhaltsstoffen

angesehen. Wesentlich weniger Lungenkarzinome werden durch Karzinogene wie Asbest, Arsen, Bestandteile von Kfz-Abgasen oder das radioaktive Edelgas Radon verursacht. Auch chronische interstitielle Lungenerkrankungen stellen aufgrund der durch sie verringerten Clearance der Karzinogene und des erhöhten Zellumsatzes einen weiteren Risikofaktor dar (▌ Abb. 2).
Studien konnten eine deutliche **Dosisabhängigkeit** zwischen der Dauer des Zigarettenkonsums und dem Erkrankungsrisiko zeigen. Pauschal geht man davon aus, dass lebenslanger Zigarettenkonsum das Erkrankungsrisiko bei einem Raucher um das 20- bis 30fache im Vergleich zu einem Nichtraucher steigert.
Die **molekularpathologische Genese** des Lungenkarzinoms ist nach heutigen Erkenntnissen vergleichbar mit der Adenom-Karzinom-Sequenz des Kolonkarzinoms. Wie beim Kolonkarzinom liegt auch der Entstehung des Lungenkarzinoms eine schrittweise Akkumulation von genetischen Defekten zugrunde. Häufig beobachtete Veränderungen sind z. B. Mutationen des Tumorsuppressorgens p53 und des Retinoblastomgens. Neben diesen Mutationen gibt es genomische Alterationen, die bei einigen Tumortypen häufiger auftreten als bei anderen. Ein Beispiel ist die Amplifikation des myc-Gens, die nur bei einem geringen Anteil an NSCLC nachweisbar ist ($\leq 10\%$), dafür jedoch bei $\frac{1}{3}$ aller SCLC nachgewiesen werden kann (ca. 30%).

Passivrauchen

Ein Zusammenhang zwischen passivem Kontakt mit den kanzerogenen Bestandteilen des Tabakrauchs und einem erhöhten Erkrankungsrisiko gilt als sicher. So besitzen etwa Personen, die länger als zehn Jahre einer erhöhten Passivrauchbelastung ausgesetzt waren (z. B. an verrauchten Arbeitsplätzen) ein fast doppelt so hohes Erkrankungsrisiko wie gering oder nicht belastete Personen.

Klassifikation

Neben der Klassifikation nach dem TNM-System (▌ Tab. 1) werden Lungentumoren anhand ihrer Histologie und ihrer anatomischen Lage (Hauptbronchus, Ober-, Mittel-, Unterlap-

Sterberate
100 000 Einwohner

(Abbildung: Liniendiagramm Sterberate gegen Jahr 1930–1990)

Männer	Frauen
Lunge	Lunge
Kolon/Rektum	Kolon/Rektum
Prostata	Brust

▌ Abb. 1: Verlauf der Krebssterberate bei Mann und Frau. [1]

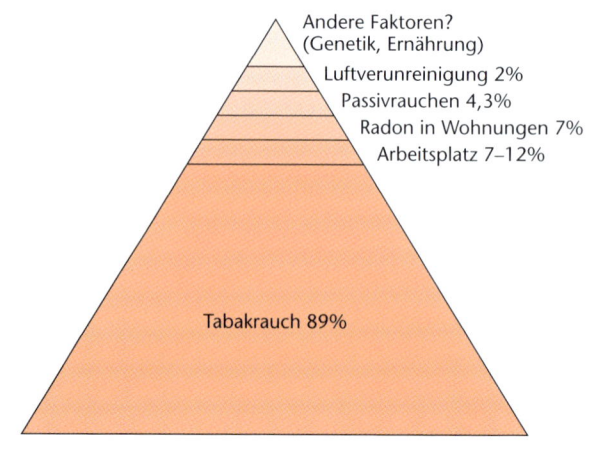

▌ Abb. 2: Hauptrisikofaktoren des Lungenkarzinoms. [18]

pen) bzw. makroskopischer Gesichtspunkte unterteilt.

Die klinisch bedeutsame **histologische Klassifikation** unterscheidet grob zwischen zwei Gruppen: kleinzellige (SCLC) und nichtkleinzellige (NSCLC) Karzinome. Diese Bezeichnungen sind auf die unterschiedliche Größe der Tumorzellen zurückzuführen.

Die kleinzelligen Bronchialkarzinome stellen mit 15–20% nur einen kleinen Teil der Malignome der Lunge dar. Wesentlich häufiger (80–85%) sind die nichtkleinzelligen Bronchialkarzinome. Letztere werden in drei weitere Gruppen unterteilt, von denen das Plattenepithelkarzinom mit 40–50% am häufigsten vorkommt. Mit ca. 25% deutlich seltener diagnostiziert wird das Adenokarzinom. Dieser Tumortyp wird am häufigsten bei Nichtrauchern sowie bei Frauen gefunden. Großzellige Karzinome sind meistens Varianten von Adeno- und Plattenepithelkarzinomen mit charakteristischen Riesenzellen.

Kleinzellige Karzinome bestehen aus Zellen, die in einem lockeren Zellverband angeordnet sind. Man vermutet, dass diese Tumoren ursprünglich aus Zellen des APUD-Systems hervorgehen. Diese Theorie stützt sich unter anderem auf das häufige Auftreten von paraneoplastischen Syndromen. Insgesamt stellen sie ein Fünftel aller Bronchialkarzinome dar.

In der **makroskopischen Klassifikation** (❚ Abb. 3) werden die Lungenkarzinome anhand ihrer Ausbreitung und Lage in zentral und hilusnah (Plattenepithelkarzinome oder SCLC), peripher (Adenokarzinome) sowie diffus (Alveolarzellkarzinom) unterteilt.

Eine Sonderform des peripheren Bronchialkarzinoms stellt der Pancoast-Tumor dar. Er wächst von der Lungenspitze aus in die Thoraxwand ein und führt durch die Zerstörung von Strukturen der Halsregion zu charakteristischen Symptomen (s. Klinik).

TNM-Klassifikation	Befall, Größe
Tx	Positive Zytologie aus Sputum oder Bronchiallavage, jedoch nicht radiologisch oder bronchoskopisch nachweisbar
T0	Kein Anhalt für Primärtumor
Tis	Carcinoma in situ
T1	Tumordurchmesser (T) < 3 cm, Hauptbronchus frei
T2	Eines der folgenden Kennzeichen: ❱ T ≥ 3 cm ❱ Befall Hauptbronchus, ≥ 2 cm oder noch weiter distal der Carina ❱ Infiltration viszeraler Pleura ❱ Assoziierte Atelektase
T3	Tumor jeder Größe mit Infiltration von Brustwand/Zwerchfell/Perikard, mediastinaler Pleura, Infiltration des Hauptbronchus > 2 cm distal der Carina oder Totalatelektase der Lunge
T4	Tumor jeder Größe mit Invasion von Mediastinum/Herz/großen Gefäßen/Trachea/Ösophagus/Wirbelkörper/Carina
N0	Keine regionären Lymphknotenmetastasen
N1	Ipsilaterale hiläre/peribronchiale/intrapulmonale Lymphknotenmetastasen
N2	Ipsilaterale mediastinale/subkarinale Lymphknotenmetastasen
N3	Kontralaterale mediastinale oder hiläre oder supraklavikuläre Lymphknotenmetastasen
M1	Fernmetastasen

❚ Tab. 1: TNM-Klassifikation des nichtkleinzelligen Bronchialkarzinoms.

Stadium	TNM
I A	T1 N0 M0
I B	T2 N0 M0
II A	T1 N1 M0
II B	T2 N1 M0 T3 N0 M0
III A	T1/2 N2 M0 T3 N0 M0
III B	T1 – 3 N3 M0 T4 N0-3 M0
IV	T1 – 4 N0 – 3 M1

❚ Tab. 2: Stadieneinteilung des nichtkleinzelligen Bronchialkarzinoms.

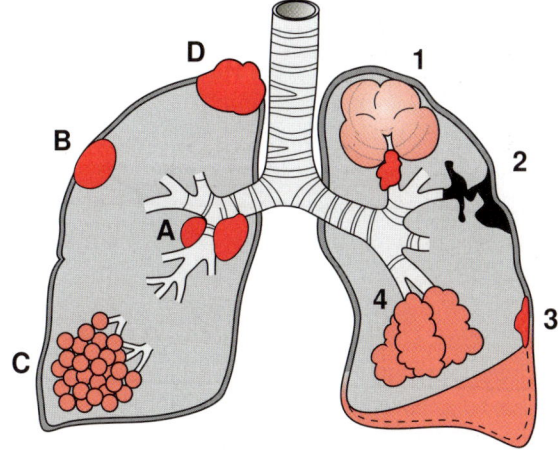

A zentrales / intermediäres Karzinom
B peripheres Karzinom / Rundherd
C pneumonisch wachsendes (Alveolarzell-)Karzinom
D sog. Pancoast-Tumor

1 Überblähung
2 Atelektase / Retentionspneumonie
3 Pleuraerguss bei Pleurabeteiligung
4 Bronchiektasen / Retentionspneumonie

❚ Abb. 3: Topographie und Komplikationen maligner Lungentumoren. [2]

Bronchialkarzinom II

Klinik

Die klinischen Symptome von Patienten mit einem Bronchialkarzinom sind vielfältig und werden von mehreren Faktoren wie der Lokalisation oder der Ausbreitung des Tumors beeinflusst. Der Tumor verursacht **selten Frühsymptome,** weshalb er meistens erst in fortgeschrittenen Stadien diagnostiziert wird.

Mehr als 50% der Patienten beschreiben anfänglich Beschwerden, die auf einen Befall der Atemwege durch den Tumor zurückzuführen sind. Hierzu gehören **chronischer Husten** mit wechselnder Charakteristik oder **Hämoptoe.** Auch **Dyspnoe** ist ein häufiges, unspezifisches Symptom, das z. B. durch den tumorbedingten Verschluss der Atemwege verursacht werden kann.

In fortgeschrittenen Tumorstadien, wenn der Tumor die Organgrenzen überschreitet, werden die Symptome der Patienten meist eindeutiger:

▶ Durch Parese des N. recurrens leiden die Patienten häufig an **Heiserkeit.**
▶ Läsionen des oberen Halsganglions können zur Entwicklung des **Horner-Syndroms** (Miosis, Ptosis, Enophthalmus) führen. Dieses tritt v. a. bei sog. Pancoast-Tumoren auf. Hierbei handelt es sich um in der Lungenspitze sitzende Lungenkarzinome, die in die Thoraxwand einwachsen und durch Nervenreizung und Zerstörung zu Schulterschmerzen, Horner-Syndrom und Armschwellung führen.
▶ Als Folge eines Pleurabefalls entwickeln sich häufig **Pleuraergüsse.**

Beschwerden, die nicht direkt auf lokale Auswirkungen des Tumors zurückzuführen sind, beinhalten neoplastische Syndrome und Symptome durch Fernmetastasen.

Paraneoplastische Syndrome treten vor allem bei Patienten mit kleinzelligen Karzinomen auf, jedoch können auch nichtkleinzellige Tumoren paraneoplastische Syndrome verursachen (▮ Tab. 3), diese sind jedoch deutlich seltener.

Tumor	Syndrom
SCLC	▶ Hyperkalziämie→ inadäquate Parathormonsekretion ▶ Diabetes insipidus → erhöhte ADH-Sekretion
NSCLC	▶ Finger Clubbing → Hypertrophie des Bindegewebes der Endphalangen

▮ Tab. 3: Typische paraneoplastische Syndrome bei Bronchialkarzinomen.

Typische Symptome, die durch Fernmetastasen verursacht werden, sind:

▶ Schmerzen bei Metastasen in den Knochen
▶ Kopfschmerzen und Schwindel bei Metastasen im ZNS

> Bei Rauchern über 45 Jahre mit einem Husten, der länger als 3 Wochen anhält, oder einer Pneumonie sollte immer ein Bronchialkarzinom ausgeschlossen werden.

Diagnostik

Um eine optimale Therapie des Patienten zu garantieren, sind die Bestimmung des histologischen Typs und die Ausbreitung des Tumors von großer Bedeutung. Die durchgeführten diagnostischen Schritte, z. B. die Bronchoskopie (▮ Abb. 5), sind in erster Linie abhängig von dem zu erwartenden Tumortyp, dem Zustand des Patienten, der Größe und Lokalisation des Tumors sowie evtl. vorhandenen Metastasen. Obligater Bestandteil der Diagnose eines Lungenkarzinoms ist ein **positiver histologischer oder zytologischer Befund.** ▮ Abbildung 4 stellt vereinfacht die basisdiagnostischen Schritte bei Verdacht auf ein Bronchialkarzinom dar.

Tumormarker besitzen aufgrund ihrer geringen Spezifität und Sensitivität, weder im Rahmen der Diagnostik noch in der Nachsorge einen großen Stellenwert. Sie werden primär zur Therapiekontrolle verwendet. Weiterführende diagnostische Untersuchungen dienen dem Ausschluss von Fernmetastasen und der Feststellung der Operabilität. Hierzu gehören sonographische Untersuchungen des Abdomens, Mediastinoskopie, Ganzkörper-Positronenemissionstomographie (PET) sowie die kardiorespiratorische Funktionsdiagnostik.

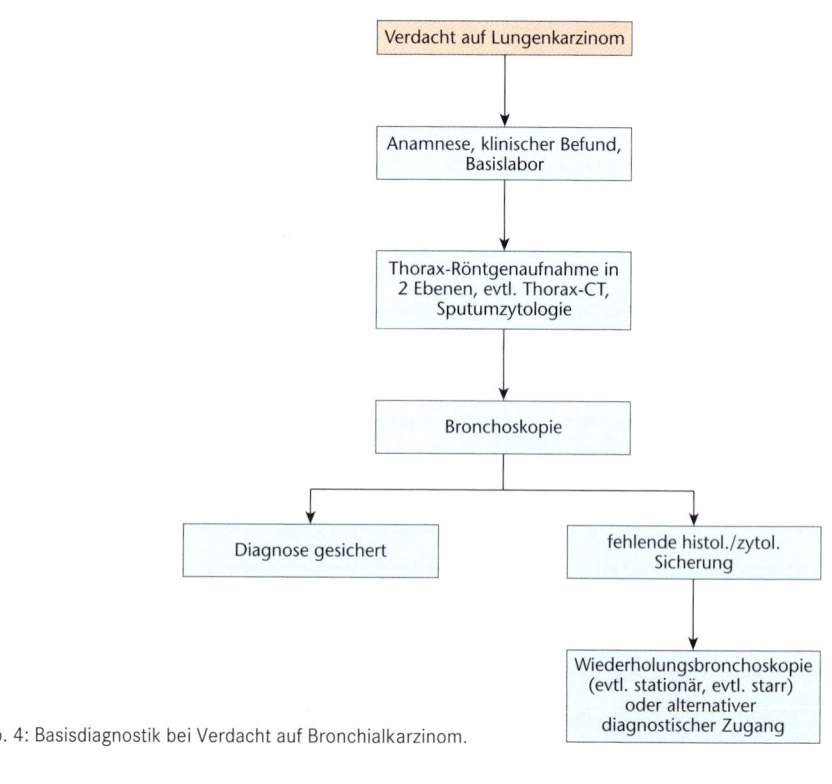

▮ Abb. 4: Basisdiagnostik bei Verdacht auf Bronchialkarzinom.

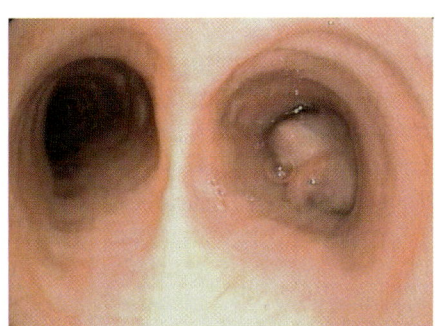

■ Abb. 5: Bronchoskopische Aufnahme eines Bronchialkarzinoms. [1]

Zukunftsträchtig erscheinen die sowohl klinische wie auch molekularbiologische Charakterisierung und Erarbeitung eines diesbezüglich dezidierten **Diagnostik-(und Therapie-)Algorithmus.** Endziel ist die individualisierte Tumortherapie. Im Gegensatz zum Plattenepithelkarzinom scheint das Adenokarzinom eine genetische Signatur aufzuweisen, die Hinweise auf ein höheres Risiko mit prognostisch schlechterem Überleben gibt.

Therapie

Die Therapie findet stadienadaptiert statt und ist vor allem vom histologischen Typ des Tumors abhängig. **Kleinzellige Karzinome** werden primär mit einer **Polychemotherapie** behandelt. Hauptgrund hierfür ist neben der hohen Sensibilität der kleinzelligen Tumoren die zum Zeitpunkt der Diagnosestellung häufig bereits stattgefundene Metastasierung des Tumors. Nur in den wenigsten Fällen ist eine kurative Resektion mit anschließender Chemotherapie möglich.
Nichtkleinzellige Karzinome hingegen sprechen weniger gut auf eine zytostatische Therapie an, metastasieren im Vergleich zu kleinzelligen Malignomen später und können deshalb in den frühen Stadien primär **operativ,** in Kombination mit einer **adjuvanten oder neoadjuvanten Chemotherapie,** versorgt werden.
Leider können aufgrund der häufig erst spät erfolgenden Diagnose nur 30% aller Patienten kurativ operiert werden. Tumoren in fortgeschrittenen Stadien werden hingegen mit einer Radio-/Chemotherapie behandelt und ggf. palliativ

operiert (z. B. Tumorteilresektion mit Stentimplantation).

Prognose

Die durchschnittliche 5-JÜR aller Patienten ist schlecht (ca. 5%). Sie hängt von histologischem Typ, Stadium bzw. Ausbreitung sowie Allgemeinzustand, Alter und Geschlecht des Patienten ab (die 5-JÜR bei Frauen ist durchschnittlich höher als bei Männern). Die Tatsache, dass ca. 66% aller Patienten mit inoperablen Tumoren diagnostiziert werden, verdeutlicht die Bedeutung der Frühdiagnose.
In Abhängigkeit vom Stadium liegt die 5-JÜR bei NSCLC zwischen 2% und 67%. Bei SCLC ist sie mit 1–20% deutlich geringer. Stadium-I-Patienten weisen allerdings eine 5-Jahres-Überlebensrate von ca. 70% auf.

Zusammenfassung

✖ Das Lungenkarzinom ist weltweit der häufigste maligne Tumor des Mannes, an dem in Deutschland pro Jahr ca. 45 000 Menschen neu erkranken.

✖ Im Gegensatz zur sinkenden Inzidenz bei Männern steigt die Anzahl betroffener Frauen immer noch an.

✖ Hauptrisikofaktor ist der inhalative Konsum von Zigarettenrauch.

✖ Anhand der Tumorzellgröße unterteilt man Bronchialkarzinome grob in kleinzellige (SCLC) und nichtkleinzellige Tumoren (NSCLC), eine Klassifikation, die vor allem für die Therapieplanung von Bedeutung ist.

✖ Patienten mit einem Lungenkarzinom zeigen meistens erst im fortgeschrittenen Stadium der Erkrankung Symptome.

✖ Kleinzellige Tumoren können aufgrund ihrer frühen Metastasierung nur selten kurativ reseziert werden. Deshalb werden Patienten mit solchen Tumoren in den meisten Fällen mit einer Polychemotherapie behandelt.

✖ Nichtkleinzellige Karzinome werden, sofern sie früh genug diagnostiziert wurden, primär operativ in Kombination mit einer adjuvanten oder neoadjuvanten Chemotherapie behandelt.

Maligne Tumoren des Kopf-Hals-Bereichs

Unter den Malignomen des Kopf-Hals-Bereichs fasst man alle malignen Neoplasien der Nase und der Nasennebenhöhlen, des Nasopharynx, der Mundhöhle, des Oropharynx, des Hypopharynx, des Larynx, der Kopf- und Gesichtshaut sowie der Speicheldrüsen zusammen.

Epidemiologie

Jährlich erkranken in Deutschland ca. 13 000 Menschen an Malignomen des Kopf-Hals-Bereichs. Ihre Inzidenz ist stark zunehmend und zeigt geographische Unterschiede. In Südchina und Nordafrika erkranken sechsmal mehr Menschen als in den westlichen Ländern. Die Geschlechterverteilung zeigt, dass Männer dreimal häufiger erkranken als Frauen. Das Hauptmanifestationsalter liegt bei Männern im 61. und bei Frauen im 69. Lebensjahr.

Ätiologie

Zu den Risikofaktoren zählen vor allem Nikotin- und Alkoholkonsum. So ist z. B. bei Rauchern die Inzidenz eines Larynxkarzinoms wesentlich höher als bei Nichtrauchern. Des Weiteren werden Infektionen durch das Epstein-Barr-Virus und humane Papillomaviren als prädisponierende Faktoren diskutiert. Histologisch betrachtet handelt es sich fast immer um Plattenepithelkarzinome, die sich aus Präkanzerosen (prämalignen Dysplasien) wie z. B. Leukoplakien entwickeln.

Klinik

Typische Symptome des Nasopharynxkarzinoms sind ein rezidivierender Paukenerguss, Nasenatmungsbehinderung, Epistaxis sowie Hirnnervenausfälle. Bei Malignomen des Oro- und Hypopharynx kommt es in den frühen Stadien der Erkrankung häufig zu Dysphagie und Globusgefühl. Die Ausbreitung der Tumoren erfolgt primär lymphatisch in die lokalen Lymphknoten, Fernmetastasen treten in der Regel erst spät auf.

Therapie

Die Wahl der Therapiemethode ist stark abhängig vom Stadium der Erkrankung. Bei lokal begrenzten Tumoren ist eine operative Therapie und/oder Strahlentherapie indiziert. Lokal metastasierende Tumoren werden primär operativ in Kombination mit einer adjuvanten Radiotherapie behandelt. Auch eine kombinierte Radiochemotherapie wird aktuell bei Patienten in fortgeschrittenen Stadien durchgeführt. Die Prognose ist stadienabhängig. Lokal begrenzte Tumoren weisen eine bessere Prognose auf als metastasierte Tumoren.

Larynxkarzinom

Das Larynxkarzinom ist der häufigste Tumor aller Neoplasien im HNO-Bereich. Jährlich erkranken in Deutschland ca. 3500 Menschen. Zwar sind immer noch neunmal so viele Männer wie Frauen betroffen, jedoch hat man in den vergangenen Jahren einen stetigen Anstieg der Zahl weiblicher Patienten verzeichnet. Diese Entwicklung wird vor allem auf den gestiegenen Zigaretten- (die Zahl der Nichtraucher unter den Patienten geht gegen null) und Alkoholkonsum zurückgeführt. Als weitere prädisponierende Faktoren werden humane Papillomaviren, Asbestexposition und chronische Laryngitis diskutiert.

Klassifikation

Unter histologischen Gesichtspunkten betrachtet, handelt es sich bei den Larynxkarzinomen in über 90% der Fälle um Plattenepithelkarzinome. Adenokarzinome und undifferenzierte Tumoren machen einen wesentlich geringeren Anteil aus.

> Die meisten Larynxkarzinome entwickeln sich aus dysplastischem Gewebe, selten entstehen sie direkt aus gesundem Gewebe.

In Abhängigkeit von ihrer Lokalisation unterteilt man die Tumoren des Kehlkopfes in **glottische, supraglottische und subglottische Karzinome.**

Glottiskarzinome machen mit 65% den Großteil aller malignen epithelialen Tumoren des Kehlkopfs aus. Supraglottische Karzinome (30%) besitzen im Vergleich zu den Glottiskarzinomen eine deutlich schlechtere Prognose. Ursache hierfür sind die frühe Metastasierung des Primärtumors und das durchschnittlich weit fortgeschrittene Krankheitsstadium zum Zeitpunkt der Diagnose.

Ausbreitung

Larynxkarzinome breiten sich **primär lymphogen** aus, wobei sie zunächst in die ipsilateralen Halslymphknoten metastasieren. Eine hämatogene Metastasierung in Lunge und Leber ist selten und erfolgt meistens erst im späteren Krankheitsverlauf.

Klinik

Patienten mit einem Glottiskarzinom berichten häufig bereits in frühen Krankheitsphasen von **Heiserkeit** (Dysphonie). Aus diesem Grund sollte bei jeder Heiserkeit, die länger als drei Wochen anhält, ein Malignom als Ursache ausgeschlossen werden. In späteren Stadien der Erkrankung kommt es durch die Ausbreitung des Tumors häufig zu **Stridor** und **Dyspnoe,** vergleichbar mit den Leitsymptomen der transglottischen Karzinome.
Bei **supraglottischen Karzinomen** klagen die Patienten am häufigsten über **Dysphagie.** Erst im späteren Verlauf kommt es durch eine Einschränkung der Stimmlippenbeweglichkeit zur Entwicklung von Heiserkeit. Weitere Spätsymptome sind ein projizierter Ohrenschmerz und Dyspnoe (▌Abb. 1).

Diagnostik

Die **Laryngoskopie** mit Biopsiegewinnung stellt das Mittel der Wahl in der Diagnostik des Kehlkopfkarzinoms dar. Zu den weiteren diagnostischen Schritten gehört die **Panendoskopie,** da Patienten mit Tumoren im Kopf-Hals-Bereich in 10–15% der Fälle zu Zweittumoren im Fachgebiet neigen.

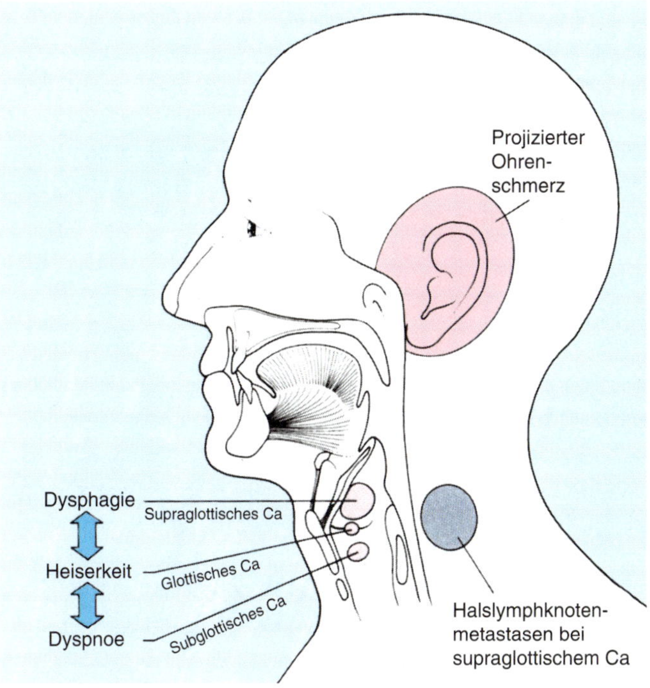

Abb. 1: Symptomatik bei Larynxkarzinomen. [5]

Ergänzt wird das Staging durch einen **Röntgen-Thorax** und durch die **Sonographie der Leber.** Eine ebenfalls durchgeführte **Sonographie der Halsweichteile** dient vor allem der Beurteilung der Lymphknoten und der Weichteile der Halsregion. **CT** und **MRT** sind Untersuchungen, die ggf. im Rahmen des Tumorstagings durchgeführt werden.

Therapie

Kurative Therapiemethode der Wahl ist die **vollständige operative Entfernung des Tumors.** Dabei entstehen häufig funktionelle Defekte, welche jedoch mittels rekonstruktiver Verfahren wieder beseitigt werden können. **Radiotherapie** erfolgt aktuell nur bei der kurativen Therapie von kleinen Tumoren (T1 – Stimmlippenkarzinom) oder adjuvant postoperativ bei größeren Tumoren (ab T2).

> Die Chemotherapie spielt in der Behandlung vom Larynxkarzinom keine große Rolle.

Supraglottische Tumoren können in frühen Stadien (T1 und T2) mittels einer **horizontalen Kehlkopfteilresektion** nach Alonso operativ entfernt werden. Durch diese Methode bleibt zwar die Stimme erhalten, jedoch berichten die Patienten häufig von ausgeprägten postoperativen Schluckbeschwerden (z. B. Aspiration). Weiter fortgeschrittene Tumoren werden meistens im Rahmen einer **totalen Laryngektomie** entfernt.
Glottiskarzinome können, wenn früh genug erkannt, mittels **Radiotherapie** kurativ behandelt werden (T1 – Stimmlippenkarzinom). Eine Alternative ist die **chirurgische Entfernung** des Tumors z. B. mit Laser, wobei diese jedoch mit einer größeren Beeinträchtigung der Stimmfunktion einhergeht. Patienten mit Tumoren in fortgeschrittenen Stadien werden operativ mit einer **Teilresektion nach Leroux-Robert** oder einer **Totalresektion des Kehlkopfs** (Laryngektomie) behandelt. Eine totale Laryngektomie ist außerdem die Methode der Wahl bei transglottischen und rein subglottischen Tumoren.
Eine **engmaschige Nachsorge** ist aufgrund der hohen Rate an Lokalrezidiven und Zweittumoren von immenser Bedeutung. Deshalb erfolgen bei den meisten Patienten zunächst **alle sechs Wochen** eine **klinische Untersuchung** der umliegenden Schleimhäute sowie eine **sonographische Untersuchung** der Halsweichteile. Bildgebende Verfahren (z. B. Röntgen-Thorax, Hals-MRT, Abdomen-CT) werden ggf. angewandt.
Ein großes Problem stellt häufig die **geringe Compliance der Patienten** dar, insbesondere das Missachten der Nikotin- und Alkoholkarenz.

Prognose

Die Prognose der Patienten ist individuell von der Lokalisation und dem Stadium des Tumors abhängig. Mit einer 5-JÜR von fast 100% besitzen kleine Glottiskarzinome (Stadium 1) die beste Prognose. Diese sinkt jedoch mit fortschreitendem Stadium des Tumors, so dass sie im Stadium T4 nur noch bei 50% liegt.
Patienten mit einem supra- oder transglottischen Tumor haben eine deutlich schlechtere Prognose. In frühen Stadien liegt ihre 5-JÜR bei ca. 70% und verringert sich mit Fortschreiten der Erkrankung auf 30% .

Zusammenfassung

- An Tumoren des Kopf-Hals-Bereichs erkranken in Deutschland jährlich ca. 13 000 Menschen.
- Hauptrisikofaktoren sind Alkohol- und Tabakkonsum.
- Das Larynxkarzinom macht 40% aller malignen Tumoren des Kopf-Hals-Bereichs aus und ist damit das am häufigsten vorkommende Malignom dieses Körperbereichs.
- Die Ausbreitung des Larynxkarzinoms erfolgt primär lymphogen in die regionären Lymphknoten.
- Differentialdiagnostisch sind vor allem entzündliche Prozesse sowie benigne und semimaligne Tumoren auszuschließen.

Spinaliom (Plattenepithelkarzinom der Haut)

Unter allen Organen des Körpers besitzt die Haut, bedingt durch ihre Größe und starke Exposition gegenüber Kanzerogenen, die höchste Inzidenz an Tumoren.

Viele von diesen sind benigner Dignität, u. a. deshalb und wegen der steigenden Anzahl an malignen Erkrankungsfällen sind Tumoren wie das Basaliom, das Spinaliom sowie das Melanom von immer größerer Bedeutung im heutigen klinischen Alltag.

Der in der Gesellschaft stetig zunehmende Wunsch nach sonnengebräunter Haut hat in den vergangenen Jahren zu einem rasanten Anstieg an malignen neoplastischen Entartungen von Zellen der Haut geführt.

Man differenziert die Tumoren der Haut anhand ihres Ursprungsgewebes:

▶ Neoplastische Erkrankungen des Pigmentsystems
– Melanom
▶ Neoplastische Erkrankungen anderer Bestandteile der Haut
– Basalzellkarzinom
– Spinalzellkarzinom
– Kaposi-Sarkom
– Merkel-Zell-Karzinom
– Kutane Lymphome

> Die Haut hat im Vergleich aller Organe des Körpers die höchste Inzidenz an Tumoren.

Nichtmelanome

Die häufigsten Tumoren dieser Gruppe sind das **Basalzellkarzinom** und das **Spinalzellkarzinom.** Deutlich seltener kommen Kaposi-Sarkome oder kutane lymphozytäre Tumoren bzw. Merkel-Zell-Tumoren vor. Neben ihrem Ursprungsgewebe unterscheiden sich diese Tumoren vom Melanom durch dessen größere Malignität und die daraus resultierende schlechtere Prognose.

Das **Spinaliom** oder auch „verhorntes Plattenepithelkarzinom" ist nach dem Basaliom der häufigste Tumor der Haut mit einem Altersgipfel im 50. Lebensjahr. Wie das Basalzellkarzinom entsteht es auf der Basis von Strahlenschäden und wächst lokal infiltrierend-destruierend. Es unterscheidet sich durch zwei Merkmale signifikant vom Basaliom: Zum einen metastasiert es sehr schnell (ab 1 cm Tumorgröße), zum anderen besitzt es die solaren Keratosen als Präkanzerose (▌Abb. 1).

> Aufgrund veränderter Freizeitgewohnheiten erkranken in der heutigen Zeit auch immer mehr junge Menschen an einem Spinaliom.

Ätiologie

Wie das Basaliom manifestiert sich das Spinaliom vorwiegend auf **lichtexponierten Teilen des Körpers.** Die auf die Haut treffende **UV-Strahlung** führt durch ihre mutagene Wirkung in den meisten Fällen zur Entstehung von Tumorzellklonen im Stratum basale, aus denen sich dann das spätere Spinaliom entwickelt. Seltener ist das Auftreten von Spinaliomen nach **Kontakt mit Arsen** oder aufgrund von **genomischen Prädispositionen** wie dem Xeroderma pigmentosum oder bei Patienten nach einer allogenen Organtransplantation infolge der medikamentösen Immunsuppression.

Klinik

Klinisch präsentiert sich das Spinaliom anfänglich als eine **fest haftende Hornschicht** auf der solaren Keratose, die kontinuierlich an Größe zunimmt. Im späteren Verlauf kommt es zu **Ulzerationen,** und der Tumor kann knotige oder auch papilläre Formen annehmen:

▶ **Knotig-keratotischer Typ (▌Abb. 2):** Dieser Typ zeigt meistens ein exophytisches Wachstum mit variierender

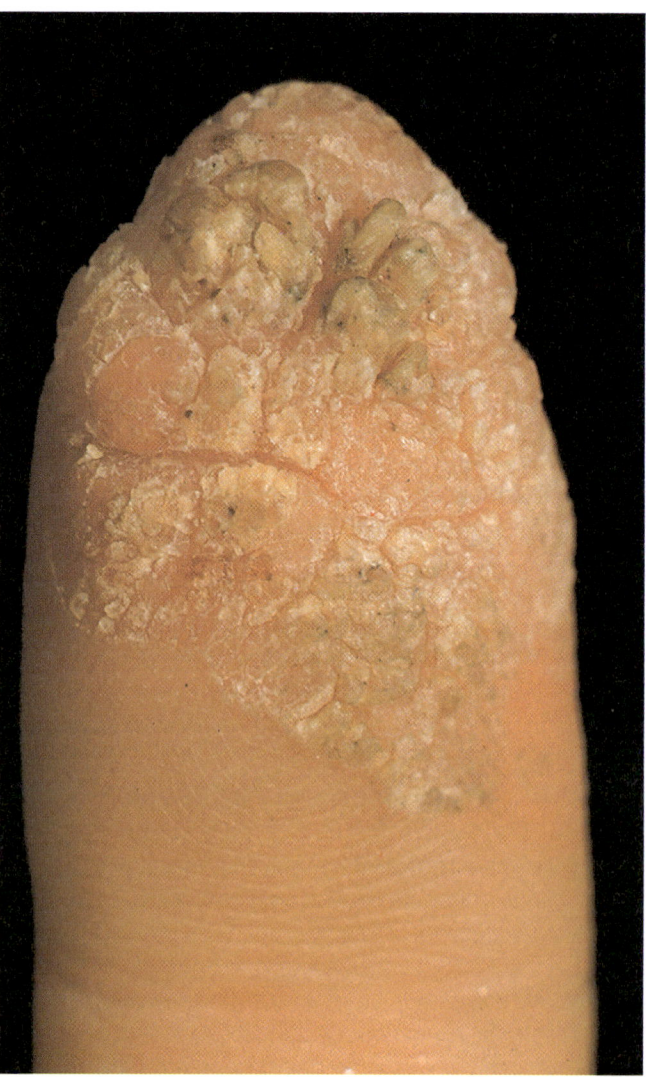

▌ Abb. 1: Eine solare Keratose, die zuerst als Ekzem betrachtet und therapiert wurde.

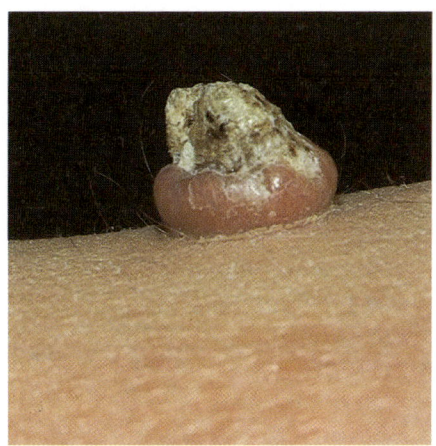

Abb. 2: Makroskopische Aufnahme eines spino-
zellulären Karzinoms vom knotig-keratotischen
Typ. [14]

Verhornung („papillärer Tumor mit api-
kaler Keratose bzw. Hornkegel").

▶ **Knotig-ulzerierender Typ**
(▮ **Abb. 3**): exophytisch wachsendes
Malignom mit Ulzerationen statt Horn-
bildung („papillärer Tumor mit zentraler
Ulzeration")

▶ **Nackt-papillärer Typ:** exophytisch
wachsender Tumor ohne Verhornung,
häufig blutend („blumenkohlartiger
roter Tumor")

Therapie und Diagnostik

Anhand **klinisch-histologischer Untersuchungen** in Kombination mit
bildgebenden Verfahren erfolgen
die Diagnose und die Klassifizierung
(▮ Tab. 1) des Tumors. Therapiemethode
der Wahl ist die **operative Entfernung**
unter histologischer Kontrolle. **Radio-
logische Therapiemaßnahmen** (sog.
photodynamische Therapie) stehen an
zweiter Stelle und haben sich aufgrund
der nicht unmittelbar erfolgenden
histologischen Kontrolle vor allem bei
solaren Keratosen und kleineren bzw.
flacheren Spinaliomen bewährt. Weitere
Methoden in Abhängigkeit vom Tumorstadium sind **Chemotherapie** oder
Biomodulation mit Interferonen oder
Retinolsäure.
Für die **Tumornachsorge** werden in
den ersten fünf Jahren Intervalle von
drei bis sechs Monaten empfohlen.
Erfolgreichster Therapiebestandteil ist

auch hier die sorgfältige Prävention,
d. h. die Vermeidung übermäßiger,
ungeschützter Sonnenexposition.

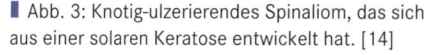

Abb. 3: Knotig-ulzerierendes Spinaliom, das sich
aus einer solaren Keratose entwickelt hat. [14]

> Ist die Tumorgröße geringer als 1 cm,
> besteht eine nahezu 100%ige Heilungs-
> chance.

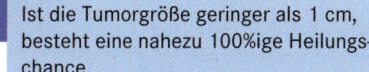

TNM-Stadium	Tumorgröße und Befall	Metastasierungswahrscheinlichkeit (%)
Tis	Carcinoma in situ	0
T1	< 2 cm	4
T2	2 – 5 cm	13
T3	> 5 cm	20
T4	Invasion extradermaler Organe (Knochen oder Muskel)	30
N1	Regionärer Lymphknotenbefall	
N2	Fernmetastasierung	

▮ Tab. 1: TNM-Klassifikation des Spinalioms.

Zusammenfassung

✖ Das Spinaliom ist der zweithäufigste maligne Tumor der Haut, der infil-
trierend-destruierende Wachstumseigenschaften besitzt.

✖ Hauptursache ist eine kanzerogene Dosis an UV-Strahlung durch zu starke
Exposition gegenüber Sonnenlicht.

✖ Differentialdiagnosen: solare Keratose, Morbus Bowen und das Keratoakanthom.

✖ Sonderformen dieses Tumors sind die verruköse Form, das desmoplatische
Plattenepithelkarzinom sowie das Merkel-Zell-Karzinom.

Basalzellkarzinom (Basaliom)

Epidemiologie

Das Basaliom ist die häufigste maligne Neoplasie der Haut (❚ Abb. 1 und 2). Jährlich erkranken ca. 60 bis 80 von 100 000 Menschen in Deutschland daran, wobei der Altersgipfel im 6. Lebensjahrzehnt liegt und keine Geschlechtsspezifität zu beobachten ist.

Ätiologie

Im Gegensatz zu Spinaliom und Melanom entsteht dieser Tumor nicht aus einer Präkanzerose, sondern direkt aus transformierten, epidermalen Stammzellen der Haarfollikel. Diese Transformation wird in einem Großteil der Fälle direkt auf Strahleneinwirkung (Sonnenstrahlen) zurückgeführt. Seltener treten Basaliome im Rahmen von genetischen Syndromen, z. B. dem Xeroderma pigmentosum oder dem Gorlin-Goltz-Syndrom auf.

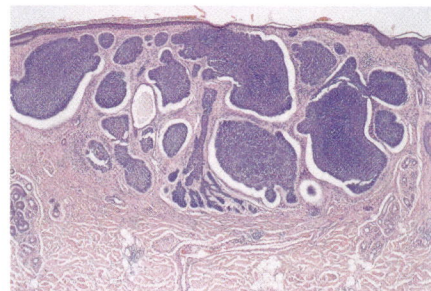

❚ Abb. 1: Histologische Aufnahme eines Basalzellkarzinoms. [14]

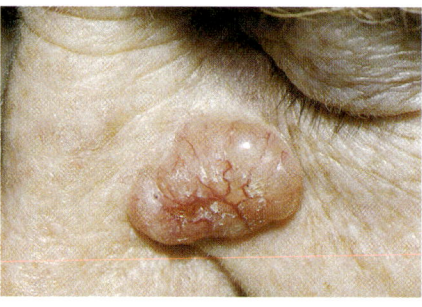

❚ Abb. 2: Makroskopische Aufnahme eines Basalzellkarzinoms. [14]

Klinik und Klassifikation

Basaliome manifestieren sich primär im Gesicht (80%), sie können jedoch auch an anderen lichtexponierten Körperteilen wie Armen, Beinen oder dem Kopf lokalisiert sein.

Ihr Wachstumsverlauf ist uneinheitlich, d. h., eine längere **Wachstumsphase** wird häufig von einer **Ruhephase** ge-

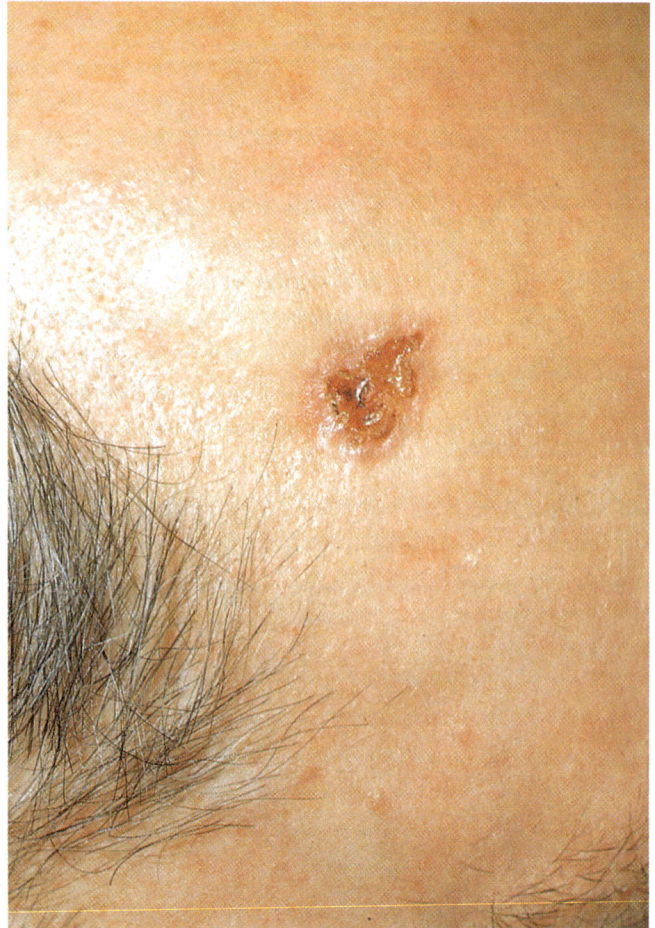

❚ Abb. 3: Ulzerierendes Basaliom, welches der Patient ursprünglich für eine Stoßverletzung hielt. [14]

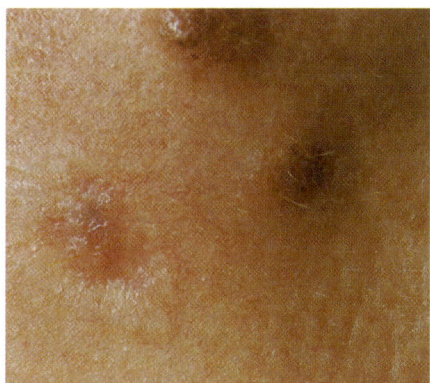
◗ Abb. 4: Planes Basaliom. [14]

folgt. Generell weist dieser Tumortyp eine vergleichsweise **langsame Wachstumsgeschwindigkeit** auf.
Ein weiteres klinisches Charakteristikum ist die **sehr seltene Metastasierung,** was die Tumoren nicht davon abhält, ausgedehnt die Haut zu befallen und **per continuitatem** benachbarte Organe zu infiltrieren.

> Basalzellkarzinome metastasieren nur äußerst selten und nur dann, wenn sie über längere Zeit unbehandelt bleiben.

Anhand der Wachstumsart, der Gewebszerstörungspotenz und des Pigmentierungsgrads unterscheidet man klinisch folgende Typen von Basalzellkarzinomen:

◗ **Knotig-ulzerierender Typ** (◗ **Abb. 3):** Er macht 80% aller Basaliome aus, imponiert durch kompakt angeordnete, perlenartige Tumorzellkomplexe und wird durch weitere (namengebende) Charakteristika in folgende Untergruppen unterteilt:
– Knotiges Basalzellkarzinom
– Ulzerierendes Basalzellkarzinom
– Knotig-ulzerierendes Basalzellkarzinom
◗ **Planer Typ (◗ Abb. 4):** Er macht 10% aller Basaliome aus und imponiert vor allem durch sein flaches, subepidermales Wachstum.
◗ **Pigmentierter Typ:** Dieser Typ ist sehr schwer von den zwei anderen zu unterscheiden, da diese ebenfalls pigmentiert sein können.

Therapie

Nach einer ausführlichen Basisdiagnostik (Anamnese), histologischen Diagnosesicherung und Klassifizierung sowie bildgebenden Verfahren zur Ausbreitungsbestimmung hat sich die **totale chirurgische Exzision** als am wirkungsvollsten herausgestellt.
Alternativ können Patienten mit einer **Radiotherapie, Kryotherapie** oder einer **photodynamischen Therapie** behandelt werden. Das Basaliom ist, wenn früh genug erkannt, ein sehr gut heilbarer Krebs. Dennoch sollte in den ersten drei Jahren eine engmaschige Nachkontrolle alle drei bis sechs Monate erfolgen.

Zusammenfassung
✖ Das Basaliom ist vor Spinaliom und Melanom der häufigste maligne Tumor der Haut und tritt primär im Gesicht auf.
✖ Hauptrisikofaktor für die Entstehung eines Basalioms sind Bestandteile des Sonnenlichts.
✖ Früh diagnostiziert, ist das Basaliom sehr gut heilbar. Die Heilungsrate liegt nach mikrographischer Chirurgie bei 99%.
✖ Differentialdiagnosen: spinozelluläres Karzinom, Nävuszellnävus, Melanom (pigmentiertes Basalzellkarzinom), Ekzem oder Psoriasis (planes Basaliom).

Melanom I

Das Melanom (▌Abb. 1 und 2) ist ein maligner Tumor, der von den Melanozyten der Haut ausgeht. In den vergangenen Jahren hat die Zahl der Neuerkrankungen deutlich zugenommen. Neben der ansteigenden Inzidenz ist dieser Tumor aufgrund seines hohen Malignitätsgrads von enormer klinischer Bedeutung (90 % aller Todesfälle durch Hauttumoren sind auf Melanome zurückzuführen).

Epidemiologie

Die hohe Inzidenz zeigt deutliche ethnische (häufiger bei Weißen) und geographische Unterschiede. Epidemiologischen Studien zufolge erkranken in Europa 5 bis 10 von 100 000 Menschen pro Jahr, wohingegen in Australien und den Südstaaten der USA 40 bis 60 Neuerkrankungen pro 100 000 gemeldet werden.

Zwar gibt es unter den Hauttumoren weitaus häufigere Tumorarten, jedoch besitzt das Melanom, nach dem Bronchialkarzinom der Frau, die zweitgrößte Patientenzuwachsrate.

Hand in Hand mit diesen Veränderungen geht eine Verschiebung des Altersgipfels. Lag dieser vor 30 Jahren noch im 6. Lebensjahrzehnt, erkranken heute zunehmend jüngere Menschen an einem Melanom. Primär wird dies auf veränderte Freizeitgewohnheiten in Kombination mit dem Unterschätzen der kanzerogenen Wirkung des Sonnenlichts zurückgeführt.

Pathologie und Klinik

Wie man bereits an den unterschiedlichen geographischen Inzidenzzahlen sehen kann, scheint beim Melanom die **UV-Strahlung** der bedeutsamste Risikofaktor zu sein. Das Erkrankungsrisiko steigt allerdings nicht mit der kumulativen UV-Strahlenenergie, sondern mit der Anzahl an erlittenen, schweren Sonnenbränden. Weitere Risikofaktoren sind **Nävi** und **familiäre Prädisposition.** Auf zellulärer Ebene entsteht das Melanom aus Pigmentzellen (Melanozyten) der dermoepithelialen Junktionszone. In dieser Zone verbleiben die transformierten Zellen in den ersten Phasen des Tumorwachstums (Melanoma in situ). Wie in Kapitel Molekulare Mechanismen (S. 12 ff.) beschrieben, unterlaufen die Tumorzellen daraufhin weitere genomische Veränderungen, aufgrund deren am Ende verschiedene Tumorklone unterschiedlicher Differenzierung und Fähigkeiten entstehen.

> **Präkursoren**
> Melanome können aus unveränderter Haut oder bereits vorhandenen Läsionen entstehen. Zu Letzteren zählen große (≥ 10 cm), kongenitale und dysplastische Nävi. Dysplastische Nävi weisen i. d. R. bereits alle morphologischen Kriterien von makroskopischen Melanomen auf und sind mit einem erhöhten Melanomrisiko auf Lebenszeit verbunden.

Im Gegensatz zu anderen Tumoren spricht man beim Wachstum des Melanoms von der **horizontalen und vertikalen Wachstumsphase.** Die häufig zuerst stattfindende **horizontale Phase** beschreibt die **oberflächliche Ausbreitung des Tumors.** Auf diese folgt meistens die **vertikale Phase,** in der es nach Durchbruch der Basalmembran zum **Tiefenwachstum des Tumors** kommt. Speziell dieser Wachstumsabschnitt des Melanoms ist mit einer **hohen Metastasierungswahrscheinlichkeit** verbunden. In der Regel metastasieren Melanome lymphogen in

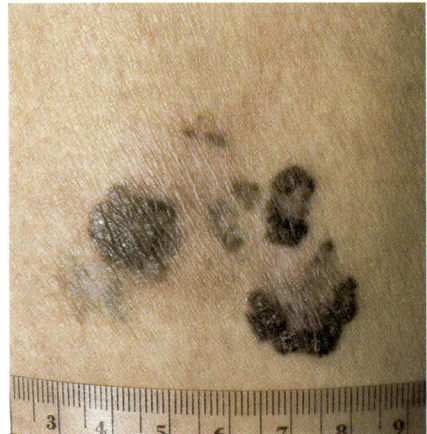

▌Abb. 1: Superfiziell spreitendes Melanom (makroskopische Aufnahme). [14]

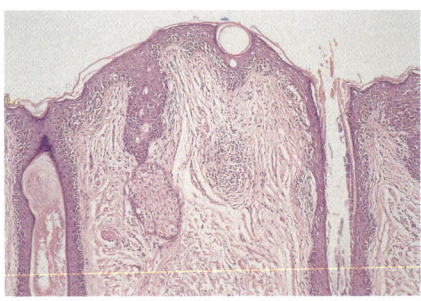

▌Abb. 2: Malignes Melanom (histologische Aufnahme). [14]

andere Hautareale, die Lunge, das ZNS oder die Knochen.

Im Rahmen der Genese des Melanoms spielt das körpereigene **Immunsystem** eine bedeutsame Rolle. Zum einen beobachtet man an den Tumoren häufig starke Immunantworten in Form von Entzündungen, zum anderen kann man bei immunschwachen Patienten wesentlich aggressivere Verlaufsformen des Tumors beobachten. Dieses Wissen hat man sich besonders in der Therapie zunutze gemacht.

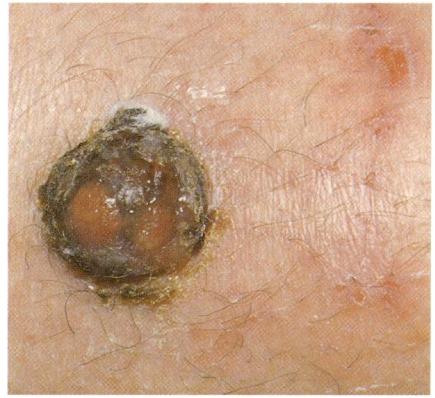

Abb. 3: Noduläres Melanom. [14]

In-situ-Melanome
Die häufigste dieser intraepithelial gelegenen Melanomvorstufen ist die Lentigo maligna. Sie erscheint als braunschwarzer Fleck mit unregelmäßigen Begrenzungen, der schon mit dem bloßen Auge erkennbar ist. Ebenfalls nicht selten sind In-situ-Melanome mit den Charakteristika von superfiziell spreitenden Melanomen, die jedoch aufgrund ihrer Unscheinbarkeit schlechter zu erkennen sind. In-situ-Melanome des nodulären Melanoms sind eher selten zu beobachten.

Klassifikation

Anhand des Entwicklungswegs, des Wachstumsverhaltens und der Lokalisation kann man folgende Melanomtypen unterscheiden:

▶ Lentigo-maligna-Melanom
▶ Superfiziell spreitendes Melanom
▶ Akrolentiginöses Melanom
▶ Primär noduläres Melanom

Lentigo-maligna-Melanom
Das Lentigo-maligna-Melanom ist in seiner Form scharf bzw. unscharf begrenzt und zeigt eine inhomogene Braunpigmentierung sowie Aufhellungszonen (Regression, ▌ Abb. 3). Es tritt vorwiegend im Gesicht von Frauen im Alter von 65 Jahren auf. Diagnostisch ist es durch tastbare Verdickungen oder auch knotenartige Wuchsformen von anderen Melanomen zu unterscheiden.

Superfiziell spreitendes Melanom
Diese maligne Neoplasie präsentiert sich als unregelmäßig verlaufender, scharf begrenzter Herd mit braunschwarzen Teilen sowie Aufhellungszonen und röt-

licher Pigmentierung. Häufig zeigen sich sekundäre Phänomene wie Schuppung, Krusten und Ulzerationen. Die Lokalisation ist geschlechtsabhängig, Männer erkranken primär am Oberkörper, Frauen an den Beinen. Das durchschnittliche Erkrankungsalter liegt bei ca. 50 Jahren. Differentialdiagnostisch lässt es sich vom Lentigo-maligna-Melanom durch seine flächige (nicht knotige) Beschaffenheit abgrenzen.

Akrolentiginöses Melanom
Dieses Melanom besitzt eine fleckenförmige, unregelmäßige und inhomogene Form. Namengebend ist neben den „Flecken" die akrale Lokalisation. Manifest wird es durchschnittlich im 65. Lebensjahr.

Noduläres Melanom
Dieser Melanomtyp zeichnet sich durch einen knotigen, braunschwarz pigmen-

tierten Tumor mit ulzerierter bzw. krustöser Oberfläche aus (▌ Abb. 3). Er zeigt ein vergleichsweise schnelles Wachstum (Monate), die Patienten erkranken durchschnittlich im 55. Lebensjahr.

Sonstige Melanome
Folgende Melanome werden nicht den genannten vier Typen zugeordnet:

▶ Nicht klassifizierbare, kutane Melanome
▶ Nävusassoziierte Melanome, die sich klinisch durch einen makulopapulösen Herd in einem bereits bestehenden Nävuszellnävus bemerkbar machen.
▶ Melanome hautnaher Schleimhäute

▌ Tabelle 1 zeigt die Kriterien zur Klassifikation des malignen Melanoms sowie die durchschnittliche 5-Jahres-Überlebensrate.

TNM-Stadium	Dicke/Befall	5-Jahres-Überlebensrate
pT1	Tumordicke ≤ 1,0 mm Mit oder ohne Ulzeration	90 – 95 %
pT2	Tumordicke 1,01 – 2,00 mm	77 – 89 %
pT3	Tumordicke 2,01 – 4,00 mm	63 – 78 %
pT4	Tumordicke > 4 mm	45 – 67 %
N1	1 Lymphknoten	29 – 69 %
N2	2 – 3 Lymphknoten	24 – 50 %
N3	> 4 Lymphknoten	26 %
M1a	Fernmetastasen in Haut und Subkutis	19 %
M1b	Lungenmetastasen	7 %
M1c	Alle weiteren Fernmetastasen	10 %

▌ Tab. 1: TNM-Klassifikation des malignen Melanoms.

Diagnostik und Therapie

Die **Früherkennung** des Melanoms ist ein wichtiger Bestandteil einer erfolgreichen Therapie dieses Tumors. Als erster Schritt zur Diagnosestellung eines melanomverdächtigen Befundes erfolgen eine Beurteilung des Hautareals nach der **ABCD-Regel** sowie eine Begutachtung der Pigmentläsion mittels eines Auflichtmikroskops. Typische Merkmale für ein Melanom sind:

▶ Unregelmäßiges Pigmentnetzwerk, das meist sehr stark ausgeprägt ist
▶ Pseudopodien
▶ Unregelmäßige Depigmentierung
▶ Graublauer oder weißlicher Schleier

> **ABCD-Regel zur klinischen Abgrenzung maligner Melanome**
>
> ▶ **A**symmetrie im Aufbau
> ▶ **B**egrenzung unregelmäßig
> ▶ **C**olorit inhomogen
> ▶ **D**urchmesser ≥ 5 mm

Zur vollständigen Sicherung der Diagnose wird immer eine **Biopsie** mit anschließender **histologischer Beurteilung** durchgeführt. Bestätigt sich der Verdacht, werden weitere diagnostische Maßnahmen insbesondere zur Beurteilung der Tumorausbreitung durchgeführt (z. B. Sentinel-Lymphknoten-Biopsie, Röntgen-Thorax, Abdomen-Sonographie).
In der **Therapie** des Melanoms, die stadienabhängig erfolgt, lassen sich grundsätzlich zwei Ansätze unterscheiden: zum einen die direkte **Behandlung des Tumors** und zum anderen die **Stärkung des Immunsystems** des Patienten.
Die **chirurgische Exzision** ist im Fall eines klinisch und bioptisch gesicherten Melanoms die Behandlungsmethode der Wahl. Von großer Bedeutung für die Operationsplanung ist die Bestimmung der Tumordicke. Diese bedingt neben dem intraoperativen Sicherheitsabstand (zum neoplastischen Gewebe) zusätzlich die durchgeführten Staging-Untersuchungen. Bei einer Tumordicke ≤ 3 mm erfolgen in der Regel eine präoperative sonographische Untersuchung der regionären Lymphknoten und des Abdomens, eine Röntgenaufnahme des Thorax sowie eine Bestimmung der Routinelaborparameter. Beträgt die Tumordicke ≥ 3 mm, erfolgen zusätzlich noch ein CT von Thorax und Abdomen sowie ein MRT des Schädels (▋ Tab. 2).
Die **Strahlentherapie** wird heute nur noch bei nichtoperablen Malignomen oder im Rahmen der palliativen Therapie durchgeführt, z. B. wenn der körperliche Zustand des Patienten eine Operation nicht zulässt oder die Exzision des Tumors mit ausreichendem Sicherheitsabstand aufgrund der anatomischen Lage nicht möglich ist.
Unter den weiteren Therapieverfahren des Melanoms hat sich die **Interferontherapie** als am erfolgversprechendsten herausgestellt. Diese Behandlung basiert primär auf der immunmodulatorischen Wirkung des Interferons.

Nachsorge

Die klinische Nachsorge von Melanompatienten hat neben der Früherkennung der Tumorprogression folgende weitere Ziele:

▶ Diagnose eines Zweitmelanoms: Melanompatienten besitzen im Vergleich zu gesunden Personen lebenslang ein zehnfach erhöhtes Risiko, an einem Zweitmelanom zu erkranken.
▶ Überwachung adjuvanter Therapien in Hinsicht auf das Behandlungsergebnis sowie möglicher Nebenwirkungen
▶ Psychosoziale Hilfestellung: Neben den bereits erwähnten Aspekten der Nachsorgeuntersuchungen stellen die Gespräche zwischen Arzt und Patient eine wichtige

Tumordicke	Sicherheitsabstand
In situ	0,5 cm
< 1 mm	1 cm
1 – 4 mm	2 cm
> 4 mm	3 cm

▋ Tab. 2: Exzisionstherapie bei Tumoren im klinischen Stadium I und II.

	1. Jahr				2. Jahr				3. Jahr				4. Jahr			5. Jahr		6. Jahr
	Bei Diagnose	3 Mon.	3 Mon.	3 Mon.	3 Mon.	3 Mon.	3 Mon.	3 Mon.	3 Mon.	3 Mon.	3 Mon.	3 Mon.	3 Mon.	3 Mon.	6 Monate	6 Monate	6 Monate	alle 12 Monate
Anamnese, klinische Untersuchung	×	×	×	×	×	×	×	×	×	×	×	×	×	×	×	×	×	×
Labor	×	×	×	×	×	×	×	×	×		×		×		×	×	×	
Lymphknoten-Sonographie	×	×	×	×	×	×	×	×	×	×	×	×	×	×	×		×	
Sono-Abdomen Rö-Thorax	×				×				×				×					
NMR-Schädel	×																	
CT-Thorax CT-Abdomen	×																	

▋ Abb. 4: Nachsorgeuntersuchungen bei einem Melanompatienten (Tumordicke ≥ 3 mm). [18]

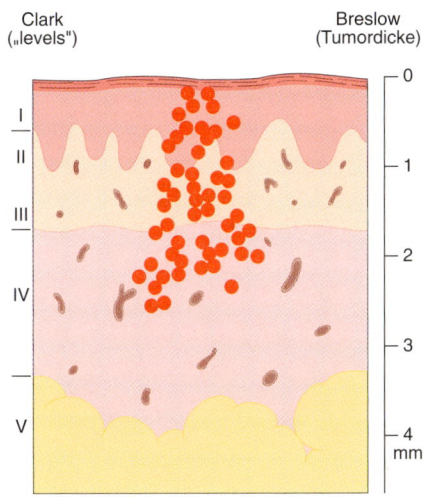

Clark
(„levels")

Breslow
(Tumordicke)

■ Abb. 5: Bestimmung der Eindringtiefe nach Clark und Breslow. [2]

psychosoziale Hilfe dar. Der Patient kann gegenüber einer fachlich qualifizierten Person seines Vertrauens Themen ansprechen, für die in seinem sozialen Umfeld keine Gesprächspartner vorhanden sind.

▶ Dokumentation der Behandlungsergebnisse: Ausführliche Nachsorgeuntersuchungen können neben wichtigen epidemiologischen Erkenntnissen auch Informationen über die Effektivität von Therapiemaßnahmen geben.

Prognose

Generell gilt: Je früher das Melanom diagnostiziert wird, desto höher ist die Chance auf eine kurative Therapie, während die Prognosen für fortgeschritten Tumoren meistens nicht sehr günstig sind. Man geht davon aus, dass 85 % aller Melanome in einer nichtinvasiven Phase diagnostiziert werden könnten. Leider geschieht dies aus verschiedenen Gründen heute nur bei ca. 45 % der Patienten.

Wichtige prognostische Kriterien sind die Invasionstiefe (■ Abb. 5), da sie stark mit der Wahrscheinlichkeit der Metastasierung korreliert, sowie der Ort der Metastasierung (■ Abb. 4).

Zusammenfassung

✖ Das Melanom ist ein von den Melanozyten ausgehender Hauttumor, dessen Inzidenz in den vergangenen Jahren stark zugenommen hat.

✖ Hauptrisikofaktor im Rahmen der Entstehung sind die physikalischen Auswirkungen von Sonnenstrahlen auf die Melanozyten, wobei nicht die kumulative Dosis ausschlaggebend ist.

✖ Bis auf seine auffällige Pigmentierung besitzt das Melanom keine Frühsymptome. Erst in Spätstadien kann es zu Ulzerationen und Blutungen kommen. In den seltensten Fällen beschreiben die Patienten Juckreiz oder Schmerzen.

✖ Prognostisch günstig ist eine frühe Diagnose. Leider werden nur etwa 45 % aller Patienten in diesen Stadien diagnostiziert. Dieser Anteil könnte durch Verbesserung der Früherkennungsuntersuchungen auf bis zu 85 % angehoben werden.

✖ Differentialdiagnostisch müssen u. a. melanozytäre bzw. dysplastische Nävi, die pigmentierte seborrhoische Keratose, das pigmentierte Basaliom, das Merkel-Zell-Karzinom oder subkorneale Einblutungen ausgeschlossen werden.

✖ Die Therapie des Melanoms verfolgt zwei Ansätze, zum einen direkt den Tumor (chirurgische Entfernung) und zum anderen die Modulation des Immunsystems.

Pankreastumoren

Tumoren des Pankreas sind von großer klinischer Bedeutung. Bei keinem anderen Tumor liegen Inzidenz und Mortalität so nah beieinander. Tumoren des Pankreas können aufgrund der vielfältigen Funktion des Organs in unterschiedlichste Gruppen unterteilt werden. Da es den Rahmen dieses Buches sprengen würde, diese alle hier zu besprechen, konzentriert sich das Kapitel auf das Adenokarzinom des Pankreas.

Epidemiologie

Das Pankreaskarzinom ist ein maligner Tumor epithelialen Ursprungs mit einer jährlichen Inzidenz von 10 von 100 000 Menschen in Deutschland. Im Vergleich zu anderen Tumoren ist das Pankreaskarzinom der fünfthäufigste Tumor unter allen tumorbedingten Todesfällen. Das Hauptmanifestationsalter liegt zwischen 65 und 85 Jahren, wobei Männer etwas häufiger betroffen sind als Frauen.

Ätiologie

Als **Risikofaktoren** gelten **Rauchen, Diabetes mellitus** sowie **chronische Pankreatitis. Molekularbiologische Veränderungen** werden ebenfalls mit dem Pankreaskarzinom in Zusammenhang gebracht; z. B. findet man bei nahezu 100% aller Patienten eine Aktivierung des K-Ras-Onkogens bzw. bei 50% der Patienten eine Inaktivierung des Proteins p53. Die vier wichtigsten Mutationen sind Veränderungen von K-Ras, p53, SMAD4 und INK4a.
Histologisch handelt es sich meistens um **Adenokarzinome** von 3–5 cm Größe, die nicht selten umliegende Strukturen infiltrieren, z. B. den Ductus choledochus oder die A. und V. mesentericae superiores. Mikroskopisch kann man i. d. R. atypisches, jedoch gut differenziertes Drüsengewebe erkennen, wobei die Tumorzellen einen runden Zellkern mit deutlich vergrößertem Nukleolus aufweisen.

70% der Pankreastumoren sind im Pankreaskopf, 20% im Pankreaskörper sowie 10% im Pankreasschwanz lokalisiert.

Symptom bei Diagnosestellung	Häufigkeit beim Pankreas-kopfkarzinom	Häufigkeit beim Pankreaskörper- oder -kopfkarzinom
Gewichtsverlust	90%	80%
Schmerzen	80%	80%
Verdauungsstörungen	70%	30%
Ikterus	70%	10%
Courvoisier-Zeichen	50%	Selten
Thrombophlebitis	5%	5%

Tab. 1: Häufige Symptome bei Karzinomen des Pankreas.

Klassifikation

Neben der TNM-Klassifikation und den UICC-Stadien werden Tumoren des Pankreas anhand ihrer Histologie klassifiziert. Mit 80% sind Adenokarzinome die häufigsten Tumoren des Pankreas, weitere, seltenere Typen sind:

▶ Muzinöses Karzinom
▶ Duktales Karzinom
▶ Azinuszellkarzinom
▶ Adenosquamöses Karzinom
▶ Muzinöses und seröses Zystadenokarzinom
▶ Papilläres Karzinom
▶ Siegelringkarzinom

Klinik

Die Anzeichen eines Pankreaskarzinoms sind im Frühstadium häufig nur schwach ausgeprägt und uncharakteristisch. Im Gegensatz dazu sind die Symptome im fortgeschrittenen Krankheitsverlauf wesentlich stärker ausgeprägt. Tumoren des Pankreasschwanzes und -korpus werden aufgrund ihrer Lage später symptomatisch als Tumoren des Pankreaskopfs. Die häufigsten **Erstsymptome** sind ein **schmerzloser Ikterus, Oberbauchschmerzen,** die sich gürtelförmig ausbreiten und in den Rücken ziehen, **Druckgefühl** sowie **Verdauungsstörungen** und **Gewichtsverlust.** Des Weiteren können Diabetes mellitus, Aszites oder **Courvoisier-Zeichen** auftreten. Das Courvoisier-Zeichen ist eine schmerzlose, jedoch tastbare Vergrößerung der Gallenblase aufgrund eines chronischen Gallenstaus.
Im weiteren Verlauf der Krankheit kommt es aufgrund der lokalen und sys-temischen Auswirkungen des Tumors zu Intensivierung bestehender sowie Entwicklung neuer Symptome (Tab. 1).

Das größte Problem der Frühdiagnostik des Pankreaskarzinoms sind die lediglich schwach oder gar nicht ausgeprägten Symptome.

Diagnostik

Zur Diagnosestellung und Abschätzung der Operabilität werden bildgebende Verfahren eingesetzt. **Endosonographie, Spiral-CT** (Abb. 1) sowie **ERCP** (endoskopische retrograde Cholangiopankreatikographie) gelten hierbei als obligat.
Die **Laborwerte** ergeben häufig keine spezifischen Hinweise auf ein Pankreaskarzinom. Die Tumormarker CA 19-9 und CEA können zur Verlaufskontrolle verwendet werden, jedoch nicht zur Erstdiagnose.

Therapie

In Abhängigkeit von den erhobenen Befunden unterscheidet man die **kurative** und die **palliative Therapie** des Pankreaskarzinoms.
Die Möglichkeit einer **kurativen Therapie** besteht nur dann, wenn der Tumor resektabel ist, i. d. R. ist dies bei 20% aller Patienten der Fall. Abhängig von der Lokalisation des Tumors wird dann eine **Resektion des Tumors** angestrebt. Bei einem Pankreaskorpustumor wird das komplette Organ entfernt, wohingegen bei Tumoren in Kopf oder Schwanz (Linksresektion) angestrebt wird, nur den betroffenen Teil des Pankreas zu entfernen.

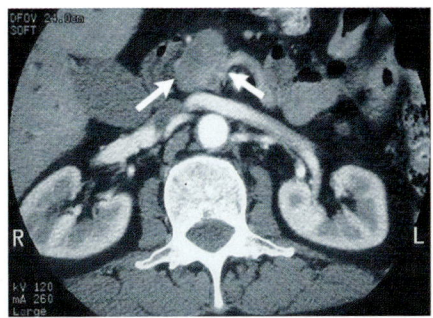

■ Abb. 1: CT eines Pankreaskopfkarzinoms. [15]

Die häufigsten Operationen bei einem Pankreaskopfkarzinom sind die nach **Whipple** und die **pyloruserhaltende, partielle Duodenopankreatektomie** (■ Abb. 2). Entscheidungskriterium ist hierbei die Infiltration der benachbarten Organe. Palliative Therapiemaßnahmen, z. B. bei inoperablen Tumoren, sind:

▶ Palliative Chemotherapie mit Gemcitabin
▶ ERCP und Gallengangsstent

> Nach totaler Pankreasresektion müssen die Pankreasenzyme und -hormone in ausreichenden Mengen substituiert werden.

Prognose

Prognostisch haben Patienten nach Resektion eine **5-Jahres-Überlebensrate von 20%,** ohne Resektion liegt diese bei 2%. Die durchschnittliche Überlebenszeit eines Patienten mit ausgedehnten Metastasen liegt bei drei bis vier Monaten. Neue Therapieansätze versuchen u. a. mittels retroviralen Gentransfers, z. B. das Tumorwachstum durch Störung der Angiogenese zu verringern. Leider entpuppten sich diese im Labor vielversprechenden Ansätze am Patienten bis heute als erfolglos.

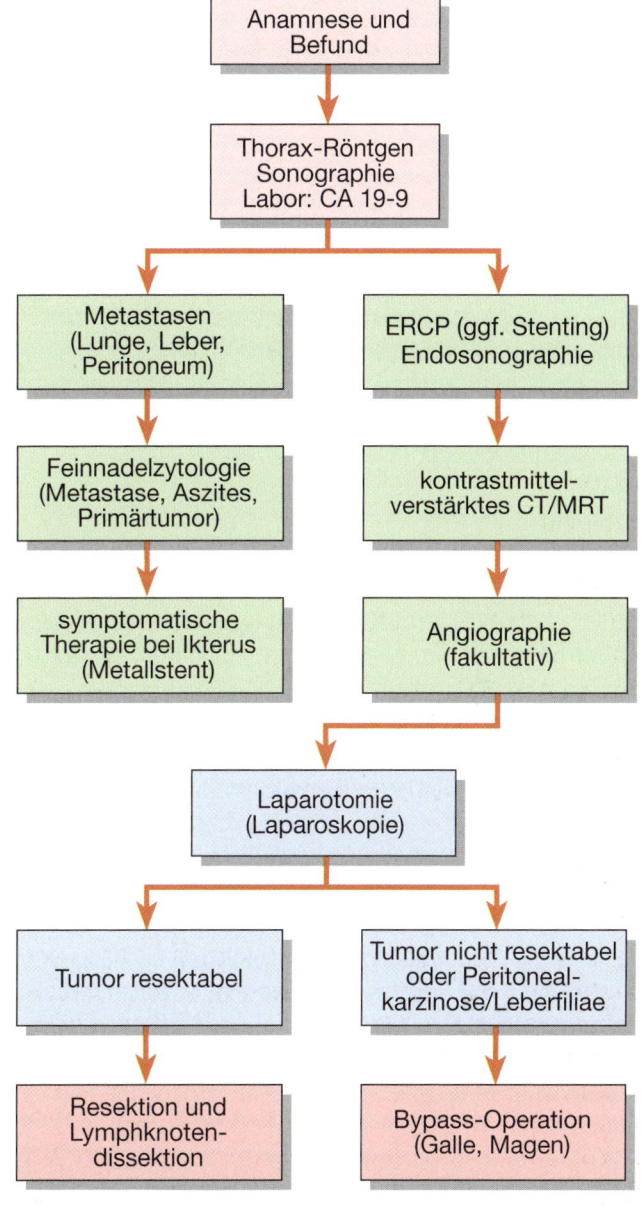

■ Abb. 2: Diagnostik und Therapie beim Pankreaskarzinom. [1]

Zusammenfassung

✖ Die Symptomatik ist generell uncharakteristisch, bei Pankreaskopftumoren schmerzloser Ikterus und Courvoisier-Zeichen.

✖ Für die Diagnostik sind Oberbauchsonographie, ERCP und CT in Doppelspiraltechnik obligate Untersuchungsmethoden.

✖ Die kurative Therapie besteht in der Resektion (nach Whipple oder pyloruserhaltende, partielle Duodenopankreatektomie), bei der palliativen Versorgung werden Stentimplantation und Chemotherapie durchgeführt.

✖ Patienten mit einem metastasierten, operablen Tumor besitzen eine 5-Jahres-Überlebensrate von 20%. Im Vergleich liegt die durchschnittliche Lebenserwartung eines Patienten mit bereits ausgedehnt metastasiertem Tumor bei drei bis vier Monaten.

Ösophaguskarzinom

Das Ösophaguskarzinom ist eine maligne neoplastische Erkrankung der Speiseröhre mit ungünstiger Prognose.

Epidemiologie

Die Inzidenz des Ösophaguskarzinoms zeigt große geographische Unterschiede. Im Gegensatz zu den westlichen Ländern, in denen ca. 6 bis 8 von 100 000 Menschen an dem Malignom der Speiseröhre erkranken, werden aus China oder Ländern Osteuropas jährlich von mehr als 100 Neuerkrankungen pro 100 000 Menschen berichtet. Betrachtet man die Patienten hinsichtlich ihres Geschlechts und Alters, zeigt sich, dass Männer häufiger als Frauen betroffen sind. Das Durchschnittsalter der Patienten liegt bei 70 Jahren.

Ätiologie

Zwischen den beiden am häufigsten vorkommenden Tumoren des Ösophagus, dem **Adenokarzinom** und dem **Plattenepithelkarzinom,** bestehen nicht nur Unterschiede hinsichtlich ihres Ursprungsgewebes und ihrer Lokalisation, sondern auch in ihren Ursachen. Die sich häufiger primär im oberen und mittleren Ösophagusdrittel entwickelnden Plattenepithelkarzinome werden durch **Nikotin** und **Alkoholabusus** in ihrer Entstehung begünstigt, wohingegen die überwiegend im unteren Ösophagusdrittel vorkommenden Adenokarzinome eher auf **gastrointestinalen Reflux** zurückzuführen sind.

Die Rolle der *Helicobacter-pylori*-Infektion des Magens im Rahmen der Kanzerogenese ist umstritten, diskutiert wird ein **inverser Effekt.** Man geht davon aus, dass durch die Infektion eine chronische atrophische Gastritis mit verminderter Säureproduktion entsteht, die zu einem verringerten Erkrankungsrisiko führt.

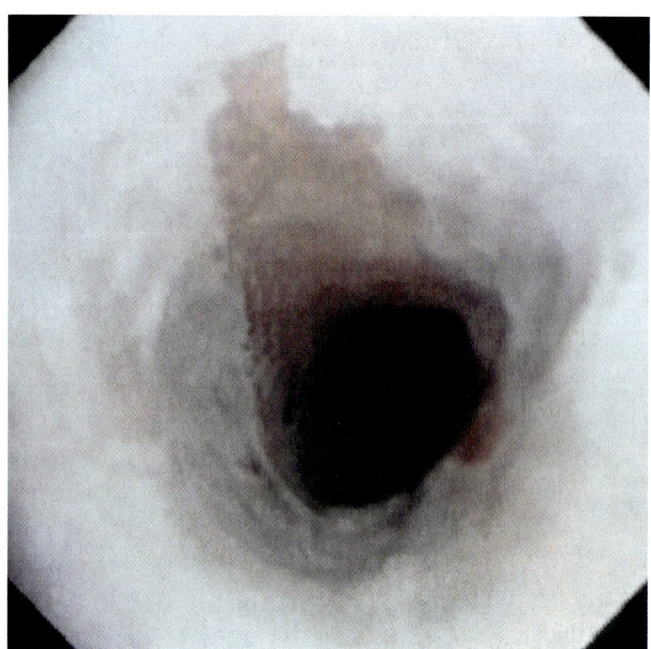

Abb. 1: Barret-Ösophagus.

Ein weiterer belegter Risikofaktor ist ein erhöhter **Body-Mass-Index.** Der mögliche Zusammenhang besteht in einem vermehrten Reflux von Magensäure aufgrund der bestehenden Adipositas.

Weitere Risikofaktoren sind:

▶ Laugenverätzungen
▶ Heiße Speisen
▶ Keratosis palmaris et plantaris
▶ Plummer-Vinson-Syndrom
▶ Barret-Ösophagus (▮ Abb. 1)
▶ Achalasie

Über die letzten Jahre war die Zahl der an einem **Plattenepithelkarzinom** erkrankten Menschen stark **rückläufig.** Im Gegensatz dazu konnte man eine **kontinuierliche Zunahme** von Patienten mit **Adenokarzinomen** feststellen. Als Ursache dieser gegenläufigen Entwicklungen werden vor allem **Veränderungen der Ernährungsgewohnheiten** und ein **gesunkener Alkohol- und Zigarettenkonsum** diskutiert.

Klassifikation

Karzinome des Ösophagus lassen sich neben ihrer Ausbreitung (TNM-Klassifikation, ▮ Tab. 1) auch anhand ihrer Histologie und Lokalisation unterscheiden.

Histologisch stellen das Plattenepithelkarzinom und das Adenokarzinom mit Abstand die häufigsten Tumoren der Speiseröhre dar, wobei Erstere ca. $^2/_3$ aller Ösophaguskarzinome ausmachen.

In Abhängigkeit von ihrer **Lokalisation** werden die Tumoren in Karzinome des oberen, mittleren und unteren Drittels unterschieden.

Nach **therapeutischen** Gesichtspunkten werden Tumoren des Ösophagus in zervikal, suprabifurkal und infrabifurkal gelegene Tumoren unterteilt.

Auffällig ist eine Häufung von Karzinomen an den **physiologischen Engen** der Speiseröhre (Krikopharyngealraum, Trachealbifurkation und sphinkternah). Dabei sind die Tumoren des unteren Drittels häufig schwer von denen der Kardia abzugrenzen, weshalb sie zusammen mit diesen, sofern es sich um Adenokarzinome handelt, zur Gruppe der **Adenokarzinome des gastroösophagealen Übergangs** (= AEG) gezählt werden.

TNM-Stadium	Befall
T1	Infiltration der Lamina propria und Submukosa
T2	Infiltration der Muscularis propria
T3	Infiltration der Adventitia
T4	Ausbreitung auf Nachbarstrukturen
N1	Regionäre Lymphknoten
M1	Fernmetastasen

▮ Tab. 1: TNM-Klassifikation des Ösophaguskarzinoms.

Diese Tumoren werden nach Siewert wie folgt unterteilt:

▶ AEG Typ 1: Karzinome des distalen Ösophagus
▶ AEG Typ 2: Karzinome der Kardia
▶ AEG Typ 3: subkardiale Magenkarzinome

Klinik und Diagnostik

Leitsymptom des Ösophaguskarzinoms ist die **Dysphagie,** die jedoch meistens erst im fortgeschrittenen Krankheitsverlauf auftritt. Weitere Symptome wie **Husten, Heiserkeit** oder **Schluckauf** werden durch die Infiltration umliegender anatomischer Strukturen durch den Tumor hervorgerufen. Die **Diagnose** des Ösophaguskarzinoms erfolgt primär durch eine **endoskopische Biopsie.** Weitere Untersuchungen im Rahmen des Tumorstagings sind eine **Röntgenaufnahme nach Breischluck** sowie eine **Endosonographie** des Ösophagus (▮ Abb. 1). Zum Ausschluss bzw. Nachweis von Fernmetastasen wird heutzutage ein **CT** des Thorax und Oberbauchs durchgeführt.

Aufgrund des späten Auftretens der Symptome wird eine Vielzahl der Tumoren erst in einem fortgeschrittenen Stadium diagnostiziert, weshalb häufig eine kurative Therapie nicht mehr stattfinden kann. Bei Patienten mit diagnostiziertem Barrett-Ösophagus wird aufgrund der hohen Entartungswahrscheinlichkeit eine engmaschige Kontrolle durchgeführt, um entstehende Tumoren früh genug zu identifizieren und erfolgreich behandeln zu können.

Therapie

In Abhängigkeit vom Stadium des Tumors kommen unterschiedliche therapeutische Maßnahmen zur Anwendung (▮ Tab. 2), von denen die **chirurgische Tumorentfernung** die einzige kurative ist. Insgesamt können zum Zeitpunkt der Diagnosestellung **nur 25%** aller Patienten **kurativ** behandelt werden.

Die **operative Therapie** variiert in Abhängigkeit von Lokalisation und Stadium des Tumors. Suprabifurkale Plattenepithelkarzinome der Speiseröhre sind nur mit größerem Aufwand und erhöhter Komplikationsrate zu operieren. Alternativ zur Resektion findet hier häufig eine Radiochemotherapie Anwendung. Eine präoperative Chemo- oder Radiochemotherapie ist bei lokal fortgeschrittenen infrabifurkalen Karzinomen des Ösophagus indiziert.

Grundsätzlich wird im Rahmen einer kurativen Behandlung die Resektion im Gesunden mit nachfolgender Rekonstruktion der Nahrungspassage durch Magenhochzug oder Dünn- bzw. Dickdarminterponate angestrebt.

Bei den übrigen **75%** bestehen meistens Fernmetastasen bzw. ist der Tumor bereits in umliegendes Gewebe eingewachsen und somit nicht resezierbar. Diese Patienten werden **palliativ** behandelt, z. B. durch eine Implantation von **Ösophagusstents, Chemotherapie, kombinierte Radiochemotherapie** oder Anlage einer **perkutanen endoskopischen Gastrostomie.**

Tumorstadium nach AJCC (American Joint Committee on Cancer)	Therapeutische Maßnahmen
1, 2a	Operative Therapie
2b, 3	Neoadjuvante Chemo- oder Radiochemotherapie, gefolgt von Resektion
4	Palliative Therapie

▮ Tab. 2: Stadienadaptierte Therapieverfahren beim Ösophaguskarzinom.

Prognose

Grundsätzlich hängt die Prognose vom **Stadium** des Tumors ab. Dabei haben Patienten mit Plattenepithelkarzinomen im Vergleich zu Patienten mit Adenokarzinomen erfahrungsgemäß eine schlechtere Prognose. Auch die **Lokalisation** hat einen Einfluss auf die Prognose; so ist diese bei Tumoren im unteren Drittel generell günstiger als bei denen im oberen Drittel.

In spezialisierten Zentren haben Patienten mit Adenokarzinomen des Ösophagus nach multimodaler Therapie mittlerweile eine 5-Jahres-Überlebensrate von ca. 40% (▮ Tab. 3). Bei gutem Ansprechen auf die neoadjuvante Therapie ist die Prognose deutlich besser.

Stadium	5-Jahres-Überlebensrate
0	≥ 95%
1	50 – 80%
2a	30 – 40%
2b	10 – 30%
3	10 – 15%
4	≤ 2%

▮ Tab. 3: Stadienabhängige 5-JÜR bei Ösophaguskarzinom.

Zusammenfassung

✖ Anhand der Histologie und Lokalisation können zwei Typen von Karzinomen unterschieden werden: das primär im oberen und mittleren Ösophagus vorkommende Plattenepithelkarzinom und das vorwiegend im unteren Abschnitt auftretende Adenokarzinom.

✖ Differentialdiagnosen sind vor allem gutartige Tumoren des Ösophagus. Da diese jedoch sehr selten sind, sollte bei Patienten ab dem 40. Lebensjahr, die von persistierenden Schluckbeschwerden berichten, immer ein maligner Tumor ausgeschlossen werden.

✖ Das Ösophaguskarzinom ist ein lokal infiltrierender und schnell metastasierender Tumor, an dem vor allem Männer zwischen dem 60. und 70. Lebensjahr erkranken. Auffällig ist, dass Patienten mit Plattenepithelkarzinomen im Mittel zehn Jahre jünger sind.

Magenkarzinom I

Die meisten Tumoren des Magens mit klinischer Bedeutung sind Malignome des Epithels (95%). Benigne Tumoren sind meist Zufallsbefunde, da sie sehr selten symptomatisch werden. Beim Adenokarzinom des Magens (Plattenepithelkarzinome bzw. maligne Tumoren aus anderem Gewebe sind wesentlich seltener) handelt es sich um eine in den westlichen Ländern in ihrer Inzidenz rückläufige Krebserkrankung. Sie steht unter anderem in starkem Zusammenhang mit einer Infektion der Magenschleimhaut mit dem Bakterium *Helicobacter pylori*. Man unterscheidet in Abhängigkeit von der Invasionstiefe zwischen Magenfrühkarzinomen und fortgeschrittenen Magenkarzinomen.

Epidemiologie

An diesem Tumor erkranken jährlich ca. 15 von 100 000 Menschen, womit diese Tumorerkrankung das siebthäufigste Karzinom in Deutschland darstellt. Weltweit schwankt die Inzidenz stark. So liegt sie in Regionen wie Asien, Osteuropa oder Südamerika bei 30 bis 84 Neuerkrankungen pro 100 000 im Jahr.

Das mittlere Erkrankungsalter liegt bei 63 Jahren, Männer sind häufiger betroffen als Frauen. In den letzten Jahren wurde in der BRD zwar ein Rückgang dieser Erkrankung festgestellt, hingegen blieben die Letalitätsrate und Krankheitsdauer aufgrund der meist späten Diagnose unverändert.

Lokalisation und Ausbreitung

In der Vergangenheit trat das Magenkarzinom (■ Abb. 1) am häufigsten in Antrum und Pylorus sowie an der kleinen Kurvatur des Magens auf. Man ging davon aus, dass dies in einem engen Zusammenhang mit der Besiedlung des Magens durch *Helicobacter pylori* stand.

In der westlichen Zivilisation ist aber mittlerweile eine deutliche Abnahme der Tumoren des mittleren und distalen Magendrittels zu verzeichnen. Hingegen haben die Karzinome des proximalen Magendrittels, insbesondere die Adenokarzinome des gastroösophagealen Übergangs Typ 2 und Typ 3 nach Siewert (Kardiakarzinom und subkardiales Karzinom), sehr deutlich an Häufigkeit zugenommen.

Die **Ausbreitung** des Tumors findet entweder durch **infiltratives Wachstum** in die Magenwand, Serosa bzw. das Peritoneum oder durch Metastasierung statt. Bevor eine hämatogene Metastasierung anderer Organe zu erkennen ist, kann man sie häufig bereits in den regionären Lymphknoten feststellen.

> Bei sog. Krukenberg-Tumoren handelt es sich um Abtropfmetastasen des Magenkarzinoms auf die Ovarien.

Ätiologie und Pathogenese

Die Entstehung des Magenkarzinoms ist bis heute noch nicht endgültig geklärt. Man geht jedoch davon aus, dass besonders die durch *Helicobacter pylori* (H. p.) induzierte Gastritis sowie **Umwelteinflüsse** und **erbliche Faktoren** wichtige Rollen im Verlauf der Krankheitsentstehung spielen.

Von all diesen Faktoren wird der **H.-p.-Gastritis** eine zentrale Rolle zugeschrieben. Es konnte gezeigt werden, dass Menschen mit einer solchen Erkrankung ein **6fach höheres Risiko** haben, an einem Magenkarzinom zu erkranken, als Menschen ohne sie.

Die Bedeutung von **Umweltfaktoren** konnte wie bei anderen Tumortypen am besten durch Migrationsstudien verdeutlicht werden. So erkrankten in die USA eingewanderte Japaner mit westlichem Lebensstil genau so häufig an Magenkarzinomen wie die einheimische amerikanische Bevölkerung.

Auch Unterschiede in der **Nahrungsmittelkonservierung** werden für die weltweit variierenden Inzidenzzahlen sowie für den Rückgang der Erkrankung in den westlichen Ländern verantwortlich gemacht. Als ein Beispiel sollen hier die **Nitrate** genannt werden. Diese befinden sich in größeren Mengen besonders in stark gesalzenen Speisen; das Pökeln von Nahrungsmitteln war vor der Erfindung des Kühlschranks auch in westlichen Ländern eine weit verbreitete Methode zur Konservierung. Tierexperimente haben gezeigt, dass die Nitrate durch Bakterien im Magen zu Nitrosaminen umgewandelt werden können, deren Derivate wiederum eine hoch kanzerogene Wirkung besitzen.

Bis heute wurden noch nicht viele **erbliche Faktoren** identifiziert, die eine Entstehung eines Magenkarzinoms begünstigen. Aufgrund beschriebener Fälle von familiärer Magenkarzinomhäufung geht man aber mit großer Sicherheit von ihrer Existenz aus. Weitere Risikofaktoren sind Alkoholkonsum, Zustand nach Billroth-II-Operation, Zigarettenrauchen und M. Ménétrier.

> **Die Rolle der H.-p.-Gastritis bei der Entstehung des Magenkarzinoms**
> Die H.-p.-Gastritis ist eine bakterielle Entzündung der Magenschleimhaut, die 60–70% aller Gastritiden ausmacht. Sie beginnt meistens in der lumennahen Schleimhaut der Antrumzone, von der sie sich ausbreitet.
> Das Bakterium führt zu einer Schädigung der Oberflächenepithelzellen. Die daraufhin in das Gewebe einwandernden Granulo- und Lymphozyten verursachen durch die von ihnen ausgeschütteten Substanzen zusätzlich eine Schädigung der Magenschleimhaut. Folge kann eine Atrophie der Drüsen oder eine Metaplasie des Epithels sein, des Weiteren kann es zu Komplikationen kommen. Dazu zählt neben der Ulkuskrankheit auch das gesteigerte karzinomatöse und lymphomatöse Entartungsrisiko. Studien haben ergeben, dass bei einem H.-p.-positiven Menschen das Risiko, an einem Malignom des Magens zu erkranken, drei- bis sechsmal höher ist als bei einem H.-p.-negativen Patienten.

Präkanzerosen

Neben der H.-p.-Gastritis besteht auch bei der Autoimmungastritis ein um 10% gesteigertes Entartungsrisiko. Ebenso zählt die nach einer Magenresektion entstehende C/R-Gastritis zu den Präkanzerosen. Das Entartungsrisiko eines benignen Ulkus wird zwar als minimal eingeschätzt, dennoch ist der endoskopische Ausschluss eines Karzinoms obligat.

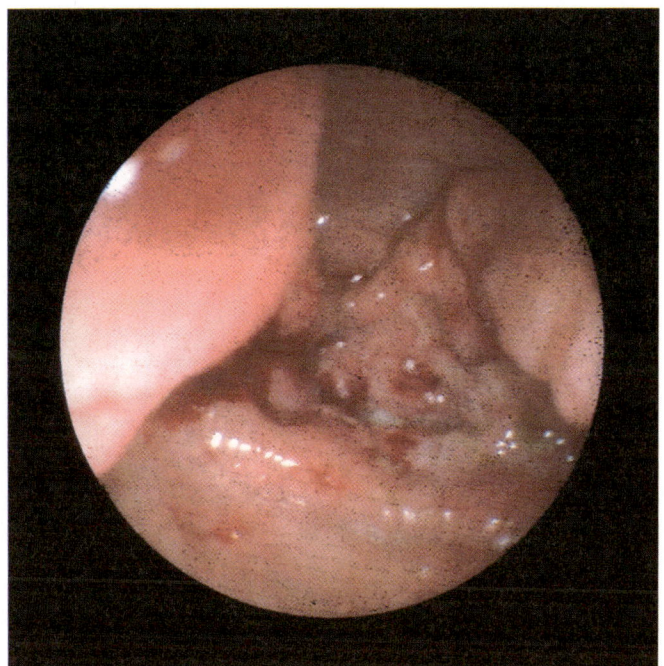

Abb. 1: Endoskopische Aufnahme eines Magenkarzinoms. [1]

Magenfrühkarzinom

Magenfrühkarzinome sind Tumoren, deren Wachstum sich auf die Mukosa (M-Typ) und Submukosa (SM-Typ) beschränkt. Es kommt nicht zur Infiltration der Lamina muscularis propria. Trotz dieser Tatsache können diese Tumoren metastasieren. So können beim SM-Typ zum Zeitpunkt der Diagnose in 10–20% der Fälle Metastasen in den Lymphknoten nachgewiesen werden. Beim M-Typ ist dies nur selten der Fall.

Makroskopisch unterscheidet man nach Borrmann drei Grundtypen:

▶ Typ 1: polypöse Form
▶ Typ 2: besitzt meistens eine leicht erhabene Form, liegt im oder unterhalb des Schleimhautniveaus
▶ Typ 3: ist die ulzerierte Form, wobei der Ulkusgrund tumorfrei ist und Tumoranteile nur am Rand nachweisbar sind.

Mikroskopisch weisen diese Tumoren ein diffuses oder tubuläres Wachstumsbild (nach Laurén) mit niedrig oder hoch differenzierten Tumoranteilen auf.

Die **klinische Bedeutung der Magenfrühkarzinome** wird deutlich, wenn man sich die 5-Jahres-Überlebensrate der Patienten vor Augen führt. Sie liegt in spezialisierten Zentren nach einer kurativen Resektion bei 50–60%. Für Magenfrühkarzinome beträgt hingegen die Heilungsrate nach 5-Jahren ca. 90%. Leider werden in Deutschland nur 10–15% aller Magenkarzinompatienten mit einem Magenfrühkarzinom diagnostiziert.

Im Gegensatz dazu liegt dieser Prozentsatz in Japan aufgrund dort implementierter Vorsorgeuntersuchungen für das Magenkarzinom bei ca. 50%. Derzeit wird die Screening-Endoskopie in der westlichen Welt aufgrund der hier niedrigeren Prävalenz als nicht effektiv betrachtet. Die Therapie ist bei einem kurativen Ansatz in der Regel eine totale Gastrektomie mit radikaler En-bloc-Lymphadenektomie des ersten und zweiten Kompartiments.

Klinik und Diagnostik

Das Magenkarzinom verläuft lange **symptomlos.** In der frühen Phase können vom Patienten **dyspeptische Beschwerden, Appetitlosigkeit** und ein **Leistungsknick** beschrieben werden. Im späteren Verlauf sind **Gewichtsverlust, Oberbauchbeschwerden** und eine **Aversion gegen Fleisch** typisch. Weniger häufige Symptome sind **Hämatemesis** und **Meläna** aufgrund einer Blutung.

Zur Sicherung der **Diagnose** hat sich die **endoskopische Biopsie** mit einer **histologischen Analyse** als sicherste Diagnosemethode etabliert. Typische, wenn auch nicht sehr spezifische Laborbefunde sind Zeichen des Eisenmangels, Vitamin-B$_{12}$-Mangel sowie Veränderungen der Tumormarker CEA, CA19-9 und CA 72-4.

Zum **Staging** des Tumors finden **CT, Sonographie** und **Laparoskopie** Anwendung.

Magenkarzinom II

Klassifikation

Neben der TNM-Klassifikation und der daraus resultierenden UICC-Einteilung werden Magenkarzinome zusätzlich noch nach makroskopischen (Borrmann-Klassifikation, ▎Abb. 2) und mikroskopischen Gesichtspunkten unterteilt. Nicht unerwähnt soll hier aufgrund der unterschiedlichen therapeutischen Konsequenzen die Klassifikation der Kardiakarzinome nach Siewert bleiben (▎Tab. 1).

Die **Borrmann-Klassifikation** unterscheidet bei den fortgeschrittenen Magenkarzinomen anhand makroskopischer Charakteristika zwischen vier Typen. Typ 1 ist ein polypöser, gut begrenzbarer Tumor. Aus diesem Typ 1 können sich Typ-2-Karzinome entwickeln, die durch scharf begrenzte Form, wallartigen Rand und Ulzerationen imponieren. Typ-3-Tumoren besitzen ebenfalls Ulzerationen, jedoch keinen klar abgrenzbaren Rand. Bei Tumoren vom Typ 4 handelt es sich um flache Tumoren mit unscharfer Begrenzung und verdickten Schleimhautfalten (▎Abb. 2).

Tumoren vom Typ 3 oder 4 stellen eine besondere Herausforderung an den behandelnden Arzt dar, da sie sich häufig unter der normalen Schleimhaut ausdehnen.

Es gibt mehrere **histologische Klassifizierungen,** die die Tumoren nach unterschiedlichen Merkmalen unterteilen:

▶ **WHO:** Diese unterscheidet nach dem vorherrschenden Wachstumsmuster tubuläre, papilläre, muzinöse und siegelzellige Adenokarzinome.
▶ **Modifizierte Laurén-Klassifikation:** siehe unten
▶ **Histogenetische Differenzierung:** Hierbei werden die Magenkarzinome anhand ihrer zellulären Differenzierung

Typ 1
polypös

Typ 2
ulzeriert mit scharfem Rand

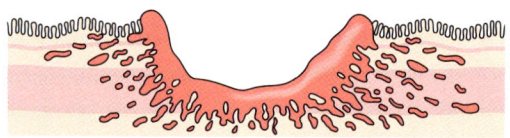

Typ 3
ulzeriert mit unscharfem Rand

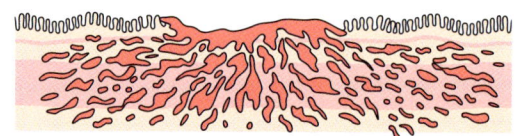

Typ 4
nicht ulzeriert, unscharfer Rand

▎Abb. 2: Klassifikation des Magenkarzinoms nach Borrmann. [2]

in gastral, intestinal und gastral-intestinal eingeteilt. Namengebend sind bei dieser Art der Klassifizierung im Tumorgewebe vorkommende Proteine wie intestinale Bürstensaumantigene oder magentypische Enzyme.

Die **Laurén-Klassifikation** differenziert anhand des Adhäsionsverhaltens der Tumorzellen zwischen **intestinalen** (tubulären) und **diffusen Adenokarzinomen** des Magens. Tubuläre Tumoren bestehen meistens aus höher differenzierten Zellen, die kohärent wachsen und Tubuli bilden. Diese Magenkarzinomart entsteht häufiger im Antrum- und Kardiabereich und ist makroskopisch leichter abzugrenzen als das diffuse Karzinom, welches nur unscharf zu unterscheiden ist und eher im Korpusbereich entsteht. Diffuse Tumoren bestehen aus gering differenzierten Zellen, die ein diffuses bzw. nichtkohärentes Wachstumsmuster aufweisen.

Klinisch ist die Laurén-Klassifizierung insofern von Bedeutung, als bei einem intestinalen Typ der Resektionsabstand im Verlaufe der Operation i. d. R. kleiner ist.

Therapie

Durch randomisierte Studien konnte mittlerweile der Stellenwert einer **neoadjuvanten Chemotherapie** bei lokal fortgeschrittenen Tumoren (Stadien 2

Typ	Ausbreitung
1	Adenokarzinome des distalen Ösophagus, entstanden aus intestinalen Metaplasien des Ösophagus ohne/mit Infiltration des Magens
2	Adenokarzinome der Kardia, aus dem Kardiaepithel oder Metaplasien des ösophagogastralen Übergangs
3	Adenokarzinome distal der Kardia mit Infiltration des ösophagogastralen Übergangs

▎Tab. 1: Einteilung der Kardiakarzinome nach Siewert.

und 3) belegt werden. Ein weiterer Ansatz ist die **postoperative Radiochemotherapie,** deren Stellenwert nach optimaler Resektion jedoch weiterhin diskutiert wird. Eine Chemotherapie wird auch in der palliativen Therapie von Magenkarzinompatienten häufig angewandt.

Als **operative Standardtherapien** werden in Abhängigkeit von histologischem Tumortyp, Größe und Lage des Tumors eine **Gastrektomie** (diffuser Typ nach Laurén) oder eine **4/5-Resektion** (intestinaler Typ nach Laurén) durchgeführt. Als sicherer Resektionsabstand vom Tumor werden beim intestinalen Typ 4 cm und beim diffusen Typ

6 cm angesehen. Eine **Splen-** oder/und **Pankreatektomie** werden im Rahmen einer Operation nur dann durchgeführt, wenn der Tumor diese Organe direkt infiltriert.

Eine **palliative Therapie** findet statt, wenn der Tumor z. B. in das Retroperitoneum eingebrochen ist bzw. eine diffuse Peritonealkarzinose oder Lebermetastasen bestehen. Neben chirurgischen Maßnahmen wie einer **Gastroenterostomie** oder **endoskopischen Verfahren** z. B. zur Behebung von Tumorstenosen (Abb. 3) findet vor allem die Chemotherapie Verwendung. Mit Remissionen von bis zu 40% führt diese zu einer Verlängerung der Überlebenszeit

sowie zu einer Verbesserung der Lebensqualität der Patienten.

Bei kardianahen Karzinomen ist die chirurgische Therapie abhängig vom Subtyp; bei Typ 1 wird eine Ösophagektomie durchgeführt, während eine transhiatal erweiterte Gastrektomie bei Typ 2 und 3 Anwendung findet.

Prognose

Die 5-Jahres-Überlebensrate der Patienten steht im engen Zusammenhang mit dem Tumorstadium (Tab. 2), durchschnittlich liegt sie bei kurativ behandelten Patienten zwischen 50 und 60%.

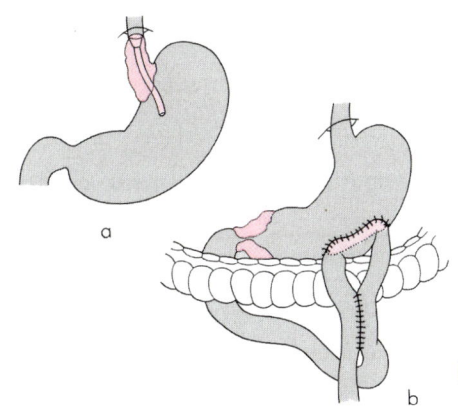

Abb. 3: Palliativverfahren beim Magenkarzinom. [1]

Stadium	5-Jahres-Überlebensrate
1	67%
2	37%
3	14%
4	0%
Resektabel und LK-negativ	31%
Resektabel und LK-positiv	6%

Tab. 2: Überlebensrate in Abhängigkeit vom Tumorstadium.

Zusammenfassung

✖ Das Adenokarzinom des Magens ist weltweit der zweithäufigste maligne Tumor.

✖ Magenfrühkarzinome sind Tumoren, die auf die Mukosa und Submukosa beschränkt sind. Auch bei Frühkarzinomen können bereits Lymphknoten- oder hämatogene Metastasen vorliegen.

✖ Fortgeschrittene Magenkarzinome werden nach der Laurén-Klassifikation in diffuse und intestinale Typen unterteilt.

✖ Therapie der Wahl ist in Abhängigkeit vom Laurén-Typ eine Gastrektomie mit En-bloc-Lymphknotendissektion oder eine 4/5-Resektion des Magens.

✖ Differentialdiagnosen sind maligne Lymphome (MALT), Sarkome, Stromatumoren, Karzinosarkome oder Karzinoide und andere neuroendokrine Tumoren.

✖ Die Erkrankung verläuft meistens bis zu fortgeschrittenen Stadien asymptomatisch, die häufigsten Frühsymptome sind dyspeptische Beschwerden, Leistungsknick und Appetitlosigkeit.

Kolorektales Karzinom I

Epitheliale Neoplasien des Kolons und Rektums werden primär aufgrund ihrer Distanz zur Anokutanlinie in Kolon- bzw. Rektumkarzinome unterteilt. Meistens werden sie unter dem Begriff kolorektale Karzinome zusammengefasst, da sie sich abgesehen von ihrer Therapie in Hinblick auf Ätiologie oder Klassifikation nicht unterscheiden.

Epidemiologie

Das kolorektale Karzinom ist eine der häufigsten Tumorerkrankungen in Deutschland. Jährlich werden ca. 30 bis 40 Neuerkrankungen pro 100 000 Einwohner gemeldet – mit einer kontinuierlichen Zunahme in den letzten Jahren. Der Altersgipfel liegt im 7. und 8. Lebensjahrzehnt, eine Geschlechterpräferenz kann nicht beobachtet werden.

Die geographische Verteilung korreliert stark mit derjenigen der Kolonpolypen und zeigt eine deutliche Häufung in westlichen Ländern. Im menschlichen Organismus findet man diesen Tumor am häufigsten in Rektum (60%), Sigma (20%) und Zäkum/Colon ascendens (10%).

Klinik und Diagnostik

Gastrointestinale Symptome treten meistens erst in fortgeschrittenem Stadium auf. Initial berichten die Patienten häufig von **Müdigkeit, Leistungsknick** und **Schwäche.** Später sind es **Teerstühle** oder sichtbare **Blutbeimengungen im Stuhl** sowie Veränderungen der Stuhlgewohnheiten. Diesen Beschwerden liegen meistens Ulzerationen des Tumors oder eine Stenosierung des Darms durch Tumormasse zugrunde.

Da 30–40% aller Tumoren im Rahmen einer **körperlichen Untersuchung** (abdominale Palpation und rektal-digitale Austastung) tastbar sind, ist diese fester Bestandteil der Basisdiagnostik. Eine **Kolo-, Sigmoido-** oder **Rektoskopie** mit Biopsie gilt noch vor dem Doppelkontrastmitteleinlauf als Nachweismethode der Wahl. Letztere Untersuchungstechnik wird meistens dann durchgeführt, wenn es im Rahmen der

Endoskopie nicht möglich ist, den kompletten Darm einzusehen.

Trotz dieser hoch entwickelten Untersuchungsmethoden werden 25% der Patienten mit einem bereits metastasierten Tumor diagnostiziert. Im Verlauf des Tumorstagings finden zusätzlich noch **Sonographie** des Abdomens, **Computertomographie** sowie **Szintigraphie** Anwendung.

Zur **Kontrolle des Therapieerfolgs** werden neben den Parametern des Routinelabors die **Tumormarker** CEA und CA 19-9 bestimmt.

> Bei Patienten ab dem 45. Lebensjahr sollten jeder Blutabgang per anum bzw. Änderungen der Stuhlgewohnheiten eine komplette Kolonuntersuchung nach sich ziehen, da dies immer malignomverdächtig ist.

Ausbreitung

Der Tumor breitet sich **initial** durch **invasives Wachstum** in die Darmwand und häufig über diese hinaus aus. So kann es häufig zur Infiltration anderer Organe wie Blase, Prostata oder Uterus kommen.

Die **Metastasierung** erfolgt lymphogen in die regionären Lymphknoten oder hämatogen in die Leber und von dort aus meistens sekundär in die Lunge. Eine Ausnahme sind tief im Rektum entstehende Tumoren, die aufgrund ihres venösen Abflusses in die Vena cava häufig direkt in die Lunge metastasieren. Je nach Lokalisation des Tumors verläuft die lymphogene Metastasierung über drei Wege:

▶ In die **paraaortalen Lymphknoten** metastasieren primär hoch sitzende Tumoren. Diese liegen ca. 8–16 cm von der Anokutanlinie entfernt.

▶ Tumoren, die 4–8 cm von der Anokutanlinie lokalisiert sind, metastasieren primär in die **Beckenlymphknoten.**

▶ In den **inguinalen Lymphknoten** lassen sich vor allem Metastasen tief sitzender Malignome (0–4 cm Entfernung von der Anokutanlinie) nachweisen.

Ätiologie und Pathogenese

Die **Ursachen** des kolorektalen Karzinoms sind multifaktoriell. Neben **Umwelteinflüssen** konnten auch **genetische Prädispositionen** identifiziert werden, die zur Entstehung des Tumors führen. Man geht davon aus, dass sich über 90% aller Karzinome auf dem Boden eines Adenoms entwickeln und Resultat verschiedener genetischer Alterationen sind (❚ Abb. 1). In diesem Prozess scheint weniger die Reihenfolge als vielmehr die Summe der genetischen Veränderungen von Bedeutung zu sein.

Als **Ursachen** dieser genetischen Veränderungen wird den **Umweltfaktoren** eine Hauptrolle zugeschrieben. Hinweise ergeben sich vor allem aus epidemiologischen Studien, die zeigen, dass sich das Erkrankungsrisiko umweltabhängig verändert. Neben den Risikofaktoren **Übergewicht, Bewegungsmangel, Alkohol** und **Nikotinkonsum** erhöht außerdem ein gesteigerter **Konsum von tierischen Fett** und **Fleisch**, die den Darm langsamer passieren, in Kombination mit **geringen Mengen pflanzenfaserhaltiger Kost** das Erkrankungsrisiko. Folge der verzögerten Nahrungspassage ist ein längerer Kontakt zwischen potentiell kanzerogenen Substanzen und der Darmschleimhaut. Dieser Ansatz könnte erklären, weshalb die Inzidenz des kolorektalen Karzinoms in sozioökonomisch stärkeren Ländern deutlich höher ist als in sozioökonomisch schwächeren Ländern. In Letzteren nehmen die Menschen durchschnittlich weniger Fleisch und mehr pflanzliche Nahrung zu sich.

Weitere risikoerhöhende Faktoren sind neben den **Adenomen** eine **langjährige Colitis ulcerosa,** das **Alter** und eine **positive Familienanamnese.** Neben den erworbenen genetischen Alterationen können Karzinome auch vererbt werden. Zwei dieser Sonderformen sind das **hereditäre, nichtpolypöse Kolonkarzinom** (HNPCC oder Lynch-Syndrom) sowie die **familiäre adenomatöse Polyposis coli** (FAP).

Beim **HNPCC** handelt es sich um eine autosomal-dominante Tumordisposition,

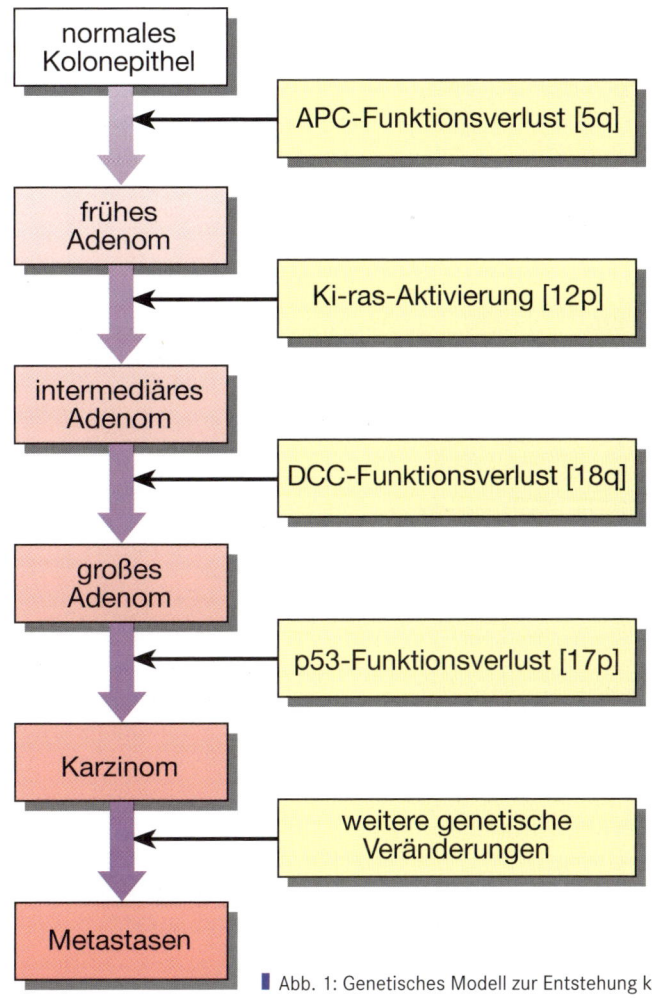

```
┌──────────────┐
│  normales    │
│ Kolonepithel │
└──────┬───────┘
       │        ◄─── APC-Funktionsverlust [5q]
┌──────▼───────┐
│   frühes     │
│   Adenom     │
└──────┬───────┘
       │        ◄─── Ki-ras-Aktivierung [12p]
┌──────▼───────┐
│ intermediäres│
│   Adenom     │
└──────┬───────┘
       │        ◄─── DCC-Funktionsverlust [18q]
┌──────▼───────┐
│   großes     │
│   Adenom     │
└──────┬───────┘
       │        ◄─── p53-Funktionsverlust [17p]
┌──────▼───────┐
│   Karzinom   │
└──────┬───────┘
       │        ◄─── weitere genetische
       │             Veränderungen
┌──────▼───────┐
│  Metastasen  │
└──────────────┘
```

■ Abb. 1: Genetisches Modell zur Entstehung kolorektaler Karzinome. [2]

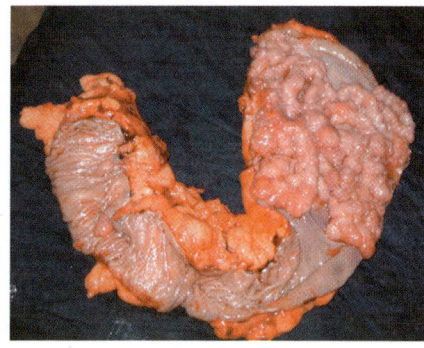

■ Abb. 2: Adenomatosis coli. [1]

für die ein Auftreten von kolorektalen Karzinomen bereits im 4. Lebensjahrzehnt typisch ist. Etwa 5–10% aller epithelialen Tumoren im Kolon oder Rektum sind auf das HNPCC zurückzuführen. Untersuchungen haben ergeben, dass das kumulative Risiko eines HNPCC-Patienten, bis zum 70. Lebensjahr an einem Karzinom zu erkranken, zwischen 69% für Frauen und 91% für Männer liegt. **Genetisch** beruht das HNPCC-Syndrom auf Defekten des DNA-Mismatch-Reparatursystems. Am häufigsten findet man Mutationen in den Genen hMSH2 und hMLH1. Eine Fehlfunktion dieser Gene fördert die Entstehung von **Replikationsfehlern,** die neben Tumoren in Kolon und Rektum auch die Entstehung anderer maligner Neoplasien begünstigen.
Die **FAP** ist ebenfalls eine autosomaldominant vererbte Krankheit, die auf

eine Keimbahnmutation des Tumorsuppressorgens APC zurückzuführen ist und zur Ausbildung zahlreicher Adenome führt (■ Abb. 2). Die FAP besitzt eine Penetranz von nahezu 100%, zeigt keine Geschlechtsprädisposition und wird für 1% aller kolorektalen Karzi-

nome verantwortlich gemacht. Da es sich um eine obligate Präkanzerose handelt, entwickeln unbehandelte Patienten nach durchschnittlich 30 Krankheitsjahren Karzinome. Die Therapie der Wahl besteht in einer totalen Proktokolektomie.

Zusammenfassung

✖ Die Ursachen des kolorektalen Karzinoms sind multifaktoriell. Neben Umweltfaktoren (Ernährung) gibt es auch genetische Prädispositionen, die eine Entwicklung des kolorektalen Karzinoms zu begünstigen scheinen.

✖ 90% aller kolorektalen Karzinome entwickeln sich auf der Basis eines Adenoms. Von den unterschiedlichen Adenomtypen haben die breitbasigen, villösen das höchste Entartungsrisiko.

✖ Die Therapie besteht primär in der operativen Entfernung des Tumors.

Kolorektales Karzinom II

Klassifikation

Kolorektale Karzinome werden wie die meisten Tumoren anhand ihres Wachstumsverhaltens und ihrer Metastasierung nach der TNM-Klassifikation eingeteilt. Parallel dazu hat sich die sog. Dukes-Klassifikation etabliert (▌Abb. 3).

Makroskopisch unterscheidet man ulzerierend, polypoid und diffus-infiltrierend wachsende Neoplasien. Häufig ist eine Korrelation zwischen Wachstumsverhalten und klinischer Symptomatik feststellbar.

Histologisch werden im Rahmen der WHO-Klassifizierung folgende kolorektale Tumortypen unterschieden:

▶ Adenokarzinome (85–90%)
▶ Muzinöse Adenokarzinome (5–10%)
▶ Adenosquamöse Karzinome
▶ Kleinzellige Karzinome
▶ Plattenepithelkarzinome

Adenokarzinome, der häufigste histologische Tumortyp, werden anhand ihres Differenzierungsgrads weiter in niedrigmaligne (gut bis mäßig differenziert) und hochmaligne (schlecht bis undifferenziert) unterschieden.

Adenome des Dickdarms

Die zu den **benignen epithelialen Neoplasien des Dickdarms** zählenden Adenome sind aufgrund ihres Potentials, neoplastisch zu entarten, von großer klinischer Bedeutung. Gemäß der WHO-Definition sind es benigne Neoplasien mit Dysplasien unterschiedlichen Grades, die bei 50–60% aller Menschen im Alter von 60 Jahren nachgewiesen werden können.

Histologisch unterscheidet man die vier Typen tubulär, villös, tubulovillös und pseudopapillär, wohingegen nach **morphologischen Kriterien** nur die zwei Formen gestielt und breitbasig differenziert werden. Von großer klinischer Bedeutung ist ihr malignes Entartungspotential, was sie zu präkanzerösen Läsionen (Präkanzerosen) macht. Die breitbasigen villösen Adenome haben das höchste Entartungs-

risiko. Sie weisen durchschnittlich den geringsten Differenzierungsgrad und das höchste Ausmaß an Dysplasie auf.

Etwa 90% aller kolorektalen Karzinome entwickeln sich aus Adenomen (▌Abb. 4). Deshalb wird immer eine Entfernung dieser Gewebsveränderungen angestrebt. Ist dies im Rahmen einer Endoskopie nicht möglich, wird eine Resektion des entsprechenden Teilabschnitts des Dickdarms empfohlen.

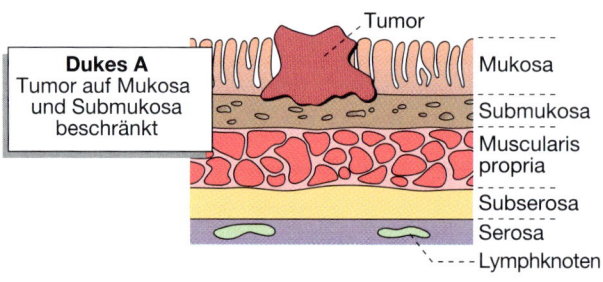
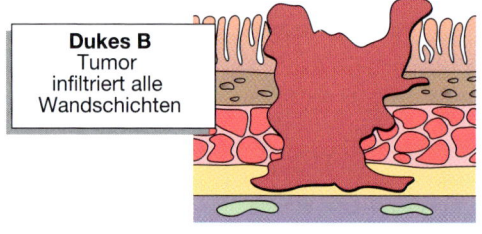
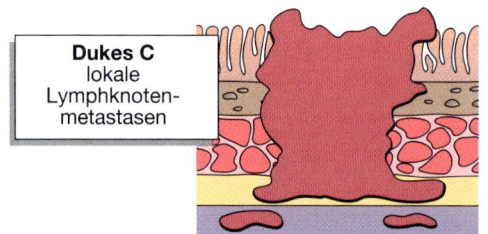
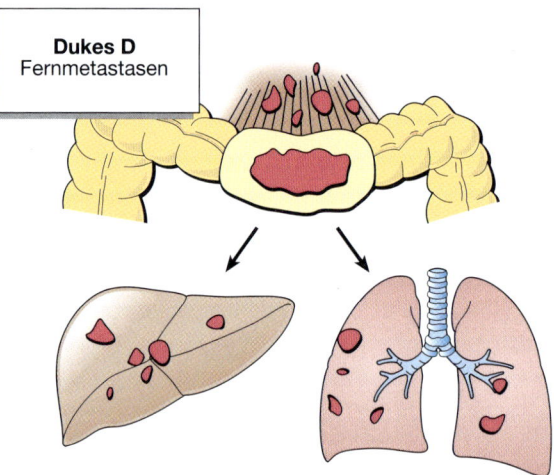

▌ Abb. 3: Stadieneinteilung des Kolonkarzinoms nach Dukes. [1]

Dukes A Tumor auf Mukosa und Submukosa beschränkt

Tumor
Mukosa
Submukosa
Muscularis propria
Subserosa
Serosa
Lymphknoten

Dukes B Tumor infiltriert alle Wandschichten

Dukes C lokale Lymphknotenmetastasen

Dukes D Fernmetastasen

Therapie

Die Therapieansätze von Tumoren des Kolons und Rektums unterscheiden sich in einigen Punkten. Bei beiden Tumoren erfolgt **primär die operative Entfernung** des Tumors, wobei in Abhängigkeit von der Lokalisation unterschiedliche Operationstechniken zur Anwendung kommen.

Beim **Kolonkarzinom** erfolgt eine operative Therapie unabhängig von ihrer palliativen oder kurativen Ziel-

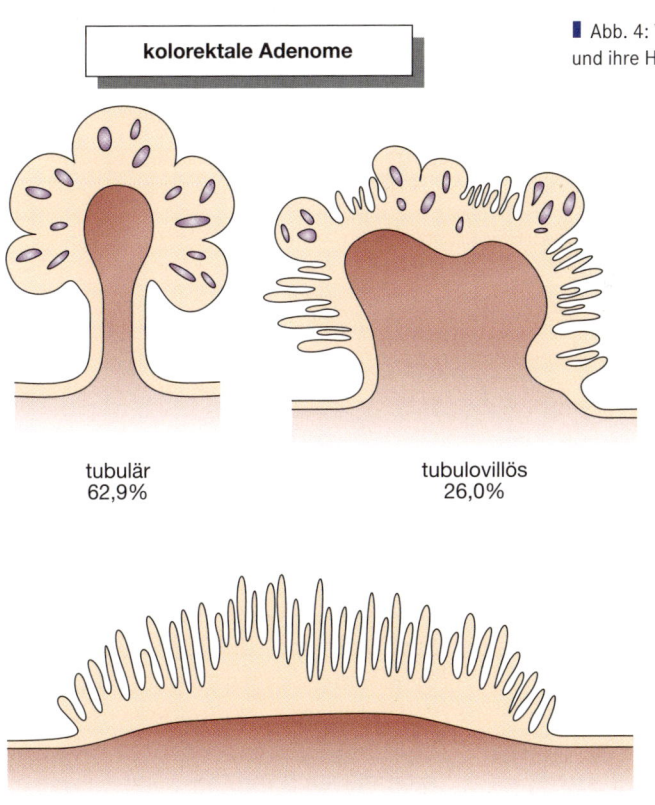

kolorektale Adenome

tubulär
62,9%

tubulovillös
26,0%

villös
11,1%

Abb. 4: Verschiedene Adenomtypen und ihre Häufigkeit. [2]

Rektumkarzinome hingegen sprechen **besser auf Radio- und Chemotherapie an,** so dass diese in Kombination adjuvant im Rahmen einer kurativen Therapie angewendet werden. Häufige **Nebenwirkungen** dieser Behandlung sind Stenosen, Schrumpfblase und Fisteln. Eine **neoadjuvante** (präoperative) **Radiochemotherapie** wird bei fortgeschrittenen Rektumkarzinomen durchgeführt, um durch Verkleinerung des Tumors eine spätere R0-Resektion zu ermöglichen.

Da in 10 – 30% aller Fälle innerhalb der ersten beiden postoperativen Jahre nach kurativer Resektion lokoregionale Tumorrezidive des Tumors auftreten, erfolgt innerhalb der ersten drei Jahre eine sehr **engmaschige Nachsorge** der Patienten.

Prognose

Die Prognose des Patienten ist sowohl vom Stadium des Tumors (Tab. 1) als auch von der Erfahrung des Operateurs abhängig. Letzteres beeinflusst die 5-Jahres-Überlebensrate stadienabhängig um mehr als 30% und verdeutlicht, weshalb solche Operationen nur in spezialisierten Zentren durchgeführt werden sollten.

setzung. Im Rahmen eines kurativen Ansatzes führt man meistens eine **En-bloc-Resektion** des tumortragenden Kolonabschnitts mit einem Sicherheitsabstand von mindestens 5 cm zum gesunden Gewebe durch. Bei isolierten **Metastasen** der Leber oder Lunge werden diese in Kombination mit einer Chemotherapie ebenfalls operativ entfernt.

Die operative Therapie des **Rektumkarzinoms** ist abhängig von der Lokalisation und der Größe des Tumors. Nach Möglichkeit wird versucht, den Tumor **kontinenzerhaltend** zu entfernen. Hierzu werden die **anteriore Rektumresektion,** die **abdominoperineale Rektumexstirpation** sowie **die intersphinktäre Rektumresektion** durchgeführt. Palliativ-operative Eingriffe bei Patienten mit Rektumkarzinomen dienen der Verbesserung der Lebensqualität, z. B. durch Wiederherstellung der Darmpassage.

Die **Radiotherapie** ist aufgrund der umliegenden strahlensensiblen Organe **kein Bestandteil der kurativen Therapie** des Kolonkarzinoms. Die

Durchführung einer **adjuvanten Chemotherapie,** adaptiert an das Tumorstadium, hat sich hingegen als wirkungsvoll erwiesen.

Tumorlokalisation	5-Jahres-Überlebensrate bei UICC-Stadium			
	1	2	3	4
Colon ascendens	87%	85%	43%	10%
Colon transversum	75%	80%	39%	2%
Colon descendens	81%	64%	39%	3%
Rektum	88%	79%	29%	4%

Tab. 1: 5-JÜR bei kolorektalen Karzinomen.

Zusammenfassung

✖ Das kolorektale Karzinom ist eine der häufigsten malignen Tumorerkrankungen in Deutschland, an der im Durchschnitt jeder 50. Deutsche erkrankt.

✖ Aufgrund ihres langzeitig asymptomatischen Wachstums haben 25% aller Tumoren zum Zeitpunkt der Diagnosestellung bereits metastasiert.

✖ Primär breitet sich das kolorektale Karzinom regional hämatogen oder lymphogen aus. Eine systemische Metastasierung ist seltener.

Schilddrüsenkarzinom

Das Schilddrüsenkarzinom ist der häufigste Tumor der Schilddrüse. Wesentlich seltener sind Lymphome, Fibrosarkome oder Teratome. Jährlich werden in Deutschland ca. 2500 Neuerkrankungen registriert. In Ländern wie China oder der Ukraine ist diese Zahl höher. Betrachtet man die Geschlechterverteilung, so kommen auf einen männlichen Patienten zwei weibliche. Das durchschnittliche Erkrankungsalter liegt bei 50 Jahren.

TNM-Stadium	Befall, Größe
T1	≤ 2 cm, auf die Schilddrüse beschränkt
T2	≥ 2 – 4 cm, auf die Schilddrüse beschränkt
T3	≥ 4 cm, auf die Schilddrüse beschränkt oder minmale extrathyreoidale Ausbreitung
T4	Jedes Überschreiten der Schilddrüsenkapsel ▶ T4a: Infiltration von subkutanen Weichteilen ▶ T4b: Infiltration der prävertebralen Faszie, A. carotis oder der mediastinalen Gefäße
N1	Regionaler Lymphknotenbefall

■ Tab. 1: TNM-Klassifikation des Schilddrüsenkarzinoms.

Klassifikation

Schilddrüsenkarzinome werden in vier Typen unterteilt, die sich in ihrer Histologie, Ätiologie, Therapie und Prognose deutlich unterscheiden. Wie andere Tumorerkrankungen werden auch die Schilddrüsenkarzinome anhand ihrer Größe und Ausbreitung in TNM-Stadien unterteilt (■ Tab. 1).

Das **papilläre Schilddrüsenkarzinom** macht 55% der Karzinome aus und ist der häufigste Typ. Histologisch zeigt es papilläre und follikuläre Gewebsformationen.

Follikuläre Karzinome haben eine deutlich schlechtere Prognose sowie ein höheres Rezidivrisiko. Histologisch gleichen sie normalem Schilddrüsengewebe. Diese Tumoren treten gehäuft in Iodmangelgebieten auf und sind mit 30% die zweithäufigste Karzinomart der Schilddrüse.

Im Gegensatz zu den differenzierten follikulären und papillären Tumoren sind die **anaplastischen Karzinome** schlecht differenziert (■ Abb. 1). Sie entstehen häufig spontan oder aus einer bereits bestehenden epithelialen Neoplasie. Aufgrund ihres raschen invasiven

Wachstums kommt es schnell zu einer lymphogenen Metastasierung und lokalen Komplikationen.

Am vierten Tumortyp, dem **medullären Schilddrüsenkarzinom,** erkranken etwa 5 – 10% aller Patienten. Dieser Tumortyp geht nicht von follikulären Epithelzellen, sondern von den C-Zellen der Schilddrüse aus. Weitere histologische und molekularpathologische Charakteristika sind:

▶ Produktion von Kalzitonin, CEA sowie dem „calcitonin gene peptide"
▶ Amplifikation des Onkogens N-Myc
▶ Einlagerung von Amyloid im Stroma

Ätiologie

Als gesicherter Risikofaktor gut differenzierter und anaplastischer Schilddrüsenkarzinome zählt **radioaktives Iod.** Als Quellen dafür dienen die Radiotherapien anderer Organe, bei denen die Schilddrüse mitbestrahlt wird, sowie Atombombenexplosionen und Reaktorunfälle (Tschernobyl). Therapeutische Applikationen von radioaktivem Iod im Rahmen der Radioiodtherapie gutartiger Schilddrüsenerkrankungen (Autonomien, M. Basedow) spielen allerdings keine Rolle bei der Entstehung des Schilddrüsenkarzinoms oder anderer Malignome.

Bei medullären Schilddrüsenkarzinomen vermutet man aufgrund des sporadischen und familiären Auftretens **genetische Ursachen.**

Klinik

Tumoren der Schilddrüse äußern sich im Frühstadium als **einzelne,**

schmerzlose und **langsam wachsende Knoten.** Eine Ausnahme stellt das anaplastische Karzinom mit seinem schnellen Wachstum dar.

Die typischen Symptome **Heiserkeit, Stridor, Dysphagie** oder das **Horner-Syndrom** entstehen zu einem späteren Zeitpunkt und sind Ausdruck der lokalen Ausbreitung des Tumors. Beim **medullären Karzinom** kommt es bei bis zu 30% der Patienten aufgrund einer paraneoplastischen Sekretion von vasoaktiven Substanzen zu **Flush, Diarrhö** und **Bauchschmerzen.**

Diagnostik

Die Diagnostik hat einen hohen Stellenwert, denn nur hinter einem geringen Teil der häufig vorkommenden knotigen Schilddrüsenveränderungen steckt ein Karzinom. Folgende Veränderungen der Schilddrüse sollten differentialdiagnostisch ausgeschlossen werden:

▶ Kolloidknoten
▶ Zysten
▶ Narben
▶ Thyreoiditis

Die **Basisdiagnostik** eines festgestellten Schilddrüsenknotens umfasst neben **Anamnese** und **klinischer Untersuchung** die Messung der Konzentrationen von fT_3, fT_4 und **TSH** im Serum. Eine **sonographische Untersuchung** sowie eine **Schilddrüsenszintigraphie** sind weitere Untersuchungsschritte. Tumoren stellen sich dabei als **kalte Knoten** dar, Teile des Schilddrüsengewebes, die im Vergleich zu gesundem Gewebe deutlich weniger radioaktiv markiertes Iod aufnehmen.

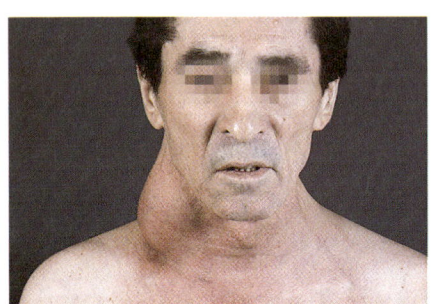

■ Abb. 1: Patient mit anaplastischem Schilddrüsenkarzinom. [1]

Zur Diagnosesicherung muss bei einer tumorverdächtigen Gewebeveränderung immer eine **Feinnadelpunktion** (FNP) durchgeführt werden. Eine weiterführende diagnostische Maßnahme ist die Radioiod-Ganzkörperszintigraphie. Eine letzte Sicherheit bei dringendem klinischem Verdacht (z. B. eindeutige Größenprogredienz eines szintigraphisch bekannten kalten Knotens) bietet, auch bei unauffälliger FNP, allerdings nur eine **Schilddrüsenoperation** zur histologischen Klärung.
Im Rahmen des Tumorstagings erfolgende Untersuchungen sind **Hals-** und **Thorax-CT,** eine **MRT** im Fall unklarer CT-Befunde sowie eine **Skelettszintigraphie**. Bei geringer differenzierten Schilddrüsenkarzinomen und beim medullären Schilddrüsenkarzinom spielen die Positronenemissionstomographie (PET) und die PET-CT mit unterschiedlichen Tracern eine zunehmende Rolle.

Ausbreitung

Die Ausbreitung der Tumoren erfolgt **primär lymphogen** in die lokalen Lymphknoten und **hämatogen** in die Lunge und das Skelett, wobei es von Typ zu Typ Unterschiede gibt:

- **Papilläre Karzinome** metastasieren primär in die benachbarten Lymphknoten.
- **Follikuläre Karzinome** metastasieren primär hämatogen in Lunge und Knochen, bereits in frühen Tumorstadien.
- **Medulläre Karzinome** streuen zunächst lymphatisch in regionäre Lymphknoten und dann hämatogen.
- **Undifferenzierte Karziome** zeichnen sich besonders durch eine frühzeitige lymphatische und hämatogene Metastasierung in lokale Lymphknoten und andere Organe aus.

Therapie und Nachsorge

Zentrale Punkte der kurativen Therapie von Schilddrüsenkarzinomen sind die möglichst vollständige operative Tumorentfernung im Sinne einer **Thyreoidektomie** mit selektiver, kompartimentorientierter Lymphadenektomie sowie die Radioiodtherapie. Strahlen- und Chemotherapie sind mögliche therapeutische Optionen bei nicht iodspeichernden Tumoren (medulläres Schilddrüsenkarzinom) oder bei einer palliativen Therapie.
Papilläre Tumoren werden bis zu einer Größe von 1 cm und bei singulärem Auftreten in der Schilddrüse (pT1) ohne postoperative Radioiodtherapie behandelt. Meistens sind dies Zufallsbefunde der histologischen Aufarbeitung bei Schilddrüsenteilresektionen (z. B. bei Knotenstruma). Gewöhnlich erfolgt eine totale Thyreoidektomie mit modifizierter Neck-Dissection der zentralen Lymphknoten.
Follikuläre Tumoren werden immer mit einer radikalen Thyreoidektomie, selektiven Lymphadenektomie und Radioiodtherapie behandelt.
Patienten mit einem **medullären** Karzinom können nur dann kurativ behandelt werden, wenn eine vollständige Entfernung des Tumors und der befallenen Lymphknoten gelingt.
Eine operative Therapie mit kurativem Ansatz ist bei **anaplastischen** Karzinomen aufgrund des schnellen Wachstums meistens nicht mehr möglich. Die häufig daraus resultierende palliative Tumorresektion wird immer mit einer lokoregionären Radiotherapie kombiniert.
Die **Radioiodtherapie** spielt primär bei der Behandlung des **papillären** und **follikulären Karzinoms** eine Rolle, bei medullären Karzinomen aufgrund der in der Regel nicht vorhandenen Radioiodspeicherpotenz nur in seltenen Ausnahmen. Dabei kommt es zur Zerstörung des iodspeichernden Tumorgewebes durch die vom radioaktiven Iod-131 freigesetzte β-Strahlung. Die Therapie wird in Abständen von einigen Monaten so oft durchgeführt, bis das bei der Operation möglicherweise verbliebene Restschilddrüsengewebe und evtl. Fernmetastasen vollständig eliminiert worden sind.
Nach Abschluss der Therapie werden neben einer **lebenslangen Suppressionstherapie** (TSH unterhalb des Normbereichs) mit **L-Thyroxin** regelmäßige Kontrollen des **basalen TSH-Werts** und des **Thyreoglobulinspiegels** (hTg) durchgeführt. Dieser fungiert bei follikulären und papillären Tumoren als **Indikator** für mögliche **Lokalrezidive** oder **Metastasierungsprozesse.**
Die **Nachsorge** sollte aus zwei Gründen immer lebenslang durchgeführt werden. Erstens neigen Schilddrüsentumoren auch noch nach Jahrzehnten zu **Spätrezidiven,** zweitens können Rezidive und Metastasen häufig noch **erfolgreich therapiert** werden.

Zusammenfassung

- Typische Frühsymptome sind einer oder mehrere, derbe und schmerzlose Strumaknoten. Im fortgeschrittenen Stadium kommt es durch die lokale Ausdehnung des Tumors häufig zu Heiserkeit, Dysphagie oder Zeichen des Horner-Syndroms.
- Differentialdiagnosen sind benigne knotige Veränderungen der Schilddrüse wie Zysten, Thyreoiditis oder Kolloidknoten.
- Therapie der Wahl ist eine totale Resektion des Tumors/Thyreoidektomie in Abhängigkeit vom Tumortyp mit postoperativer Radioiodtherapie.
- Die 5-Jahres-Überlebensrate ist abhängig von der Histologie des Tumors sowie dem Gesundheitszustand des Patienten, durchschnittlich beträgt sie 50 – 75%. Für den häufigsten Typ, das papilläre Schilddrüsenkarzinom, beträgt die 10-Jahres-Überlebensrate allerdings 85 – 90%.

C Erweiterter Teil

Onkologische Erkrankungen im Kindesalter

Jährlich erkranken etwa 2000 Kinder in Deutschland an einem malignen Tumor. Neben Unfällen stellen diese Tumoren damit die zweithäufigste Todesursache von Kindern dar. Insgesamt handelt es sich um eine sehr heterogene Gruppe von Erkrankungen. Hämatoblastosen sind die häufigsten malignen Neoplasien bei Kindern. Unter den soliden malignen Tumoren bilden Hirntumoren die größte Gruppe (▌Tab. 1).

> Der häufigste bei Kindern vorkommende Tumor ist die akute lymphatische Leukämie (ALL) mit einen Anteil von 27% an allen malignen Tumoren.

Ätiologie

Die Ätiologie von malignen Tumoren bei Kindern ist bis heute noch nicht eindeutig geklärt.
Allgemein differenziert man zwischen **exogenen** und **endogenen Faktoren,** die zur Krankheitsentstehung führen. Es zeigt sich jedoch, dass maligne Tumoren im Kindesalter, die durch endogene Faktoren hervorgerufen werden, gegenüber endogen verursachten Tumoren im Erwachsenenalter überwiegen.
Beispiele für endogene Faktoren sind:

▶ Down-Syndrom: Diese Krankheit wird durch eine numerische Chromosomenaberration verursacht (Trisomie 21) und geht mit einem erhöhten AML-Risiko einher.
▶ Fanconi-Anämie: Hierbei handelt es sich um eine Erbkrankheit, bei der es aufgrund eines fehlerhaften DNA-Reparaturmechanismus zu einem erhöhten Vorkommen von malignen Tumoren kommt.

Exogene Faktoren sind z. B:

▶ Radioaktive Strahlung; der Unfall in Tschernobyl z. B. führte in der umliegenden Region bei Kindern und Erwachsenen zu einem erhöhten Vorkommen von Schilddrüsenkarzinomen.
▶ Viren; Infektionen mit dem Epstein-Barr-Virus werden in Zusammenhang mit Lymphomen wie dem Non-Hodgkin-Lymphom (NHL) gebracht.

Epidemiologie

Jährlich erkranken 15 von 100000 Kindern unter 15 Jahren in Deutschland an einem malignen Tumor. Die Häufigkeiten variieren in Abhängigkeit vom Alter des Kindes. Maligne Neoplasien wie das Neuroblastom oder der Wilms-Tumor treten vermehrt im Kleinkind- und Säuglingsalter auf. Knochentumoren (Osteosarkom, ▌Abb. 1, Ewing-Tumor) oder Morbus Hodgkin kommen hingegen eher bei älteren Kindern und Jugendlichen vor. Die Geschlechterverteilung weist für Jungen ein statistisch höheres Risiko auf, an einem Tumor zu erkranken, als für Mädchen.

Klinik und Diagnostik

Häufig präsentieren sich maligne Tumoren im Kindesalter **symptomarm** und **schnell wachsend.** Diese beiden Eigenschaften verdeutlichen die Bedeutung einer frühen und präzisen Diagnostik im Rahmen einer erfolgreichen Therapie. Dies wird am besten durch eine frühe Zuweisung der Kinder an eine Kinderklinik mit hämatologisch/onkologischer Abteilung ermöglicht.

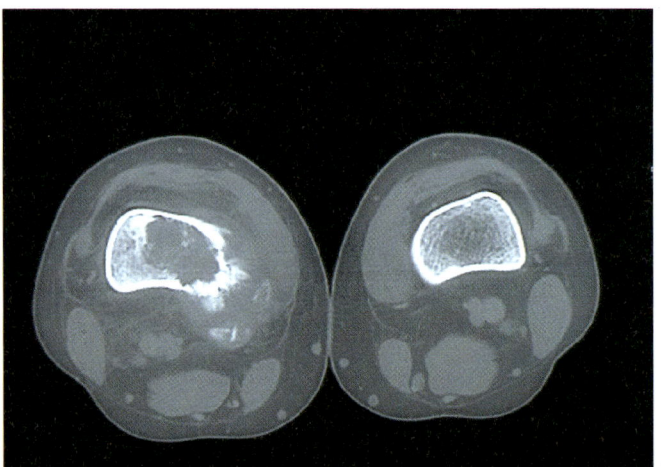

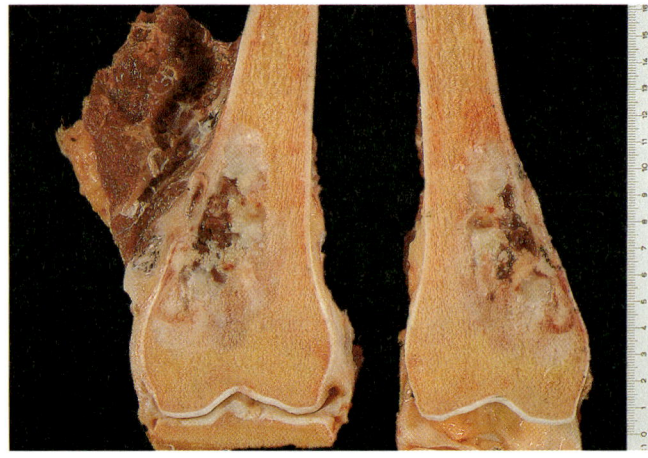

▌Abb. 1: a) CT-Aufnahme und b) Resektionspräparat eines Osteosarkoms. [2]

Leukämien 33,1%	Lymphome 12,2%	Häufige solide Tumoren 51,1%	Andere 4,5%
ALL	Hodgkin	Hirntumoren 21,4%	Langerhans-Zell-Histiozytose
AML	Non-Hodgkin	Nephroblastom 6,9%	Endokrine Tumoren
		Neuroblastom 8,3%	Hepatoblastom
		Knochentumoren 4,5%	Nasophrynxkarzinom
		Weichteilsarkome 6,6%	
		Keimzelltumoren 3,4%	

■ Tab. 1: Häufigkeit maligner Tumoren bei Kindern und Jugendlichen < 15 Jahren (1995 – 2004, Kinderkrebsregister).

Als Ursache einer unklaren Schwellung oder persistierender Schmerzen (4 Wochen) muss immer an einen malignen Tumor gedacht werden.

Therapie

Die Therapie von onkologischen Erkrankungen im Kindesalter ist immer auf **Heilung** ausgerichtet. Sie beinhaltet abhängig von Diagnose und Diagnosestellung (Biopsie) meist eine **multimodale Therapie,** bestehend aus **Chemotherapie** (adjuvant, neoadjuvant) und ggf. der **Lokaltherapie** (Operation oder Bestrahlung).

Große Aufmerksamkeit wird während der Behandlung und im Anschluss daran auf die Untersuchung möglicher **Spätfolgen** und **Rückfälle** gelegt. Nicht selten führt der Tumor oder die Behandlung durch Chemo- und Strahlentherapie zu Schäden an Knochen, Hormondrüsen oder am Herzen. Bei 5% aller behandelten Kinder kommt es erneut zu einer Neoplasie, wobei es sehr schwierig zu differenzieren ist, welches der einzelnen Therapieelemente dafür verantwortlich ist.

Mögliche Spätfolgen einer Therapie

▶ Knochen und Knorpelschäden (Osteoporose)
▶ Wachstumsstörungen
▶ Schilddrüsenfehlfunktion
▶ Leber- und Nierenschäden (insbesondere tubuläre Funktionsstörung der Niere)
▶ Fibrosierung z. B. von kardialem Gewebe (Herzinsuffizienz)
▶ Infertilität, Ovarialinsuffizienz
▶ Schwerhörigkeit
▶ Lungenfibrose
▶ Neurologische Schäden (Entwicklungsverzögerung, Teilleistungsstörungen, Polyneuropathie)

Prognose

Im Gegensatz zu Erwachsenen besitzen Kinder durchschnittlich eine wesentlich bessere Prognose. Aufgrund der großen Fortschritte der Therapie liegt die mittlere 5-JÜR aller malignen Tumoren bei ca. 70%.

Zusammenfassung

✖ Maligne Tumoren sind nach Unfällen die zweithäufigste Todesursache bei Kindern.

✖ Jährlich erkranken 15/100 000 Kindern unter 15 Jahren in Deutschland an einer malignen Erkrankung.

✖ Die 5-JÜR aller malignen Tumoren liegt bei 70%.

✖ Maligne Tumoren präsentieren sich häufig symptomarm, z. B. in Form einer schmerzlosen Schwellung oder durch diffuse Schmerzen.

✖ Bei 5% aller behandelten Kinder kommt es zur erneuten Entstehung einer Neoplasie.

✖ Hämatoblastosen, speziell ALL und AML, machen einen Großteil der onkologischen Erkrankungen im Kindesalter aus.

Therapieverfahren I

Trotz der ständig verbesserten, multimodalen, therapeutischen Möglichkeiten beträgt die Heilungsrate aller Krebspatienten in der Deutschland aktuell nicht mehr als 50%. Diesem Umstand liegt vor allem die Zunahme der Patienten mit Mamma-, Bronchial- und Kolonkarzinomen zugrunde, Krankheiten, die mit den heutigen Therapiemaßnahmen (❙ Abb. 1) nur schwer heilbar sind. Grundsätzlich unterscheidet man in der Therapie maligner Erkrankungen zwischen drei Ansätzen:

▶ Kurativ (auf Heilung ausgerichtet)
▶ Lebensverlängernd
▶ Palliativ (lindernd)

Bei einer **kurativen** Therapie erfolgt, unter Berücksichtigung der Therapierisiken, die Heilung des Patienten durch vollständige Entfernung der Tumors oder Zerstörung aller Tumorzellen. Ist dies nicht mehr möglich, versucht man eine **Lebensverlängerung** des Patienten zu erreichen bzw. dem Patienten ein Sterben in Würde zu ermöglichen.

> **Remission**
> Im Rahmen der Therapie von Malignomen beschreibt der Begriff der Remission die Verkleinerung von Tumor oder Metastasen unterschiedlichen Ausmaßes. Von einer vollständigen Remission spricht man bei dem vollständigen Rückgang oder der kompletten Entfernung des Tumors für mind. vier Wochen. Eine partielle Remission liegt vor, wenn sich das Tumorvolumen um mehr als 50% verringert hat und keine neuen Metastasen sowie keine Tumorprogression in einem Zeitraum von vier Wochen nachweisbar sind.

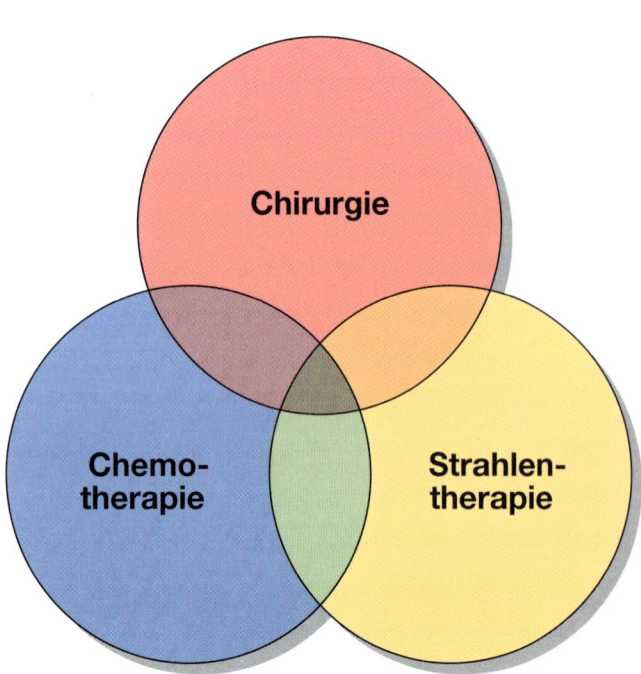

❙ Abb. 1: Die drei Pfeiler der heutigen Tumortherapie. [1]

Operative Therapie

Operative Maßnahmen sind wichtiger Bestandteil aktueller multimodaler Therapieansätze von Krebserkrankungen. Nicht selten werden sie in Kombination mit nichtoperativen, adjuvanten/neoadjuvanten Therapiemaßnahmen durchgeführt. Man differenziert zwischen **kurativen, nichtkurativen** und **präventiven** Eingriffen (❙ Tab. 1). Zusätzlich werden operative Verfahren auch im Rahmen des Tumorstagings durchgeführt.

Als **kurative Eingriffe** gelten solche, die den Tumor radikal resezieren (R0), wobei keine Fernmetastasen vorliegen bzw. diese ebenfalls radikal entfernt werden können. Ein Beispiel ist die Mono-bloc-Entfernung des Magens bei vorliegendem Magenkarzinom.

Operationen, bei denen der Tumor nicht komplett entfernt werden kann bzw. Fernmetastasen vorliegen und eine Heilung des Patienten nicht mehr möglich ist, bezeichnet man als **nichtkurative Maßnahmen.** Diese Eingriffe werden weiter in palliativ und symptomatisch unterteilt: Von einer **palliativen Tumorbehandlung** erwartet man keine Heilung des Patienten, sondern in erster Linie eine Symptombesserung und bestmögliche Lebensverlängerung. Beispiel hierfür ist eine palliative Magenresektion bei Magenausgangsstenose (❙ Abb. 2).

Zytostatische Therapie

Die zytostatische Therapie (= Chemotherapie) basiert auf einer Vielzahl von Wirkungsmechanismen. Die verwendeten Substanzen führen u. a. zur **Apoptose, Zelldifferenzierung** oder **Seneszenz der Tumorzellen.** Aufgrund der Unterschiede zwischen malignen und gesunden Zellen greifen chemotherapeutische Maßnahmen Erstere stärker an und führen dadurch vor allem zu deren Zerstörung. ❙ Tabelle 2 zeigt einige mögliche Kriterien, nach denen Chemotherapien unterteilt werden können.

Aufgrund der Tatsache, dass auch gesunde Zellen durch die Chemotherapie angegriffen werden, kann es zu **Nebenwirkungen** kommen. Dabei unterscheiden sich die Symptome je nach betroffenem Organsystem (Hämatopoese, Verdauungssystem, Nervensystem, Niere etc.). Nebenwirkungen von besonderer klinischer Relevanz sind z. B. die temporäre **Beeinträchtigung des Immunsystems** sowie die **toxischen Auswirkungen** mancher Medikamente auf Herz, Gastrointestinaltrakt oder Nieren. Begleiterscheinungen

Krankheitsbild	Tumor	Präventive Operation
Kryptorchismus	Hodenkarzinom	Orchidopexie
Familiäre adenomatöse Polyposis (FAP)	Kolonkarzinom	Kolektomie
Familiäres Mammakarzinom	Mammakarzinom	Subkutane Mastektomie

❙ Tab. 1: Präventive Operationen bei Tumorerkrankungen.

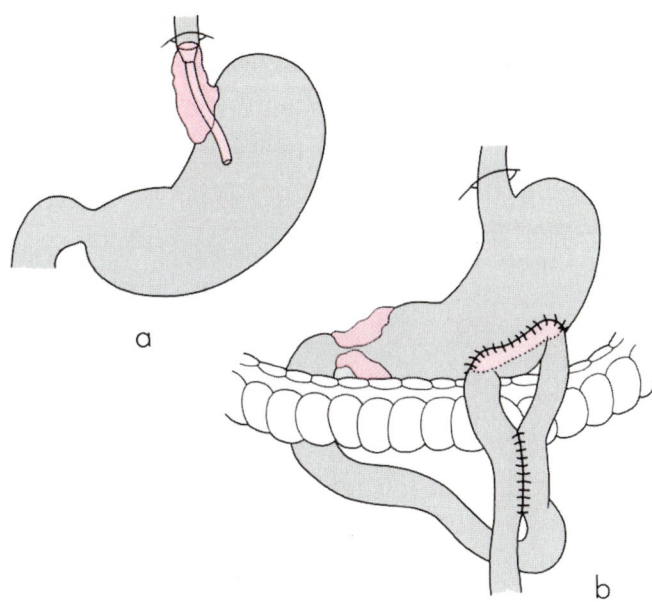

■ Abb. 2: Palliative Operationsverfahren beim Magenkarzinom.
a) Endoösophagealer Tubus b) Gastroenterostomie. [1]

wie Übelkeit und Erbrechen sind aufgrund verbesserter
Medikamente heute gut behandelbar und deshalb meistens
von geringerer klinischer Bedeutung.

Hochdosis-Chemotherapie und Stammzelltransplantation

Das Knochenmark ist bei vielen Therapien der dosislimitie-
rende Faktor, da bei diesen Chemotherapien das blutbildende
System stark angegriffen werden kann. Durch die Möglichkeit
einer hochdosierten Chemotherapie (Hochdosis-Chemotherapie, HDT) in Kombination mit einer Stammzelltransplantation
(SZT) ist man jedoch in der Lage, die Therapie zu intensivie-
ren mit dem Ziel einer größeren Nachhaltigkeit.
Die **Stammzelltransplantation** ist in diesem Zusammenhang notwendig, weil es durch die hohe Dosierung der verwendeten Substanzen zu einer irreversiblen Schädigung des
Knochenmarks kommt. Anhand der Herkunft der verwendeten Stammzellen differenziert man zwischen einer **autologen** und **allogenen** Transplantation.

Bei einer **autologen SZT** verwendet man patienteneigene
Stammzellen, die vor der Chemotherapie gewonnen,
konserviert und nach der Therapie retransfundiert werden.
Hauptindikationen einer autologen SZT mit HDT sind gegenwärtig maligne Lymphome und multiple Myelome.
Im Rahmen einer **allogenen SZT** erhält der Patient Stammzellen eines fremden Spenders. Dabei spielt die Immunreak-
tion der transplantierten Zellen gegen den Empfänger (sog.
Graft-versus-Host-Reaktion) eine wichtige Rolle, weshalb
möglichst nur Transplantate verwendet werden, deren Histo-
kompatibilitätsantigene identisch mit denen des Empfängers
sind.
Der **Vorteil der allogenen SZT** gegenüber der autologen
liegt zum einen darin, dass die Spenderzellen von einem
gesunden Patienten stammen und somit frei von Leukämie-
oder Lymphomzellen sind. Zum anderen entsteht möglicherweise eine Immunaktivität des Transplantats gegen die Zellen
des Malignoms (sog. Graft-versus-Leukemia-Effekt). **Hauptindikationen** einer allogenen SZT sind in erster Linie
Leukämien. Die **Nebenwirkungen und Komplikationen**
einer **allogenen KMT** können schwerwiegend sein. Typisch
sind Infekte (bedingt durch die lang anhaltende Immunsuppression nach der Transplantation), Immunreaktionen (Graft-
versus-Host-Reaktion) oder Transplantatversagen (fehlende
oder inkomplette Rekonstitution der Hämatopoese durch das
Knochenmark des Spenders).

Hormontherapie

Durch eine **Veränderung der Hormoneinflüsse** auf den
Tumor versucht man in der Therapie einiger Tumoren, deren
Wachstum zu inhibieren. Die verwendeten Substanzen
wirken z. B. als Antihormone am Hormonrezeptor des Tumors proapoptotisch. Vorteile dieses Therapieverfahrens sind
neben seiner Antitumorwirkung die überwiegend einfache
Einnahme (oral) und meist relativ geringe Nebenwirkungen
(wenig hämatotoxische Wirkung). Eine Hormontherapie kann
jedoch bis heute nur bei einigen Subgruppen bestimmter
Tumorerkrankungen (z. B. Mamma- und Prostatakarzinom)
angewendet werden.

Zeitpunkt der Anwendung	Therapieziel	Art der Anwendung	Substanzklassen
▶ Induktionstherapie	▶ Kurativ	▶ Systemisch	▶ Alkylanzien
▶ Konsolidierungstherapie	▶ Hochdosis-Chemotherapie	▶ Regional	▶ Antibiotika
▶ Adjuvant	▶ Symptomatisch	▶ Topisch	▶ Antimetaboliten
▶ Neoadjuvant	▶ Palliativ		▶ Pflanzenderivate
▶ Erhaltungstherapie			
▶ Salvage-Therapie			

■ Tab. 2: Einteilungsmöglichkeiten von zytosta-
tischer Therapie bei malignen Erkrankungen.

Therapieverfahren II

Immuntherapie

Die Immuntherapie von Krebserkrankungen kann man grob in **aktiv** und **passiv** unterteilen. Aktiv bedeutet, dass das Immunsystem des Patienten stimuliert wird, damit dieses die Tumorzellen bekämpft (vergleichbar einer aktiven Impfung). Im Rahmen einer passiven Immuntherapie bekommen die Patienten z. B. fertige Antikörper „gegen" die Zellen des Tumors verabreicht. Beispiele für Bestandteile der passiven Immuntherapie sind:

▶ Antikörpertherapie (s. u.)
▶ Adoptiver T-Zell-Transfer
▶ Die Behandlung mit lymphokinaktivierten Killerzellen ist eine Therapiemethode, die sich noch in der klinischen Studienphase befindet. Hierbei werden u. a. in vitro mononukleäre Zellen stimuliert, um sie anschließend zur Behandlung des Patienten zu verwenden.

Antikörpertherapie

Im Rahmen der Antikörpertherapie kommt eine Vielzahl an Antikörpern zu Anwendung, wobei in den meisten Fällen rekombinante, monoklonale oder chimäre Antikörper verwendet werden.

Monoklonale Antikörper wirken gegen spezifische Zielstrukturen, die vermehrt auf den zu therapierenden Tumorzellen gefunden werden. Sie werden mittels gentechnologischer Verfahren konstruiert und in Zellkulturen amplifiziert, bevor sie beim Patienten im Rahmen der Therapie zur Anwendung kommen (▌ Abb. 3).

Chimäre Antikörper bestehen teilweise aus humanen bzw. tierischen Komponenten. Zur Herstellung eines chimären Antikörpers werden z. B. die variablen Domänen eines IgG-Moleküls der Maus auf die konstanten Regionen eines menschlichen Antikörpers transferiert. Sinn dieses Verfahrens ist eine Verringerung der Immunogenität der murinen Antikörperanteile, die u. a. zu einer klinischen Hypersensibilisierung des Patienten führen kann. Beispiele etablierter Antikörpertherapien sind:

▶ Rituximab bei B- und T-Zell-Lymphomen
▶ Trastuzumab bei HER2-überexprimierenden Mammakarzinomen

Strahlentherapie

Insgesamt erhalten ca. $^2/_3$ aller Krebspatienten eine Strahlentherapie, die entweder allein oder in Kombination mit anderen Behandlungsmethoden (Chemotherapie, Operation) im Rahmen eines multimodalen Therapiekonzepts eingesetzt wird.

> **Verwendete Strahlenarten**
> Im Rahmen der Strahlentherapie werden in Abhängigkeit von der Therapieform (s. u.) unterschiedliche Strahlenarten verwendet. In der **Teletherapie** werden mit einem Linearbeschleuniger erzeugte Elektronen und Photonen verwendet. Im Rahmen der **Brachytherapie** hingegen kommen vor allem sog. natürliche γ-Strahler zu Anwendung.

Ziele

Neben **Heilung** und **langfristiger Tumorkontrolle** sind der **Funktionserhalt von Organen** und Normalgewebe sowie im Rahmen einer palliativen Therapie die **Eindämmung von krankheitsbedingten Symptomen** weitere Ziele der Strahlentherapie.
Beispiel für eine **organerhaltende Therapie** ist die Bestrahlung des Mammakarzinoms. Galt bis vor 10 bis 15 Jahren die Brustamputation als einzige Heilungschance, ist es heute möglich, nahezu 80 % aller Patientinnen mittels einer interdisziplinären Thera-

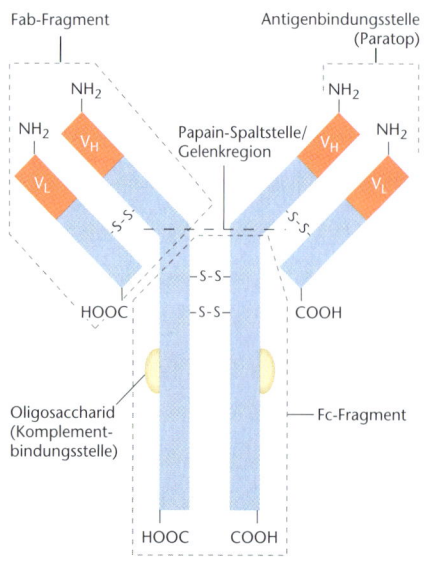

V_L = Variabler Anteil der L-Kette
V_H = Variabler Anteil der H-Kette

▌ Abb. 3: Schematische Darstellung eines Antikörpers. [3]

pie aus Operation und Bestrahlung erfolgreich zu behandeln. Die erfolgreiche Bestrahlung von Lymphomen, Kehlkopf- oder Prostatakarzinomen ist exemplarisch für die kurativen Ansätze in der Strahlentherapie.

Auch im Rahmen von **palliativen Therapieansätzen** findet die Strahlentherapie mit Erfolg Anwendung, beispielsweise können in 80% der Fälle durch Knochenmetastasen bedingte Schmerzen mittels strahlentherapeutischer Intervention gelindert werden.

Formen der Strahlentherapie

Generell unterscheidet man drei Formen der Strahlentherapie:

▶ Teletherapie
▶ Brachytherapie
▶ Radionuklidtherapie

Unter **Teletherapie** (auch externe oder perkutane Bestrahlung) versteht man eine Form der Strahlentherapie, bei der sich die Strahlenquelle in einem vergleichsweise großen Abstand (ca. 100 cm) zum Patienten befindet. Da das gesunde Gewebes ebenfalls durchstrahlt wird, versucht man durch unterschiedliche Techniken (z. B. Mehrfeldertechnik), die Strahlenbelastung für dieses so gering wie möglich zu halten.

Bei der **Brachytherapie** wird die Strahlenquelle in unmittelbare Nähe des Tumors gebracht. Diese Methode wird vor allem in Körperhöhlen (z. B. Uterus) oder vorgeformten Körperwegen (z. B. Ösophagus) angewandt.

Die Wirkung der **Radionuklidtherapie** beruht vor allem auf der Anreicherung des Pharmakons im Tumorgewebe. Bekanntestes Beispiel hierfür ist das Schilddrüsenkarzinom, das durch die Gabe radioaktiven Iods erfolgreich therapiert werden kann.

Die Bestrahlungsdosis ist u. a. abhängig von Zeitpunkt, Therapieziel, Tumorgröße sowie Strahlensensibilität des Tumorgewebes.

Risiken und Nebenwirkungen

Zur **Vermeidung von Gewebsschäden** durch die strahlentherapeutischen Maßnahmen ist das Wissen um die Strahlenempfindlichkeit von normalem und Tumorgewebe essentiell. Generell unterteilt man die Folgen in akut und chronisch.

Akute Folgen treten Minuten bis Tage nach der Strahleneinwirkung auf und betreffen meistens rasch regenerierende Gewebe wie Knochenmark, Lunge, Mundschleimhaut oder Darmschleimhaut. Durch verschiedene Fraktionie-

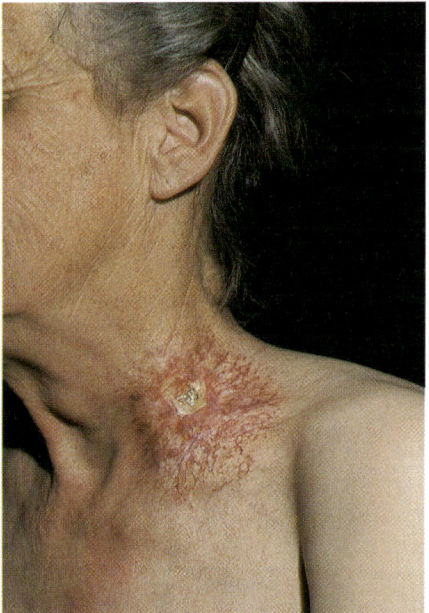

▌ Abb. 4: Chronisch-ulzerierende Radiodermatitis bei einer Patientin, die vor 20 Jahren wegen einer Lymphknotenmetastase bestrahlt wurde. [14]

rungsschemata in der Strahlenbehandlung versucht man, diese akuten Strahlenfolgen zu verringern.

Chronische Beschwerden treten erst deutlich später nach der Behandlung auf und können in praktisch allen Geweben vorkommen. Von besonderer klinischer Relevanz sind in diesem Zusammenhang chronische Strahlenfolgen an Lunge, Herz, Hirn, ZNS und den Nieren. Aufgrund der verbesserten Therapieplanung, u. a. durch bessere technische Möglichkeiten und neue Erkenntnisse wissenschaftlicher Studien, sind Nebenwirkungen der Strahlentherapie, wie man sie aus den Anfängen kennt, heutzutage weitaus weniger häufig (▌ Abb. 4).

Zusammenfassung

✖ Trotz des ständigen Fortschritts beträgt die Heilungsrate aller Krebspatienten in der Deutschland aktuell nicht mehr als 50%.

✖ Grundsätzlich unterscheidet man zwischen drei Ansätzen in der Therapie von malignen Erkrankungen: kurativ (auf Heilung ausgerichtet), lebensverlängernd sowie palliativ (lindernd).

✖ Die Chemotherapie basiert auf einer Vielzahl von Wirkmechanismen. Die verwendeten Substanzen führen z. B. zu Apoptose, Zelldifferenzierung oder Seneszenz der Tumorzellen.

✖ Insgesamt erhalten ca. $^2/_3$ aller Krebspatienten eine strahlentherapeutische Behandlung, bei der man grob zwischen drei Formen differenziert: Teletherapie, Brachytherapie und Radionuklidtherapie.

Leitsymptome

In Abhängigkeit von der Erkrankung zeigt sich bei Krebspatienten eine **Vielzahl klinischer Symptome.** Deren Erscheinungsbild ist uneinheitlich und durch die lokalen und systemischen Auswirkungen des Tumors bedingt, z. B. durch die Infiltration des umgebenden Gewebes oder die Freisetzung von im Tumorgewebe synthetisierten Signalstoffen. Man sollte sich jedoch darüber bewusst sein, dass diese Symptome nicht nur im Rahmen von malignen neoplastischen Erkrankungen vorkommen, sondern auch nichtneoplastischer Genese sein können.
▌Tabelle 1 enthält einige dieser Symptome.

Allgemeine Symptome	Spezifische Symptome	Organbezogene Symptome
▸ Gewichtsverlust	▸ Ikterus	▸ Obere Einflussstauung
▸ Müdigkeit	▸ Lymphknotenschwellung	▸ Lokaler Schmerz
▸ Fieber	▸ Infektanfälligkeit	▸ Heiserkeit
▸ Juckreiz	▸ Blutungszeichen	▸ Husten und Atemnot
		▸ Hämoptysen
		▸ Störungen der Nahrungsaufnahme
		▸ Miktionsbeschwerden
		▸ Gynäkologische Funktionsstörungen
		▸ Hautveränderungen
		▸ ZNS-Symptome

▌Tab. 1: Leitsymptome von Krebserkrankungen.

Allgemeine Symptome

Zu den Allgemeinsymptomen maligner Erkrankungen gehören **Gewichtsverlust, Müdigkeit, Fieber (= B-Symptomatik)** oder **Juckreiz.**
Der **Gewichtsverlust** ist häufig größer als 10% in sechs Monaten. Oft beschreiben die Patienten begleitende Appetitlosigkeit und Übelkeit.
Eine **nachlassende Leistungsfähigkeit** wird häufig im Spätstadium bei einsetzender zytokinvermittelter Tumorkachexie beobachtet.
Der **Juckreiz** und zusätzliche Hauteffloreszenzen sind weitere allgemeine Symptome, wobei man zwischen kutanen Neoplasien und unspezifischen Hautveränderungen differenzieren muss. Sie können z. B. im Rahmen einer tumorbedingten Cholestase oder neoplastischen lymphatischen Erkrankung auftreten.

Spezifische Symptome

Zu den spezifischeren Symptomen gehört z. B. der **Ikterus.** Ursache hierfür kann etwa eine maligne Cholestase durch Tumoren der Leber oder des Pankreas sein (▌Abb. 1).
Durch **Immundefekte,** die oft im Rahmen von hämatologischen Malignomen auftreten, erkranken Patienten auffallend häufig an **ungewöhnlich** und **überdurchschnittlich lange** verlaufenden **Infekten.**
Auch **Blutungsanomalien** gehören zu den spezifischen Symptomen von Patienten mit einer hämatoonkologischen Erkrankung. Diese zeigen sich klinisch vor allem durch petechiale Blutungen, Hämaturie oder Epistaxis. Sie sind auf eine Thrombozytopenie, humorale Gerinnungsstörung und Vaskulopathien zurückzuführen. Ein weiteres spezifischeres Symptom ist die Anämie, die vor allem durch Blässe der Haut und Schleimhäute klinisch imponiert. Diese kann unterschiedlicher Genese sein:

▸ Verursacht durch **Infiltration des Knochenmarks** (z. B. Bronchial- oder Mammakarzinom) durch Tumorzellen oder im Rahmen paraneoplastischer Syndrome
▸ In Kombination mit Eisenmangel kommt es besonders bei Patienten mit einem gynäkologischen oder gastroenterologischen Tumor z. B. bei **Blutungen** zur Entwicklung einer Anämie.
▸ Autoimmunhämolytische Anämien können bei Patienten mit Lymphomen oder chronischen Leukämien auftreten. Sie werden z. B. durch Wärme- und Kälteagglutinine verursacht.

Lymphknotenschwellungen betreffen am häufigsten die Hals-, Axilla- und Inguinalregion. Palpatorisch lassen sich nur Hinweise auf eine maligne Genese gewinnen; Anzeichen dafür sind eine verhärtete Konsistenz, geringe Druckdolenz sowie eine schlechte Oberflächenverschiebbarkeit.

Organbezogene Symptome

Zu einer **oberen Einflussstauung,** d. h. einer Zunahme des Halsumfanges mit Ödemen und zyanotischer Verfärbung des Gesichtsbereichs in Kombination mit einem Anschwellen der oberen Extremitäten, kommt es meistens durch eine Kompression der Vv. subclaviae und der V. cava superior. Tumoren, die dies bewirken, sind z. B. Bronchialkarzinome. Häufig berichten die Patienten auch über **lokale Schmerzen,** die auf eine Expansion des Tumors zurückzuführen sind.

▸ **Husten, Heiserkeit** und **Singultus** sind Leitsymptome von Tumoren der Kopf-Hals-Region, aber auch subphrenisch lokalisierte Tumoren (Magenkarzinom oder Pankreaskarzinom) können einen Singultus hervorrufen.
▸ **Hämoptysen** werden durch primäre Lungentumoren oder Metastasen anderer Tumoren in der Lunge hervor-

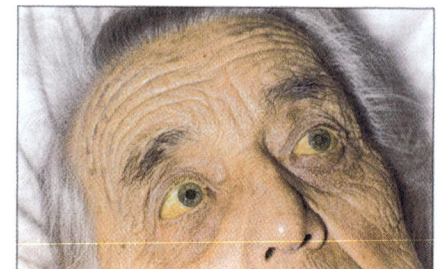

▌Abb. 1: Patient mit Ikterus und den dafür typischen verfärbten Skleren. [9]

gerufen. Ursachen hierfür sind z. B. tumorbedingte Gefäßarrosionen.

▶ Die **Störung der Nahrungsaufnahme** ist nicht selten das Resultat einer tumorbedingten Obstruktion des Oropharynx oder des Ösophagus.

▶ Patienten mit malignen neoplastischen Erkrankungen im Darmbereich berichten häufig von lang anhaltender **Obstipation, Diarrhö** und **Stuhlbeimengungen**.

▶ **Harnauffälligkeiten** und Beschwerden beim Wasserlassen können Hinweise auf verschiedene maligne Erkrankungen sein. Typische Symptome sind Hämaturie, Pollakisurie, schmerzhafte Miktion, Harnverhalt oder Inkontinenz.

▶ Zu den **gynäkologischen Funktionsstörungen,** die eine neoplastische Erkrankung nahelegen, zählen vor allem atypische Blutungen, Schmerzen, vaginaler Fluor, Spannungsgefühl im Becken sowie Miktionsstörungen.

Atypische Blutungen werden besonders bei Patientinnen mit entstehenden Endometriumkarzinomen beobachtet. Vaginaler Fluor kommt hingegen sowohl bei vorliegendem Endometriumkarzinom als auch bei Patientinnen mit einem Zervixkarzinom vor.

▶ **Veränderungen der Haut,** die Symptome einer onkologischen Erkrankung sind, entstehen entweder direkt durch den Tumor selbst, durch Tumoren in benachbartem Gewebe bzw. Zellen anderer Malignome oder im Rahmen paraneoplastischer Syndrome. Melanome sind ein Beispiel für eine dermale Veränderung, die direkt durch die Tumorerkrankung hervorgerufen wird. Metastasen epithelialer Tumoren, wie des Magen- oder Bronchialkarzinoms, verursachen häufig subkutane, derbe Knoten (▌ Abb. 2). Exemplarisch für Hautveränderungen, die im Verlauf paraneoplastischer Syndrome entstehen, ist die Hypertrichose. Diese kann z. B. bei Patienten mit Bronchialkarzinomen beobachtet werden.

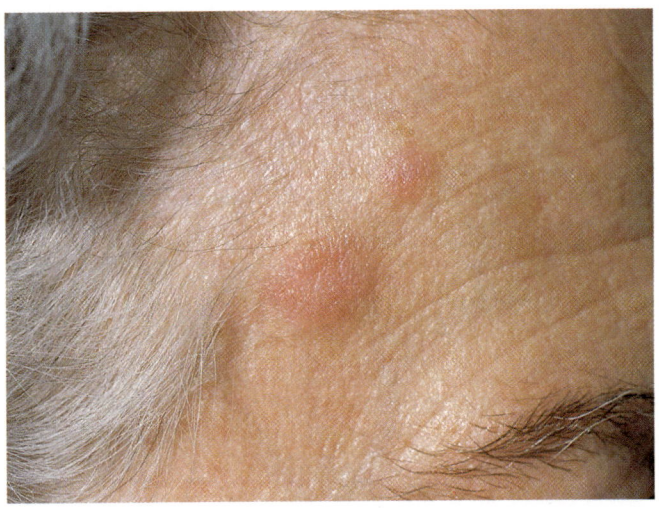

▌ Abb. 2: Knotige Hautmetastasen bei einem Patienten mit Magenkarzinom. [14]

Zusammenfassung

✖ Das Erscheinungsbild von onkologischen Erkrankungen ist uneinheitlich und wird in erster Linie durch die lokalen und systemischen Auswirkungen der Tumorerkrankung bedingt.

✖ Grob kann man die Symptome in allgemein, spezifisch und organbezogen unterteilen.

✖ Allgemeine Symptome sind Gewichtsverlust, Müdigkeit, Fieber und Juckreiz.

✖ Die organbezogenen Symptome werden in erster Linie durch die direkten Auswirkungen der Tumorerkrankung auf das/die betroffene/n Organ/e hervorgerufen.

Psychoonkologie

Die Psychoonkologie oder auch psychosoziale Onkologie beschreibt einen interdisziplinären Ansatz, um die unterschiedlichen psychosozialen Aspekte von Krebserkrankungen wissenschaftlich zu untersuchen. Verschiedene Fachgebiete wie z. B. Medizin, Psychologie, Soziologie, Psychiatrie und auch die Psychosomatik sind daran beteiligt (■ Abb.1). Ziel der Psychoonkologie ist es, durch Hilfestellung bei der Krankheitsverarbeitung die Lebensqualität des Patienten zu verbessern. Trotz ihrer wissenschaftlich belegten Wirksamkeit besteht gegenwärtig immer noch eine enorme Diskrepanz zwischen dem theoretischem Bedarf und der praktischen psychoonkologischen Betreuung von Krebspatienten in Deutschland.

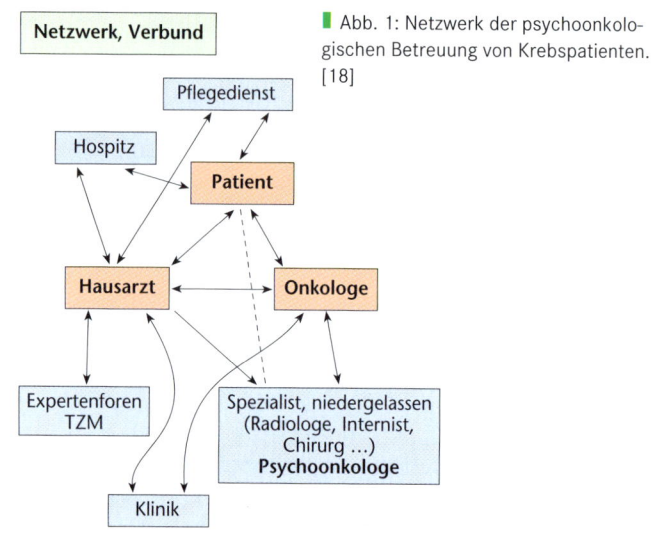

■ Abb. 1: Netzwerk der psychoonkologischen Betreuung von Krebspatienten. [18]

Trotz der Tatsache, dass bei 30% aller Krebspatienten eine Indikation zur psychoonkologischen Betreuung besteht, wird nur ein Bruchteil von ihnen adäquat psychoonkologisch betreut.

Zentrale Themen der Psychoonkologie

Im Mittelpunkt der heutigen psychoonkologischen Forschung stehen neben der Psychoätiologie von Krebserkrankungen auch die Krankheitsverarbeitung und die Lebensqualität der Krebspatienten.

Psychoätiologie

Die Untersuchung **psychologischer Variablen,** die in der Tumorgenese eine Rolle spielen, wird aufgrund widersprüchlicher und uneinheitlicher Ergebnisse als obsolet betrachtet. Eine Ausnahme stellen in diesem Zusammenhang die Identifikation und Untersuchung des persönlichen Risikoverhaltens dar, z. B. in Bezug auf die Exposition gegenüber Kanzerogenen bzw. die Wahrnehmung von Krebsfrüherkennungsuntersuchungen. Mittlerweile ist stattdessen vielmehr die krankheits- und behandlungsbedingte Belastung in das Zentrum der psychoonkologischen Forschungen getreten.

Krankheitsverarbeitung

Studien zur Krankheitsverarbeitung untersuchen **individuelle Regulationsmechanismen** von Krebspatienten zur **Wiederherstellung** ihrer durch die Krankheit veränderten **emotionalen Befindlichkeit.** Das heutige Verständnis basiert auf dem weiterentwickelten transaktionalen Theoriemodell von Folkman und Lazarus. Grundsätzlich geht man davon aus, dass der Krankheitsverarbeitungsprozess eines jeden Patienten auf mehreren Ebenen stattfindet (Denken, Fühlen, Handeln) und ein kontinuierlicher Prozess der Auseinandersetzung des Menschen mit seiner Krankheit und deren Folgen ist. Die sog. Ressourcen sind in diesem Zusammenhang von großer Bedeutung (■ Tab. 1), sie können den Verarbeitungsprozess in positiver und negativer Weise beeinflussen.

Lebensqualität

Die Lebensqualität ist ein weiterer Bereich der Psychoonkologie, auf welchem intensive Forschung betrieben wird. Stand in der Vergangenheit primär die Quantität der Überlebenszeit eines Patienten im Mittelpunkt der Therapie, gewinnt heute mehr und mehr die Qualität derselben an Bedeutung. Zur Erfassung der Lebensqualität bedient man sich verschiedener Methoden:

▶ Psychometrisch geprüfte Erhebungsinstrumente ermitteln Daten durch die Befragung von Patienten.
▶ Kosten-Nutzen-Modelle verknüpfen Überlebenszeit und Lebensqualität miteinander.

Hauptkriterien der psychometrischen Ansätze sind das subjektive Krankheitserleben sowie die subjektive Einschätzung der Funktionsfähigkeit in bestimmten Alltagssituationen. Beide werden auch als **gesundheitsbezogene Lebensqualität** zusammengefasst.

Die vier Dimensionen der gesundheitsbezogenen Lebensqualität sind:

▶ Körperliche Verfassung
▶ Psychisches Befinden
▶ Soziale Beziehungen
▶ Funktionsfähigkeit im Alltag und Beruf

Therapeutische Intervention

Nicht selten kommt es bei Krebspatienten nach der Diagnosestellung zu **psychischen Beeinträchtigungen,** wobei Zeitpunkt und Ausprägung individuell unterschiedlich sind. Im Rahmen der psychotherapeutischen Behandlung von Krebspatienten haben sich in den vergangenen Jahren unterschiedlichste Therapiekonzepte etabliert, so dass mittlerweile alle etablierten psychotherapeutischen Schulen vertreten

Innere Ressourcen	Äußere Ressourcen
Patientenressourcen	Soziale Ressourcen
▶ Motivation	▶ Familie, Freunde
▶ Erfahrung	▶ Arbeitsplatz, Freizeitaktivitäten
▶ Fähigkeiten	▶ Beratungsstellen
▶ Widerstandskraft	▶ Materielle Ressourcen
	▶ Kulturelle Ressourcen
	▶ Glaubenssystem
	▶ Einbindung in religiöse Gemeinschaft

▪ Tab. 1: Ressourcen des Menschen, auf die dieser im Rahmen seiner Krankheitsverarbeitung zurückgreifen kann.

sind. Die wissenschaftliche Evidenz psychoonkologischer Therapie in Hinsicht auf somatische Zielparameter (Rezidivrate oder Überlebenszeit) ist gemischt. Im Gegensatz dazu haben Analysen psychosomatischer Interventionen im Hinblick auf die Verringerung von emotionalem Stress, die Krankheitsverarbeitung und die Lebensqualität einen hohen Evidenzgrad gezeigt.

> **Typische spezifische Behandlungsziele der psychoonkologischen Intervention sind:**
>
> ▶ Entwicklung aktiver Verarbeitungsstrategien
> ▶ Verbesserung des Selbstwertgefühls
> ▶ Reduktion von Angst, Depression und Hoffnungslosigkeit
> ▶ Entlastung der Patienten durch Anleitung zum Ausdruck ihrer Gefühle wie Angst oder Verzweiflung
> ▶ Förderung der aktiven Beteiligung des Patienten an der Behandlung

Psychoonkologische Therapiemethoden

Die **psychoonkologische Einzelbehandlung** ist ein Hauptbestandteil der supportiven Psychotherapie von Krebspatienten. Hierbei wird der Patient u. a. dahin gehend unterstützt, Probleme persönlicher und sozialer Art, die im Zusammenhang mit der Erkrankung stehen, selbst zu lösen. Häufige Inhalte sind:

▶ Sinnsuche und Sinnfindung
▶ Neuorientierung
▶ Veränderung von Werten
▶ Eigene Ressourcen
▶ Suche nach Perspektiven

In **psychoedukativen Gruppentherapien** stellen die emotionale Auseinandersetzung sowie übende, erlebnisorientierte Verfahren die zentralen Mechanismen der Therapieform dar. Typische Elemente solcher Gruppentherapien sind:

▶ Informationsaustausch über die Erkrankung
▶ Gegenseitige Unterstützung
▶ Neuorientierung
▶ Erlernen von Selbstkontrollstrategien

Eine weitere Interventionsform stellen **Entspannungstechniken** und **gelenkte Imaginationstechniken** dar. Hierbei handelt es sich um übende und funktionell ausgerichtete Verfahren. Neben Übungen wie autogenem Training oder der progressiven Muskelentspannung helfen Ansätze wie die gelenkte Imagination dem Patienten, Stresssituationen im Zusammenhang mit der Krebserkrankung durch kontrollierte Auseinandersetzung leichter bewältigen zu können.

Unter **Kunst-** und **Ergotherapie** werden unterschiedliche Therapieformen zusammengefasst. Man unterscheidet anhand der verwendeten Medien zwischen Mal-, Musik- oder Tanz- und Bewegungstherapie sowie dem therapeutischen Plastizieren. Die Kunsttherapie versucht, das kreative Potential des Patienten anzusprechen, um ihn damit in seiner seelischen Auseinandersetzung mit der Krankheit zu unterstützen.

> **Zusammenfassung**
>
> ✖ Zentrale Themen der Psychoonkologie sind die Verbesserung der Lebensqualität der Patienten und die Krankheitsverarbeitung.
>
> ✖ Therapieziele psychoonkologischer Intervention sind die Entwicklung aktiver Verarbeitungsstrategien, die Verbesserung des Selbstwertgefühls sowie die Reduktion von Angst, Depression und Hoffnungslosigkeit.

Auswirkungen eines Tumors auf den Körper

Tumoren können unterschiedliche Auswirkungen auf den Organismus haben, zum einen lokal, z. B. durch verdrängendes und invasives Wachstum und zum anderen systemisch, z. B. durch Sekretion von Hormonen bzw. Stoffwechselprodukten. Neben diesen definierten Gruppen existieren noch die paraneoplastischen Syndrome. Dabei handelt es sich um Krankheitszustände, die nicht direkt mit den lokalen und systemischen Auswirkungen des Tumors zu erklären sind.

Lokale Tumorauswirkungen

Die häufigsten lokalen Tumorauswirkungen aufgrund von Tumorexpansion und Nekrotisierung von Tumorgewebe sind (▌ Abb. 1):

▶ Stenosierung
▶ Fistelbildung
▶ Kompression
▶ Blutungen

Zusätzlich kann es bei jedem Tumor zu speziellen lokalen Auswirkungen kommen. So führt z. B. ein Osteosarkom verstärkt zu Knochenbrüchen.

Fistelbildung

Aufgrund von Tumornekrosen kann es zu einer unphysiologischen Verbindung zwischen zwei Organen kommen (▌ Abb. 1), so können z. B. bei Tumoren im Rektum oder in der Vagina Rektovaginalfisteln entstehen.

Stenosierung

Tumorbedingte Stenosen treten häufig in Organen kanalikulärer Art auf, z. B. im Magen-Darm-Trakt, Tracheobronchialsystem oder auch in den ableitenden Harnwegen. Dort kann es durch die Gewebsvermehrung von einer Lumeneinengung bis hin zu einem kompletten Verschluss kommen (▌ Abb. 1).

Kompression

Tumorgewebe kann des Weiteren durch Kompression anderen Gewebes zu dessen Schädigung bzw. Funktionseinschränkung führen (▌ Abb. 1).

Blutungen

Blutungen können durch Ulzerationen und Nekrotisierung von Tumorgewebe entstehen. Als weitere Ursache kann eine Infiltration von Gefäßen durch den Tumor zugrunde liegen (▌ Abb. 1).

Systemische Auswirkungen

Hierbei handelt es sich um Symptome, die vor allem durch die Sekretion von Hormonen, durch den Metastasierungsprozess und den tumoreigenen Stoffwechsel hervorgerufen werden (▌ Abb. 2).

Tumorkachexie

Tumorkachexie bezeichnet die Verschlechterung des Allgemein- und Ernährungszustands eines Patienten. Typisches Symptome sind Abmagerung, Kraftverlust, Appetitlosigkeit sowie Apathie. Die **genaue Pathogenese** dieser systemischen Auswirkung ist noch nicht geklärt. Man geht davon aus, dass Stoffwechselprodukte des Tumors den katabolen Stoffwechsel des Körpers erhöhen. Zusätzlich können lokale Tumorauswirkungen z. B. im Magen-Darm-Trakt oder im ZNS dazu führen, dass es zu Störungen der Nahrungsverwertung und -aufnahme kommt.

Tumoranämie und Tumorfieber

Neben der Kachexie können Tumorpatienten auch eine Tumoranämie, z. B. aufgrund eines das Knochenmark betreffenden Tumors, oder ein Tumorfieber aufweisen (▌ Abb. 2). Letzteres entsteht im Rahmen einer immunologischen Reaktion auf sekundäre Infekte oder aufgrund vermehrt absterbenden Gewebes.

Paraneoplastische Syndrome

Paraneoplastische Syndrome (▌ Abb. 2) sind Allgemeinerscheinungen des Patienten, die zusammen mit einem Tumor auftreten, jedoch direkt nicht auf dessen lokale oder systemische hormonelle Auswirkungen zurückzuführen sind.

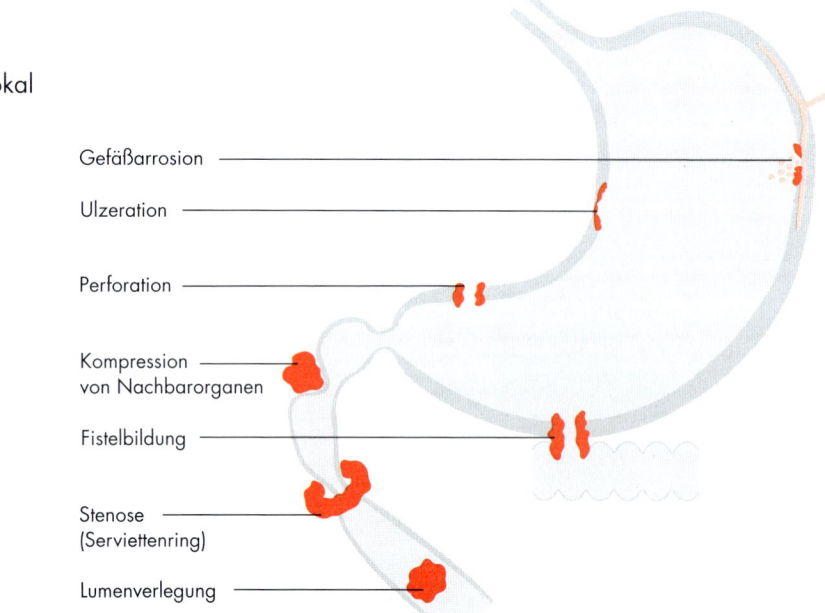

lokal

Gefäßarrosion

Ulzeration

Perforation

Kompression von Nachbarorganen

Fistelbildung

Stenose (Serviettenring)

Lumenverlegung

▌ Abb. 1: Lokale Auswirkungen von Tumoren. [4]

systemisch

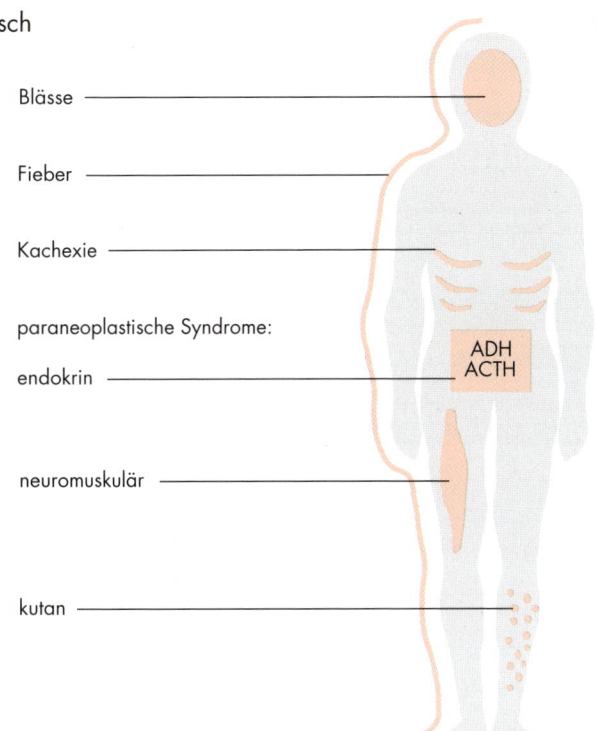

Blässe

Fieber

Kachexie

paraneoplastische Syndrome:

endokrin

ADH
ACTH

neuromuskulär

kutan

■ Abb. 2: Systemische und paraneoplastische Auswirkungen von Tumoren. [4]

Die Diagnose paraneoplastischer Syndrome (10% aller Tumorpatienten besitzen diese) ist von großer klinischen Bedeutung:

▶ Sie können die Manifestation eines okkulten Tumors darstellen.
▶ Sie können einen letalen Verlauf nehmen.

Endokrine Paraneoplasien

Sie treten bei hormonsezernierenden Tumoren wie dem Bronchialkarzinom auf (■ Tab. 1).

Kutane Paraneoplasien

Sie reichen von Akanthosen (Verdickung der Epidermis) bis zur Dermatomyositis (Entzündung der Haut mit Muskelbeteiligung).

Hämatologische Paraneoplasien

Hierbei kommt es in Abhängigkeit vom betroffenen Organ zu Anämien, Thrombosen oder Polyglobulien.

Neuromuskuläre Paraneoplasien

Neuromuskuläre Syndrome kommen in unterschiedlichen Formen vor. Diese sind allgemein auf Schädigungen von Nerven und Muskeln zurückzuführen.

Klinische Symptome	Neoplasie	Wirkungsmechanismen
Endokrinopathien		
▶ Cushing-Syndrom	▶ Kleinzelliges Bronchialkarzinom	▶ ACTH
▶ Polyzythämie	▶ Nierenkarzinom	▶ Erythropoetin
Neurologische und muskuläre Syndrome		
▶ Myasthenie	▶ Bronchialkarzinom	▶ Unklar (evtl. immunologisch)
Dermatologische Störungen		
▶ Dermatomyositis	▶ Bronchialkarzinom	▶ Unklar (evtl. immunologisch bzw. toxisch)
Hämatologische Störungen		
▶ Venenthrombose	▶ Pankreaskarzinom	▶ Hyperkoagulabilität

■ Tab. 1: Paraneoplastische Syndrome.

Zusammenfassung

✖ Man unterscheidet lokale und systemische Tumorauswirkungen auf den Körper.
✖ Häufige lokale Tumorauswirkungen sind:
  – Stenosierung
  – Fistelbildung
  – Kompression
  – Blutungen
✖ Bei den systemischen Auswirkungen differenziert man unter anderem:
  – Kachexie
  – Anämie
  – Fieber
✖ Paraneoplastische Syndrome sind Krankheitszustände, die nicht direkt mit den lokalen und systemischen Auswirkungen des Tumors zu erklären sind.

Fallbeispiele

D Fallbeispiele

Fall 1: Knotige Veränderung der Brust

In Ihre Sprechstunde kommt eine 38 Jahre alte Patientin, die bei der Selbstuntersuchung der Brust einen Knoten ertastet hat. Bis auf den getasteten Knoten ist die Patientin beschwerdefrei.

Frage 1: Welche Basisuntersuchungen führen Sie zunächst durch?

Antwort 1: Anamnese, Inspektion der Brust, Palpation der Brust sowie der Lymphknoten (z. B. Axilla und Fossa supraclavicularis).

Szenario 1

Die Palpation der Brust ergibt einen gut verschieblichen, derb-elastischen, nicht druckdolenten Knoten in der Brust der Patientin. Weder die Lymphknoten der Axilla oder der Fossa supraclavicularis noch der Inspektionsbefund sind auffällig.

Frage 2: Handelt es sich Ihrer Ansicht nach um einen gutartigen oder bösartigen Prozess?

Frage 3: Die Sonographie ergibt einen ovalen, echoarmen, soliden Tumor mit dorsaler Schallverstärkung (∎ Abb. 1). In der Mammographie erkennen Sie eine scharf begrenzte Verschattung ohne Kalkeinlagerungen. Welche Diagnose können Sie anhand der Befunde stellen?

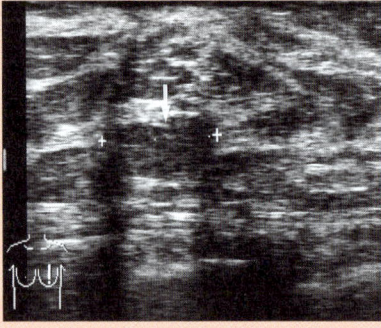

∎ Abb. 1: Sonographie. [10]

Szenario 2

Im Rahmen Ihrer Untersuchung tasten Sie einen gut verschieblichen, nicht druckdolenten, prall-elastischen Knoten. Weder ist der Inspektionsbefund auffällig, noch sind die Lymphknoten der Axilla und Fossa supraclavicularis palpabel.

Frage 4: Handelt es sich Ihrer Ansicht nach um einen gutartigen oder bösartigen Befund?

Frage 5: Welche weiteren Untersuchungen führen Sie durch?

Frage 6: In der Ultraschalluntersuchung erkennen Sie eine ovale, echoleere Raumforderung mit Schallverstärkung und scharfer Begrenzung (∎ Abb. 2). Wie interpretieren Sie diesen Befund?

Frage 7: Wie gehen Sie weiter vor?

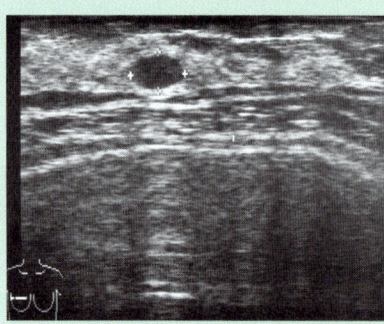

∎ Abb. 2: Sonographie. [10]

Szenario 3

Im Rahmen der Palpation und Inspektion der Brust tasten Sie einen derben, nicht schmerzhaften und nicht verschieblichen Knoten. Die Lymphknoten sind nicht palpabel, jedoch fallen Ihnen eine Asymmetrie der Brüste sowie eine Einziehung der Haut über dem Tastbefund auf.

Frage 8: Handelt es sich Ihrer Ansicht nach um einen malignen oder benignen Prozess?

Frage 9: Welche Untersuchung führen Sie daraufhin durch?

Frage 10: Die Mammographie zeigt eine Verschattung mit Ausläufern und polymorphen Mikroverkalkungen (∎ Abb. 3). Wie bewerten Sie den Befund, und welche weiteren Untersuchungen sollten Ihrer Ansicht nach durchgeführt werden?

Frage 11: Die Probebiopsie ergibt, dass es sich um ein invasives, duktales Mammakarzinom handelt. Welche Untersuchungen sollten zur optimalen Therapieplanung noch durchgeführt werden?

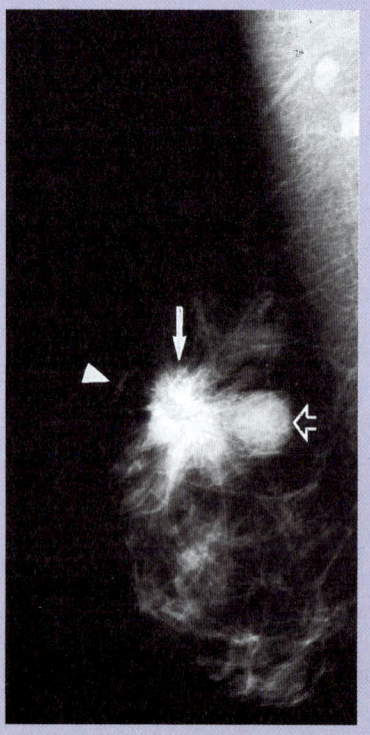

∎ Abb. 3: Mammographie. [10]

Szenario 1

Antwort 2: Aufgrund der guten Verschieblichkeit handelt es sich sehr wahrscheinlich um einen benignen Prozess. Trotzdem ordnen Sie eine Sonographie und Mammographie an, um einen malignen Prozess auszuschließen.

Antwort 3: Die ovale Form und die dorsale Schallverstärkung in der sonographischen Untersuchung sowie die scharfe Begrenzung und die nicht vorhandenen Kalkeinlagerungen in der Mammographie sprechen für einen benignen Prozess. In diesem Fall handelt es sich mit großer Wahrscheinlichkeit um ein Fibroadenom. Dies ist ein gutartiger Tumor der Brust, der vorwiegend bei Patientinnen im Alter zwischen 20 und 40 Jahren auftritt.

Szenario 2

Antwort 4: Aufgrund der guten Verschieblichkeit und des prall-elastischen Tastbefunds handelt es sich eher um einen gutartigen Prozess (z. B. eine Zyste).

Antwort 5: Zwar gehen Sie von einem gutartigen Prozess aus, jedoch müssen Sie bei jeder knotigen Veränderung des Brustgewebes diagnostisch ein Mammakarzinom ausschließen. Deshalb entschließen Sie sich, eine Ultraschalluntersuchung durchzuführen.

Antwort 6: Ein solcher Befund spricht für eine benigne Zyste und gegen einen malignen Prozess (z. B. Mammakarzinom).

Antwort 7: Aufgrund der Tatsache, dass sich derartige Zysten meistens innerhalb von 5 Monaten wieder zurückbilden, wartet man primär ab. Erst bei keiner erkennbaren Rückbildung oder bei einem nicht eindeutigen Ultraschallbefund erfolgt eine Punktion der Zyste unter Ultraschallkontrolle mit anschließender zytologischer Untersuchung des Punktats.

Szenario 3

Antwort 8: Die Ergebnisse der Palpation (Unverschieblichkeit) und Inspektion (Hauteinziehung) sprechen für einen bösartigen Prozess.

Antwort 9: Mammographie.

Antwort 10: Aufgrund des sehr suspekten Befunds ordnen Sie umgehend eine Probebiopsie an.

Antwort 11: Zur weiteren Therapieplanung veranlassen Sie umgehend Staging-Untersuchungen wie z. B. ein Röntgen-Thorax, Sonographie der Leber und der Knochen, die Bestimmung der Tumormarker sowie eine gynäkologische Untersuchung.

Fall 2: Merkwürdige Veränderung der Haut

In Ihrer Sprechstunde stellt sich eine 63-jährige Patientin vor, die eine hautfarbene, 2 × 2 cm große, knotige Veränderung im Gesicht hat. Auf die Frage, wann sie diese Veränderung zum ersten Mal bemerkt habe, gibt sie an, dass sie diese bereits eine geraume Zeit besäße, nun jedoch auf Anraten ihrer Enkelin (Medizinstudentin!) vorstellig werde. Sie sei jedoch völlig beschwerdefrei und verstünde die ganze Aufregung gar nicht.

Frage 1: Welche möglichen Differentialdiagnosen gibt es für eine solche Hautveränderung?

Antwort 1: Spinaliom, aktinische Keratose, dermaler Nävus, Basaliom, Keratoakantom, Fibrom-Histiozytom, nichtpigmentiertes malignes Melanom, nichtpigmentierte, seborrhoische Keratose.

Szenario 1	Szenario 2	Szenario 3

Szenario 1

Im weiteren Gespräch meint die Patientin sich erinnern zu können, diese Läsion zum ersten Mal vor ca. 1,5 Jahren bemerkt zu haben. Im Verlauf der Untersuchung der Haut der Patientin entdecken Sie weitere, ähnlich aussehende Veränderungen (▌Abb. 1). Diese imponieren als oval-runde, trockene und raue Läsionen (teilweise verrukös oder hornartig) mit Hyperkeratose.

Frage 2: Welche Verdachtsdiagnose lässt sich anhand der erhobenen Befunde stellen?
Frage 3: Wie (in Hinsicht auf die Entität der Läsionen) sieht das weitere therapeutische Vorgehen aus?

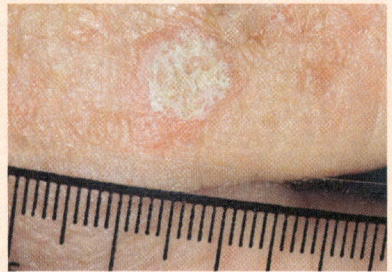

▌ Abb. 1: Hautfarbene Läsion. [12]

Szenario 2

Nach eingehender Anamnese stellt sich heraus, dass sich diese Veränderung der Haut innerhalb kürzester Zeit (einige Wochen) entwickelt hat und in der letzten Zeit deutlich in ihrem Wachstum stagniert hat. Befragt zu ihrer auffällig sonnengebräunten Haut, erwidert die Patientin, dass sie sich diese durch regelmäßige Solariumbesuche erhalte.

Frage 4: In Anbetracht der bis zu diesem Zeitpunkt erhaltenen Informationen des Anamnesegesprächs kommt Ihnen welche Verdachtsdiagnose in den Kopf?
Frage 5: Welcher Entität ist diese Läsion zuzuordnen?
Frage 6: Welche diagnostischen Maßnahmen veranlassen Sie?
Frage 7: Ihre Verdachtsdiagnose bestätigt sich, es handelt sich um ein Keratoakanthom. Welche weiteren therapeutischen Maßnahmen veranlassen Sie?

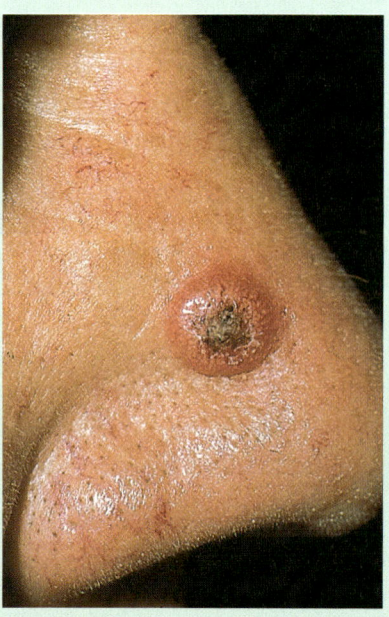

▌ Abb. 2: Hautfarbene Veränderung im Gesicht. [14]

Szenario 3

Nach einigem Nachdenken entsinnt sich die Patientin, dass sie diese Hautveränderung bereits vor 2–3 Jahren bemerkt hat. „Anfangs war es nur ein kleiner, hautfarbener Knoten, der dann jedoch immer größer wurde", berichtet die Patientin.

Frage 8: Welche diagnostischen Untersuchungen veranlassen Sie?
Befund: Im Rahmen der klinischen Untersuchung der Haut mittels eines Auflichtmikroskops erkennen Sie Teleangiektasien, einen perlschnurartigen Randwall sowie eine glatte Oberfläche, die bisweilen matt glänzt und perlmuttfarben ist. Des Weiteren scheint die Läsion aus Einzelknötchen zusammengesetzt. In der histologischen Untersuchung zeigen sich palisadenartige Zellverbände, hyperchromatische Zellen sowie Nester neoplastischer Keratinozyten.
Frage 9: Welche Verdachtsdiagnose haben Sie?
Frage 10: Welche Therapiemöglichkeiten ergeben sich für die Behandlung des Malignoms?
Frage 11: Was wissen Sie über die Prognose der Patientin?

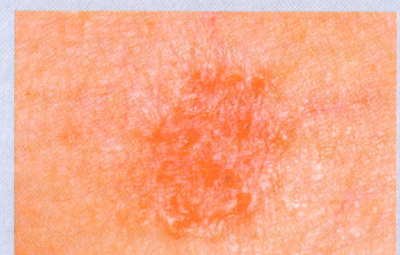

▌ Abb. 3: Makroskopische Ansicht der Hautveränderung. [12]

Szenario 1

Antwort 2: Die beschriebenen Läsionen legen den Verdacht einer aktinischen Keratose nahe.

Antwort 3: Aufgrund der Tatsache, dass ca. 5 % aller aktinischen Keratosen in ein Spinaliom übergehen, müssen sie behandelt werden. Hierfür bieten sich mehrere Methoden an, wie z. B. eine Entfernung mittels Kürettage, 5-Fluorouracil, Kryochirurgie oder Imiquimod. Nach der Therapie ist besonderes Augenmerk auf Lichtschutzmaßnahmen und eine regelmäßige (halbjährliche) klinische Kontrolle zu legen.

Szenario 2

Antwort 4: Die Verdachtsdiagnose lautet aufgrund der knotigen Erscheinung mit zentraler keratotischer Verhornung Keratoakanthom.

Antwort 5: Pseudokanzerosen wie das Keratoakanthom können trotz ihres benignen Krankheitsbilds Malignomen wie dem Spinaliom sehr ähnlich sehen und auch in diese übergehen.

Antwort 6: Aufgrund der möglichen Verwechslung mit einem Spinaliom ist eine Exzisionsbiopsie indiziert.

Antwort 7: Therapie der Wahl ist die Exzision mit Sicherheitsabstand (3–5 mm). Bei multiplen Läsionen oder Inoperabilität wird eine konservative Therapie z. B. mit 5-Fluorouracil durchgeführt, dies jedoch eher in Ausnahmefällen.

Szenario 3

Antwort 8: Nach der klinischen Untersuchung der Haut muss immer eine histopathologische Untersuchung der Haut erfolgen.

Antwort 9: Der aus derben, glänzenden Knötchen bestehende Tumor, an dessen Oberfläche multiple Teleangiektasien zu erkennen sind, ist mit großer Wahrscheinlichkeit ein Basalzellkarzinom.

Antwort 10: Aufgrund der Tatsache, dass das Basalzellkarzinom trotz seines lokal destruierenden Wachstums nur sehr selten metastasiert ist, die Therapie der Wahl eine chirurgische Exzision des Tumors. Eine Strahlentherapie wird nur bei inoperablen Fällen angewendet.

Antwort 11: Allgemein ist die Prognose der Patientin gut. Die 5-JÜR hängt von der gewählten Behandlungsmethode ab:

- Chirurgische Exzision: 95 %
- Elektrokauter und Kürettage: 90 %
- Mikrographische Techniken: 99 %

Fall 3: Merkwürdiger Husten

Ihnen stellt sich ein 62-jähriger Patient vor, der über hartnäckigen Husten klagt. Auf Ihr Nachfragen gibt er an, dass dieser bereits seit mehreren Monaten bestehe. Des Weiteren sei Auswurf dabei, der gelegentlich kleine Blutbeimengungen enthalte, sonst allerdings eher weißgrau bzw. gelblich gefärbt sei. Der Patient berichtet im Zusammenhang mit Belastungssituationen wie z. B. Treppensteigen über Atemnot. Im weiteren Gespräch erzählt Ihnen der Patient, dass er seit ca. 33 Jahren täglich mindestens eine Schachtel Zigaretten rauche.

Frage 1: An welche Differentialdiagnosen müssen Sie aufgrund der Anamnese denken?
Frage 2: Welche Untersuchungen veranlassen Sie?

Antwort 1: Chronisch-obstruktive Bronchitis, Tuberkulose, Bronchialkarzinom, interstitielle Lungenerkrankungen, Pneumokoniose oder Lungenfibrose.
Antwort 2: Körperliche Untersuchung, Röntgen-Thorax, Tuberkulintest, Überprüfung der Lungenfunktion.

Szenario 1

Neben dem Tuberkulintest sind weder die körperliche Untersuchung noch die Lungenfunktionsdiagnostik auffällig. Den Röntgen-Thorax zeigt ▮ Abbildung 1.

Frage 3: In Anbetracht des Röntgenbilds denken Sie an welche Verdachts- und Differentialdiagnosen?
Frage 4: Welche weiterführenden Untersuchungen ordnen Sie an?
Befunde: Es zeigt sich ein 2,5 × 3 cm großer Tumor im CT, wobei die Lymphknoten nicht befallen sind. In der Biopsie lassen sich maligne Zellen nachweisen, die von einem Plattenepithelkarzinom stammen. Die mikrobiologische Untersuchung gibt keinen Hinweis auf eine Tuberkulose.
Frage 5: Welche weiteren Untersuchungen veranlassen Sie in Hinblick auf die Therapieplanung?
Befund: Die Untersuchungen ergeben keine Hinweise auf vorhandene Fernmetastasen. Die Tumormarker sind erhöht. Die Lymphknoten sind frei von Tumorzellen.
Frage 6: Welche Therapie sollte bei diesem Patienten durchgeführt werden?

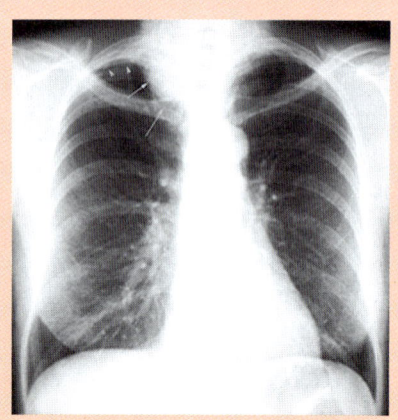

▮ Abb. 1: Röntgen-Thorax. [10]

Szenario 2

Die körperliche Untersuchung ist wie die Lungenfunktionsdiagnostik unauffällig. In der weiteren Anamnese beschreibt der Patient leichtes, seit mehreren Wochen unregelmäßig auftretendes Fieber. Ebenfalls sei er nicht mehr so leistungsfähig wie früher. Die Röntgenaufnahme des Thorax zeigt multiple, kleine, flaue Verschattungen in den Oberlappen beider Lungenflügel.

Frage 7: Welche Verdachtsdiagnosen liegen nahe, und welche Diagnostik sollte durchgeführt werden, um diese zu klären?
Befund: In der mikrobiologischen Untersuchung der bronchoalveolären Lavage können säurefeste Stäbchen nachgewiesen werden. Weder in der zytologischen noch in der histologischen Untersuchung der Biopsie lassen sich maligne Zellen nachweisen. Damit kann man davon ausgehen, dass eine Tuberkulose vorliegt. Der zusätzlich durchgeführte intrakutane Tuberkulintest fällt nach ca. 3 Tagen ebenfalls positiv aus (▮ Abb. 2).
Frage 8: Wie verläuft die weitere Therapie des Patienten?

Szenario 3

Trotz der unauffälligen körperlichen Untersuchung und der Röntgenaufnahme des Thorax (▮ Abb. 1) stellen Sie beim Auskultieren des Patienten ein exspiratorisches Giemen fest. Der Tuberkulintest ist negativ. Folgende Werte ergibt die Lungenfunktionsdiagnostik (▮ Tab. 1):

	Messwert
pO_2	84 mmHg (75 – 95 mmHg)
pCO_2	43 mmHg (35 – 45 mmHg)
VC (Vitalkapazität)	3,9 l
FEV_1	61 %
Absolute FEV	85 %

▮ Tab. 1: Lungenfunktionsdiagnostik.

Frage 9: Welche Krankheiten können Sie mittels der Befunde ausschließen?
Frage 10: Welche Diagnose ist wahrscheinlich?
Frage 11: Wie verläuft die Therapie des Patienten?

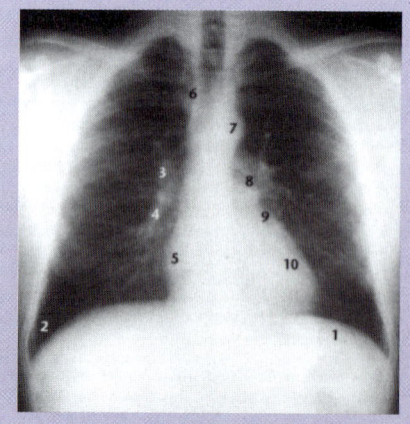

▮ Abb. 3: Röntgen-Thorax. [11]

Szenario 1

Antwort 3: Anhand des Röntgenbilds liegt folgende Verdachtsdiagnose nahe: Bronchialkarzinom im rechten Oberfeld (s. Pfeile). Differentialdiagnosen: Lymphom, Tuberkulose oder Lungenmetastasen.

Antwort 4: Thorax-CT, Bronchoskopie mit Zytologie, Mikrobiologie und Probebiopsie.

Antwort 5: Zur OP-Planung sind neben der Lungenfunktionsdiagnostik EKG und Labor notwendig. Aufgrund möglicher Fernmetastasen z. B. in Leber, Knochen oder Gehirn sollten diese Organe mittels der folgenden Methoden untersucht werden: Schädel-CT (ggf. PET), Sonographie des Abdomens und Skelettszintigraphie. Ist der Lymphknotenstatus nicht eindeutig, sollte eine endosonographisch gesteuerte Feinnadelpunktion oder eine Mediastinoskopie durchgeführt werden. Zur späteren Kontrolle des Therapieverlaufs sollten Tumormarker wie CYFRA 21-1 bestimmt werden.

Antwort 6: Die weitere Therapie des Patienten ist stadienabhängig. In diesem Fall ergeben die Untersuchungen im Rahmen des Stagings einen Tumor im Stadium 1. Da weder EKG, Labor noch die Lungenfunktion des Patienten gegen eine Resektion des Tumors sprechen, wird diese die Therapie der Wahl darstellen.

Szenario 2

Antwort 7: Verdachtsdiagnosen: Lungenmetastasen oder Tuberkulose. Diagnostik: Zur Abklärung sind CT des Thorax, Bronchoskopie mit bronchoalveolärer Lavage und, wenn notwendig, eine transbronchiale Biopsie angezeigt.

Antwort 8: Aufgrund der Tatsache, dass Mykobakterien im Sputum des Patienten nachgewiesen werden konnten, handelt es sich um eine offene Tuberkulose. Deshalb muss der Patient isoliert und mit einer antibiotischen Kombinationstherapie behandelt werden.

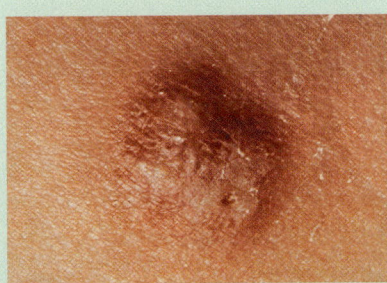

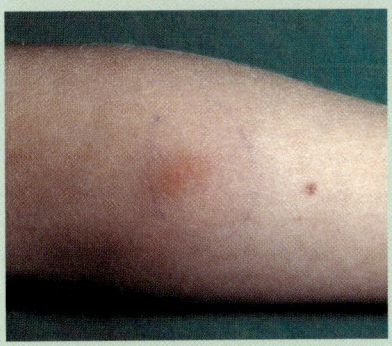

Abb. 2: Positiver Intrakutantest nach Mendel-Mantoux. [15]

Szenario 3

Antwort 9: Aufgrund des unauffälligen Röntgenbilds und des negativen Tuberkulintests lassen sich ein Tumor und Tuberkulose als Ursache der Beschwerden ausschließen. Die ermittelten Blutgaswerte und die Vitalkapazität sind ebenfalls im Normbereich bzw. dem Alter entsprechend. Auffällig sind die verringerten FEV_1-Werte sowie die im Rahmen einer Bodyplethysmographie ermittelten Werte. Diese geben ebenfalls Hinweise auf eine obstruktive Erkrankung der Atemwege.

Antwort 10: Aufgrund der beschriebenen Symptomatik und der Ergebnisse der Lungenfunktion kann man von einer geringgradigen COPD ausgehen (Tab. 2).

0	Risikogruppe	Husten und Auswurf bei norm. Spirometrie
1	Mild	$FEV_1 \geq 80\%$
2	Mäßig schwer	FEV_1 50 – 80 %
3	Schwer	FEV_1 30 – 50 %
4	Sehr schwer	$FEV_1 \leq 30\%$ oder FEV_1 $\leq 50\%$ und chron. resp. Insuff. oder Cor pulmonale

Tab. 2: Schweregrade der chronisch-obstruktiven Bronchitis nach Lungenfunktion.

Antwort 11: Bei diesem Patienten sollte das Hauptaugenmerk auf der Rauchkarenz liegen. Durch diese lässt sich in vielen Fällen das Fortschreiten der Erkrankung verhindern. Des Weiteren können Inhalationen und Physiotherapie dabei helfen, den Schleim zu lösen. Bei fortschreitender Obstruktion wird i. d. R. eine stadienadaptierte, antiobstruktive Therapie durchgeführt.

E Anhang

Anhang

Keimzelltumoren Vorläuferläsion: intratubuläre maligne Keimzellen	**(85 – 90%)**
Seminom ▶ Variante: Seminom mit synzytiotrophoblastären Zellen	(45 – 50%)
Spermatozytisches Seminom ▶ Variante: spermatozytisches Seminom mit Sarkom	(1 – 25%)
Nichtseminomatöse Keimzelltumoren einheitlicher Bauart ▶ Embryonales Karzinom ▶ Dottersacktumor ▶ Polyembryom ▶ Chorionkarzinom ▶ Teratom ▶ Reifes Teratom ▶ Dermoidzyste ▶ Unreifes Teratom ▶ Teratom mit malignen Arealen	(15 – 18%)
Kombinierte Keimzelltumoren (Mischformen)	(10 – 15%)
Tumoren des Gonadenstromas	**(3 – 5%)**
Leydig-Zell-Tumoren	
Sertoli-Zell-Tumoren ▶ Großzelliger verkalkender Sertoli-Zell-Tumor	
Leydig-Sertoli-Zell-Mischtumoren	
Keimzellen-Stroma-Mischtumoren (Gonadoblastom)	**(1%)**
Maligne Lymphome	**(6 – 8%)**
Andere und paratestikuläre Tumoren	**(6 – 8%)**

▌ Tab. 1: Modifizierte WHO-Klassifikation von Hodentumoren. [2]

Quellenverzeichnis

[1] Berchtold, R./Bruch, H.-P./Trentz, O.: Chirurgie. Elsevier Urban & Fischer, 5. Aufl. 2005.

[2] Böcker, W./Denk, H./Heitz, P. U.: Pathologie. Elsevier Urban & Fischer, 3. Aufl. 2004.

[3] Bühling, K. J./Friedmann: Intensivkurs Gynäkologie. Elsevier Urban & Fischer, 1. Aufl. 2003.

[4] Bühling, K. J./Lepenies, J./Witt, K.: Intensivkurs: Allgemeine und Spezielle Pathologie. Elsevier Urban & Fischer, 3. Aufl. 2004.

[5] Dhillon, R. S./East, C. A.: Ear, Nose and Throat and Head and Neck Surgery. Churchill Livingstone, 2. Aufl. 1999.

[6] Feige, A., et al.: Frauenheilkunde. Elsevier Urban & Fischer, 3. Aufl. 2005.

[7] Feige, A./Rempen, A./Würfel, W./Jawny, J./Rohde, A.: Frauenheilkunde. Elsevier Urban & Fischer, 3. Aufl. 2005.

[8] Goerke, K./Valet, A.: Kurzlehrbuch Gynäkologie und Geburtshilfe. Elsevier Urban & Fischer, 6. Aufl. 2006

[9] Gruber, G./Hansch, A.: Kompaktatlas Blickdiagnosen. Elsevier Urban & Fischer, 1. Aufl. 2007.

[10] Kauffmann, G. W./Moser, E./Sauer, R.: Radiologie. Elsevier Urban & Fischer, 3. Aufl. 2006.

[11] Lasserre, A./Blohm, L.: Radiologie. Elsevier Urban & Fischer, 3. Aufl. 2003.

[12] Meves, A.: Intensivkurs Dermatologie. Elsevier Urban & Fischer, 1. Aufl. 2006.

[13] Pfeifer, B./Preiß, J./Unger, C.: Onkologie integrativ. Elsevier Urban & Fischer, 1. Aufl. 2006.

[14] Rassner, G.: Dermatologie. Elsevier Urban & Fischer, 8. Aufl. 2006.

[14a] Rassner, G.: Dermatologie. Elsevier Urban & Fischer, 7. Aufl. 2002.

[15] Renz-Polster, H./Krautzig, S./Braun, J.: Basislehrbuch Innere Medizin. Elsevier Urban & Fischer, 3. Aufl. 2004.

[16] Roessner, A./Pfeifer, U./Müller-Hermelink, H. K.: Grundmann, Allgemeine Pathologie. Elsevier Urban & Fischer, 10. Aufl. 2003.

[17] Sökeland, J./Schulze, H./Rübben, H.: Urologie. Thieme, 13. Aufl. 2004.

[18] nach: Kohlhäufl, M./Häußinger, K.: Ätiologie und Epidemiologie des Lungenkarzinoms. In: Tumoren der Lunge und des Mediastinums (7. Aufl. 2006) aus der Schriftenreihe des Tumorzentrum München: Empfehlungen zur Diagnostik, Therapie und Nachsorge. Bandherausgeber: Prof. Dr. med. R. M. Huber, Medizinische Klinik. Klinikum der Universität München – Innenstadt, Ziemssenstraße 1, 80336 München. Herausgeber: Tumorzentrum München, Pettenkoferstraße 8 a, 80336 München. W. Zuckschwerdt Verlag München Wien New York. ISBN 3-88 603-878-5.

Weiterführende Literatur

Böcker, W./Denk, H./Heitz P.: Repetitorium Pathologie. Elsevier Urban & Fischer, 1. Aufl. 2004.

Classen, M./Diehl, V./Kochsiek, K./Berdel, W./Böhm, M./Schmiegel, W.: Innere Medizin mit StudentConsult-Zugang. Elsevier Urban & Fischer, 5. Auflage 2003.

Eichenauer, R./Sandmann, J./Vanherpe, H.: Klinikleitfaden Urologie – Untersuchung – Diagnostik – Therapie – Notfall. Elsevier Urban & Fischer, 3. Aufl. 2003.

Franzen, A.: Hals-Nasen-Ohren-Heilkunde – Kurzlehrbuch. Elsevier Urban & Fischer, 2. Aufl. 2001.

Goerke, K./Steller, J./Valet, A.: Klinikleitfaden Gynäkologie, Geburtshilfe. Elsevier Urban & Fischer, 6. Aufl. 2003.

Goretzki, G.: Medizinische Strahlenkunde – Physikalisch-technische Grundlagen. Elsevier Urban & Fischer, 2. Aufl. 2004.

Grosch, S.: BASICS Gynäkologie und Geburtshilfe. Elsevier Urban & Fischer, 1. Aufl. 2006.

Hoffman, R./Benz, E./Shattil, S./Furie, B./Cohen, H./Silberstein, L./McGlave, P.: Hematology – Basis Principles and Practice. Elsevier Churchill Livingstone, 4. Aufl. 2004.

Kiechle, M.: Gynäkologie und Geburtshilfe mit StudentConsult-Zugang. Elsevier Urban & Fischer, 1. Aufl. 2006.

Klatt, E.: Robbins and Cotran Atlas of Pathology. Saunders, 7. Aufl. 2006.

Mettler, F.: Klinische Radiologie – Basiswissen für alle Fachgebiete. Elsevier Urban & Fischer, 1. Aufl. 2005.

Michl, M.: BASICS Hämatologie. Elsevier Urban & Fischer, 1. Aufl. 2005.

Nagel, P.: BASICS Hals-Nasen-Ohren-Heilkunde. Elsevier Urban & Fischer, 1. Aufl. 2005.

Possinger, K./Regierer, A.: Facharzt Hämatologie Onkologie. Elsevier Urban & Fischer, 1. Aufl. 2006.

Richie, J./D'Amico, A.: Urologic Oncology. Saunders, 1. Aufl. 2004.

Sauer, R.: Strahlentherapie und Onkologie. Elsevier Urban & Fischer, 4. Aufl. 2003.

Terhorst, D.: BASICS Dermatologie. Elsevier Urban & Fischer, 1. Aufl. 2005.

F Register

Register

Register

Register

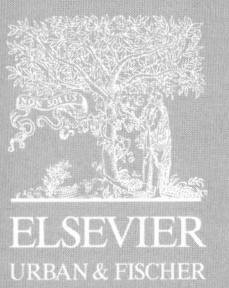
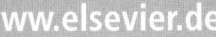
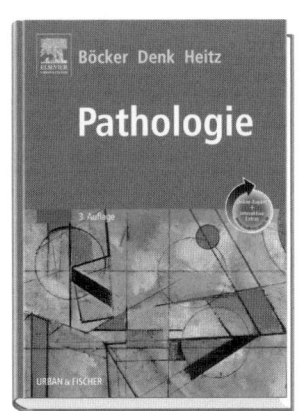
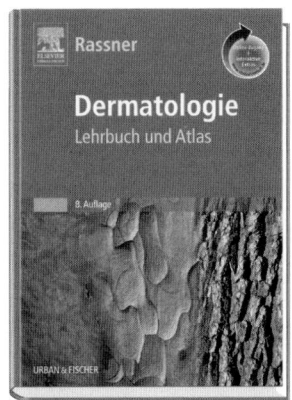
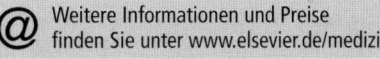